公衆衛生政策学の考え方

DPC、地域包括ケアシステムを中心に

松田晋哉
Matsuda Shinya

勁草書房

はじめに

　公衆衛生学と聞いて皆さんはどのようなことを思い浮かべるでしょうか？
医師や医学生の方であれば，「母子保健や学校保健などやたらと法律や数字
を覚えさせられた」とか，「リラティブリスクとかコホートとか，たくさん
計算問題を解かされた」とか，「国家試験直前に数字を詰め込んだ」とかあ
まり医学と関係ないという印象を持たれているかもしれません．あるいは介
護保険施設や産業保健での工場見学などを実習の一環として経験された方も
いるでしょう．でも，おそらくそうした勉強で，公衆衛生学に関心を持って
くれる医学生はそれほど多くないと思います．医学の勉強の本丸は病棟での
臨床実習や，生化学，薬理学，生理学といった基礎医学の実習であり，公衆
衛生はどちらかというと「それほど必死に勉強しなくてもよい」科目の代表
格のようになっていると思われます．また，公衆衛生学の教員をしている人
は（私も含めて）穏やかな人が多いので，学生の皆さんに「甘く見られてい
る」ところもあるかもしれません．もっとも 2020 年に本格化した新型コロ
ナウイルス感染症の世界的流行で，WHO や保健所が関心を集め，多くの公
衆衛生学の専門家の方々がテレビに出演してコメントなどをされましたので，
公衆衛生学の認知度もそれなりに高まったように思います．

　何はともあれ，私はそんな医学部的には「マイナー」な領域である公衆衛
生学を専攻することを学生時代に選択し，途中 2 年間の臨床研修をやらせて
いただきましたが，その後はずっと 40 年近く，公衆衛生学を専門領域にし
ているというかなり変わった医師です．公衆衛生学を専攻するということを
決めてから臨床研修をしていたのですが，その間多くの先輩医師の方々から
「医者としてまっとうな道」に進むようたくさんの助言を受け続けました．
実際に，何回か専門を変えようかと悩んだこともあります．しかしながら定

はじめに

年を迎えるにあたって，この道を選んでよかったと思います．それくらい，今，公衆衛生学の領域は面白いのです．そんな公衆衛生の面白さを学生を含めた若い医療関係者の方々に理解していただきたいと思いこの本を書いています．本書で述べるように，公衆衛生学は臨床医学と密接にかかわっています．なぜかといえば，この国でもっとも公衆衛生学を実践しているのは地域の実地医療者だからです．地域医療の現場で医療関係者が行っている実践活動をヘルスサービスリサーチという研究領域で支援するのが私たち大学にいる公衆衛生学研究者の役割になります．

少子高齢化の進行に伴い傷病構造が変わり，また人々の医療介護に対する考え方が変わっている今日の状況で，これからの日本の医療介護の仕組みをどのようにしていけばいいのか，私たちは本当に大きなチャレンジに直面しています．私は幸いにして30代からこの問題に関する研究に関わることができました．そして，この仕事はまだまだ続きます．私の世代で解決することはありません．ぜひ，今，この国でもっとも面白い研究領域に若い方々に関心を持っていただきたいと思います．ちなみに，この本の内容は私というプリズムを通しているため，偏っている部分もあると思います．私は思想的には社会民主主義的な考え方を強く持っていて，平等原理主義的な人間です．そのような社会医学者が書いた本だということを前提にお読みいただければと思います．

なお，本書は私がこれまでやってきたことを経時的に記述しているため，一貫性に欠けているところもあります．第4章の疫学的分析の個所はともかくとしても，補論1の統計学の記述はなくてもよかったのかもしれません．ただ，ここは学部教育で一番一生懸命教えたところですので，興味のある方に読んでいただければと考えています．また，DPCや地域医療計画，地域包括ケアシステムなど制度論的な箇所は医療介護関係者の方々に広く読んでいただけると思います．一応主な制度改革の議論の中心に身をおいていましたので，この間の経緯についても興味ある内容になっているのではないかと思います．公衆衛生学の学び方などのところはどちらかというと公衆衛生学

はじめに

に関心を持っている学生や若い医療関係者向けの内容になっています．この
部分を読んで，公衆衛生学に関心を持つ若い世代が1人でも増えればと考え
ています．このような一貫性にやや欠ける構成のため，読みにくい部分もあ
るかと思いますが，ご容赦いただければと思います．

　また，本書の記述にあたっては講義で用いた資料を部分的に用いています．
書籍化にあたり，かなり細かい図表もイメージを掴んでいただく目的で掲載
していますが，そうしたものには原図表の出典および URL をつけています
ので，ご興味ある方はそちらで確認いただけたら幸いです．

目 次

はじめに i

第1章　私が経験してきた公衆衛生学………………1

  1　公衆衛生学との出会い　2

  2　転機1：フィリピンでの挫折　8

  3　転機2：疫学・医療統計学での挫折　13

  4　転機3：京都大学での知的刺激　20

  5　転機4：フランス留学　23

  6　転機5：Walter Holland 先生との出会い　35

  7　転機6：日産科学振興財団からの研究助成金
    39

  8　転機7：DRG の国際比較研究と DPC 研究　44

  9　田中滋先生，二木立先生との出会い　63

  10　公衆衛生学の面白さ　65

第2章　公衆衛生医学と公衆衛生政策学………………73

  1　公衆衛生医学——日本ではだれが一番の公衆衛生
    実践の担い手なのか　73

  2　公衆衛生政策学　75

    2-1　日本　75／2-2　フランス　83／2-3　アメリ
    カ　86／2-4　イギリス　90／2-5　オランダ　93
    ／2-6　皆さんはどのような医療制度を望んでいるので
    しょうか？　95

目　次

第3章　公衆衛生政策学をどのように理解するのか

……………………………………………………………101

1　歴史的な視点から公衆衛生政策学を学ぶ
　　　──精神保健医療を例として　101

1-1　精神医学発展の歴史　102／1-2　戦前の日本における精神医療の状況　105／1-3　戦後の日本における精神医療の発展過程　107／1-4　日本の精神医療に関する総括　112／1-5　フランスのセクター方式　114／1-6　日本の精神医療制度改革への示唆　120

2　現場を見学する　133

3　社会科学・人文学の本を読む　136

4　数学と統計学を学ぶ　138

5　海外で学ぶ　139

6　現実を直視する　143

6-1　学校保健　143／6-2　性行為感染症　149／6-3　母子保健　151

第4章　公衆衛生政策研究における疫学の活用 …155

1　なぜその問題を研究するのか？　社会医学の視点からのリサーチクエスチョン　156

2　自殺研究　158

3　機械学習による追加分析　165

4　分析結果を踏まえた政策提言の作成　169

5　まとめ　172

第5章　ソーシャルデザインの科学と実践としての公衆衛生学……………………………………………179

1　DPCプロジェクト　179

2　地域医療構想　184

v

目 次

　　　　3　医療と介護との連結分析　204

　　　　4　地域包括ケアシステム　212

　　　　　　4-1　地域包括ケアシステムの概要　212／4-2　フランスの保健ネットワーク（Réseau de la santé）　214／4-3　尾道市医師会方式　216／4-4　地域包括ケアシステム構築のコアとしてのケアカンファレンス　218

　　　　5　日常生活圏域ニーズ調査　220

　　　　6　農作業 de 元気プロジェクト　226

　　　　7　特定健診・特定保健指導の医師会モデル　236

　　　　8　日本の介護をアジアの標準にする　248

終　章　公衆衛生政策学を志す若い方々に期待したいこと……………………………259

　　　　1　医療介護情報の可視化
　　　　　　──DPC の精緻化・一般化　259

　　　　2　地域包括ケアシステムの具体化　260

　　　　3　アジアで活躍できる人材　261

　　　　4　ソーシャルビジネスの担い手としての公衆衛生専門職　262

　　　　5　プロフェッショナルをめざす　263

　　　　6　未来から考える　265

　　　　7　人間の尊厳に対する意識を持つ　266

コラム

　　　　1　学校保健実習　270／2　学会には参加しましょう　271／3　労働下宿　272／4　研究のマネジメント　274／5　訪問調査　276／6　本屋での宝探し　277／7　語学　279／8　疫学研究における問題意識の重要性　280

補論 1　統計学の学び方 ……………………………………… 283

1　統計学の考え方　283
2　一般線形モデル
——私が考える統計学学習の肝　286

2-1　分散分析　289／2-2　共分散分析　291／2-3
回帰分析　293／2-4　混合モデル　298／2-5　一般
線形モデルのまとめ　306／2-6　ベイズ統計　307

補論 2　AHP（Analytic Hierarchy Process: 階層分析法）の概要 ……………………………………… 313

補論 3　事例調査 ……………………………………………… 316

1　事例1　あさかホスピタルグループ
——精神障害者を支える医療・福祉・社会復帰の一体的サービスの展開　317

1-1　病院の概要　317／1-2　あさかホスピタルグル
ープによる地域精神保健医療実践の実際　319／1-3
まとめ　322

2　医療介護情報共有の先進事例
——函館道南MedIka プロジェクト　324

2-1　はじめに　324／2-2　MedIka の概要　327／
2-3　MedIka を活用した医療介護連携の実際　328／
2-4　MedIka の実践が示す我が国の医療 DX の方向性
332

3　道東勤医協釧路協立病院　336

3-1　はじめに　336／3-2　釧路医療圏の概況　337
／3-3　釧路医療圏の地区診断　347／3-4　道東勤医
協釧路協立病院における地区診断と自施設が求められ
る機能の再定義　353／3-5　釧路協立病院の経験から
学ぶ——地域における医療と介護の結節点の必要性　358
／3-6　まとめ　359

目 次

　　4　カナダ・ケベック州 Jewish General Hospital
　　　における家庭医の活動　363
　　　4-1　はじめに　363／4-2　ケベック州の医療制度
　　　364／4-3　Jewish General Hospital　368／4-4　まと
　　　め　370

補論4　計画策定の考え方……………………………………374

　　1　何のために計画を策定するのか　374
　　2　日本における政策決定の問題点と課題
　　　　──審議会・委員会方式の限界　375
　　3　計画作成の基本知識としてのソーシャルマーケ
　　　ティング　379
　　4　2つのEBPHP──知見に基づく公衆衛生行政と経
　　　験に基づく公衆衛生行政　381
　　5　地域住民を主体とした健康づくり計画の可能性
　　　　──コンセプトメーキングの重要性　382

おわりに　387
事項索引　394
人名索引　404

viii

第1章　私が経験してきた公衆衛生学

　まず，本章では私がなぜ社会医学である公衆衛生学に興味を持ち，そして
いろいろな変遷を経て今の研究をやるようになったのかをご紹介したいと思
います．なお，この本では公衆衛生学，公衆衛生政策学，公衆衛生医学，社
会医学ということばを使っていますが，最初にその概念整理をしておきまし
ょう．公衆衛生学は人間集団を対象に，その健康を保証するための学問領域
です．健康を維持するために必要なのは医療技術だけではありませんね．そ
の医療をどのように提供し，またそれを財政的にどのように維持していくか
という仕組みそのものの検討が必要です．したがって，広い意味での公衆衛
生学は医学，看護学といった医療・看護サービスの技術やその基礎となる生
命科学などの領域のみならず，法学や経済学，社会学，社会心理学，経営学
などの社会科学系の学問や情報科学，都市工学，建築学などの理科系の学問
領域なども包含した学際的なものになります．したがって，欧米の公衆衛生
学校（School of Public Health: SPH）の多くは，医学部とは別に学際的な部門
として設立されています．私に公衆衛生学の概念を教えてくださった Walter
Holland 先生は，公衆衛生学を公衆衛生政策学と公衆衛生医学に区別してい
ました．公衆衛生政策学は，人々の健康を保証するために必要な各種の施策
を考究する学問体系です．代表的なものは国民の健康を保証するための社会
保障制度の在り方（医療資源の配分や財政方法，社会保障で給付する医療技術の
範囲など）の研究ですね．私は主にこの分野の研究者です．そのために，こ
の本の書名も「公衆衛生政策学」という用語を使っています．公衆衛生医学
は，公衆衛生施策を実際の地域で展開する実践行為です．後述のように，地
域の開業医の先生方は，母子保健法に基づいて，妊産婦検診や乳幼児健診を
行い，母子の健康を守る施策を実践しています．広い意味では社会保障制度

1

第1章　私が経験してきた公衆衛生学

の枠組みで行っている医療そのものも公衆衛生医学の実践とみなすことができるでしょう．最後に社会医学です．社会医学の概念は，基礎医学，臨床医学との対比で考えるとわかりやすいと思います．基礎医学は，生命や病気のメカニズムそのものを研究する学問領域ですね．そして，臨床医学は基礎医学の知見を医療行為に応用する実践です．ただし，この基礎医学，臨床医学を社会制度にどのように適用していくかは，それぞれの国の社会経済的な条件によって異なります．この基礎医学，臨床医学を社会制度にどのように適用するかを考える医学の領域が社会医学であると私は考えています．本書では，概念や意味が重なる部分もあるかと思いますが，一応このような概念整理のもとで用語を使っていることを，最初に説明しておきます．

1　公衆衛生学との出会い

　私が公衆衛生学の教室に出入りするようになったのは，国際保健への関心からです．大学3年生の時に，産業医科大学公衆衛生学の初代教授である故・華表宏有先生が，ご自身の親交があったソウルのカトリック医科大学と学生交流をしたいということで，学生の参加者を募集したことがきっかけです．3年生の8月に公衆衛生学のスタッフの方々（教授，助手，秘書）と学生10数名でソウルからプサンまでを韓国の医学生との交流やハンセン病の施設見学などをして旅行しました．当時のソウルは「漢江の奇跡」といわれる経済成長の真っただ中にあったのですが，その反面ひどい環境汚染に悩まされていました．ちょうど千葉の小学校で私が経験した公害が韓国でも顕在化していたのです．それと同時に第二次世界大戦前の日韓併合に起因する複雑な日韓関係の厳しい現実を知ることにもなりました．

　敗戦国でありながら奇跡的な経済成長を遂げた日本をアジアの他の国の人々は必ずしも快くは思っていませんでした．アジアの他国の利益を顧みず，日本の経済成長を第一と考え猛烈に働く日本のビジネスマンは「エコノミックアニマル」と揶揄され，当時，日本に対するアジアの若者の反感が高まっ

ていました．1974 年に田中角栄首相がアジアの国々を歴訪した際には，各地で若者を中心とした激しい反日デモが行われました．当時中学生だった私はその光景をテレビで見て，とてもやるせない気持ちになったのを今でも覚えています．

　そのような社会環境の中，1977 年 8 月に当時の日本国内閣総理大臣であった福田赳夫氏が東南アジア歴訪の際に，フィリピン・マニラで表明した東南アジア外交の 3 原則として以下のことを掲げました．

・日本は軍事大国とならず世界の平和と繁栄に貢献する．
・東南アジア諸国連合（ASEAN）各国と心と心の触れあう信頼関係を構築する．
・日本と ASEAN は対等なパートナーであり，日本は ASEAN 諸国の平和と繁栄に寄与する．

　また，1970 年代はカンボジア難民が大きな問題になっていました．この問題に積極的に取り組まれたのが AMSA（Asian Medical Student Association アジア医学生会議）の創設者である菅波茂先生（岡山大学，当時）です．菅波先生の指導の下，アジア医学生（国際）会議が組織され，1980 年に医学生という共通の立場から各国の保健・医療の相違点・共通点を相互に理解し合い，各国独自の解決策を比較・検討するとともに，将来の国際医療協力の基盤となる人的交流の輪「ヒューマン・ネットワーク」を作ることを目的に日本とタイの医学生によって初めて会議が開催されました．以後，今日までその活動が継続しているわけですが，私もタイの会議からこれに参加し，国際医療協力を将来の仕事にしたいと思うようになりました．もともと感染症に興味があり，そちらに進むことも考えていたのですが，感染症対策の実効性を上げるためには総合的な環境対策が必要であることを東南アジア諸国の訪問を通して考えるようになっていました．将来の国際医療協力の実践に必要な臨床研修もさせてくれるというオファーをいただいた公衆衛生学の教室にお世

第1章　私が経験してきた公衆衛生学

話になることになりました．

　また，この時に鈴木継美先生の『生態学的健康観』（篠原出版，1982）という本に出会います．ご自身のパプアニューギニア等での研究をもとに健康問題を論考した著作ですが，環境と人間行動との相互関係性に着目して人類生態学的な視点から健康問題を分析するというダイナミックな本でした．私の中で，国際協力のベースとしての研究領域が決まったような気がしました．その後，鈴木先生やその同門であった門司和彦先生（元・長崎大学多文化社会学部教授）から直接お話を伺う機会があり，この分野でやっていこうという決心をします．ちなみに当時私が入局した公衆衛生学教室の英語名は Department of Human Ecology（人類生態学）というものでした．これは産業医科大学の初代学長の故・土屋健三郎先生の命名によるものです．

【当時の私が読んでいた本で思い出に残っているもの】

　医学部の学生だった頃の私は，自分で言うのもなんですが，結構な読書家でした．1週間に4，5冊のペースで，いろいろな分野の本を濫読していました．とくに，国際協力に関心があったせいもありますが，その手の本を幅広に読んでいました．ほとんどの本は捨ててしまったのですが，当時読んでいたもので，捨てられない本がいくつか手元に残っています．ここでは医療関係の本を挙げてみたいと思います（なお，これらの書誌情報は私の手元にある書籍のものなので，現在は絶版となっているものもあるかと思います）．

鈴木継美：生態学的健康観，篠原出版，1982.
鈴木継美：人類生態学と健康，篠原出版，1989.
鈴木継美，大塚柳太郎，柏崎浩：人類生態学，東京大学出版，1990.
　鈴木先生の講義を聞いたのは大学4年生の時だったと思います．本学の講義だったのか，医学生向けのセミナーだったのかは覚えていません．でも，その内容に本当にワクワクしました．講義のあとすぐに鈴木先生に質問に行きました．環境認識と行動戦略の関係性を研究することが，人類生

態学の重要な研究課題ですが，たとえば，この本で論考されている移民に関する適応の過程などは，外国人労働者の増えている今の日本社会の在り方を考えるうえでもとても参考になるものだと思います．

佐々学編：アジアの疾病，新宿書房，1978.
　大学で学ぶ感染症はどうしても生物学的，医学的な説明が多く，味気ないものになりがちです．この本は，アジアで流行している感染症について，その風土的特徴とともに記述した，とても興味深い内容でした．都市化に伴ってアカイエカの生息できる水たまりなどが，ビルの地下等に増加し，その結果マラリアの都市部での感染爆発が起こっていることなどをこの本で知り，「熱帯感染症＝発展途上国の農村の健康課題」ではないという当たり前のことに感心したことを記憶しています．感染症対策には生態学的アプローチが必要であることを，この本から学びました．

山口誠哉編：疾病の地理病理学，朝倉書店，1980.
　主として日本における傷病の地域差について，環境条件，社会条件などとの関連で記述した本です．通読するというよりは，関心のある所を折に触れ眺めるという感じの読み方をしていました．この本のおかげで，いろいろなデータを地理的条件から見るという習慣がついたように思います．

山本俊一：疫学（改定新版），文光堂，1983.
バートン・ルーチェ／山本俊一訳：推理する医学，西村書店，1985.
　山本先生の『疫学』は疫学が対象とする範囲を網羅的に記述した本です．疫学的分析手法の記述よりは，山口先生の地理病理学と同様に，各分野の記述疫学的な説明が多く，読みやすいのと同時に，次の研究のアイデアを考えるきっかけになる本でした．この本も通読するというよりは，関心のある所を折に触れ眺めるという感じの読み方をしていました．
　『推理する医学』は疫学的方法論で，疾病が絡む怪事件の原因を推理し

第1章　私が経験してきた公衆衛生学

ていくという推理小説風の本です．大変面白い本で，助教（当時は助手）になりたての頃は，疫学に関心のある学生に，この本を薦めていました．

WHO: Health by the People, WHO, 1975.
　私の世代で国際保健を志した者のほとんどが読んでいる名著です．医療資源の乏しい途上国で，地域住民を巻き込んだプライマリヘルスケアの活動をどのように行っていくかが，中国，キューバ，グアテマラ，インドなどの実践事例をもとに整理されています．当時の私にとっては，英語を学ぶ上でもとても役に立つ本でした．

若月俊一：農村医学，勁草書房，1971.
　日本の農村医療，プライマリケアを牽引した若月俊一先生の名著です．へき地においては，単に医療を提供するだけでなく，健康教育も含めた予防が重要であること，そしてそれは住民を巻き込んだ地域活動でなければならないこと，農作業にも関心を向け，住民の生活全体を見る医療でなければならないこと，などをこの本で学びました．そしてこの本で書かれている内容の活動をアジアの農村でできないか，などと学生時代に妄想し，国際保健を学ぶ友人たちと議論していました．

エリザベス・キューブラー＝ロス／川口正吉訳：死ぬ瞬間——死にゆく人々との対話，読売新聞社，1971.
　死にゆく人との対話を通して，人生の終末期における医療のあり方などを論考している本です．当時，淀川キリスト教病院や聖隷三方原病院で先進的にホスピスが始まっていました．この本を読んだことで興味をもち，軽い気持ちでホスピス病棟を見学させていただいたのですが，私のあまりの知識のなさに，受け入れてくださった先生から叱責されたのを自省の念も含めて今でも深く記憶しています．人の死に向き合ったこともない医学生が，本で知ったなまかじりの知識だけをもとに，実践の場で苦悩されて

6

いる先生に訳知り顔で質問などをすることの愚かさをこの時痛感しました．しかし，研修医になる前に，この経験ができたことはとても良かったと今では思います．

大貫恵美子：日本人の病気観——象徴人類学的考察，岩波書店，1985.
　研修医になりたての頃は，受け持ち患者の死なども経験し，病気観，死生観のようなことを考えるようになっていました．鈴木先生から人類生態学の薫陶を受けていたこともあるのですが，日本の伝統文化的なことも含めて，日本人にとって病気や死というのはどのように受け止められているのだろう，というような漠然としたことを考え続けていました．この本では，持病，がん，自殺の3つを題材に日本人の病気観の構造が語られています．本に書き込まれている私のコメントを読んでみると，持病を他者とのコミュニケーションの手段として利用しているという論考や，がんと自殺とを比較して死に対する自己による操作性の差を日本人の死生観から論考していることなどに当時の私は納得していたようです．

和辻哲郎：風土——人間学的考察，岩波文庫，1979.
　鈴木先生や山口先生，大貫先生の本を繰り返し読んでいたせいもあるのだろうと思います．大学の卒業前後はこの本を何回も繰り返して読んでいます．この本で和辻は，人間の存在を各自が住む風土の内に置き，その影響を考察するということを試みます．その結果，モンスーン型・砂漠型・牧場型という風土的類型を設定し，それぞれの風土下における人間行動のありようを論考していきます．当時は，アジアで国際協力をやりながら，人類生態学的研究を行いたいと考えていましたので，和辻の思考を自分の研究にも応用できないかなどという恐れ多いことを考えていたのでしょう．若気の至りではありますが，今この本に書き込んであるコメントを読むと赤面物です．

第 1 章　私が経験してきた公衆衛生学

柳田邦男：ガン回廊の朝，講談社，1979.

　私が医学生の頃，まだがんは不治の病であり，いかにそれを早期に発見し，そして早期に治療するかが課題でした．その目的で開発された手法の1つが二重造影法です．白壁彦夫先生によって開発されたこの手法を市川平三郎先生が発展させ，私が研修医の頃は，二重造影法が胃がん健診の標準的な方法になっていました．私は，千葉大出身の先生から二重造影法を教えていただきました．そして，千葉大学で開催された学生向けのセミナーに参加した際に，市川平三郎先生の講演を聞き，それに感銘を受けてこの本を読みました．その当時の医師たちが，がん対策のためにどのような努力をしていたのかを，国立がんセンターを舞台として記述した優れたノンフィクションです．私が医学の現代史に関心を持つきっかけになった本でもあります．

2　転機1：フィリピンでの挫折

　公衆衛生学教室に入局した後は，国際医療協力の道に進むべく内科・放射線科での臨床研修，結核研究所及び長崎大学熱帯医学研究所での研修を受けさせていただきました．そして，日本の民間団体がフィリピン・カガヤン州に設立した診療所で結核対策をやるということを前提としてフィリピンに行くことになります．首都マニラから半日以上長距離バス（確かパントランコという名前のバスでした）に揺られてカガヤン州の州都につき，小高い丘の上にポツンと1つある診療所に寝泊まりしながら，活動を開始しました．しかし，そこには「国際医療協力」という私の甘い理想を打ち砕く厳しい現実が待っていました．行く地域，行く地域で必ず第二次世界大戦時の日本兵による残虐な行為のことで非難されたのです．「私の父は私の目の前で日本兵に銃殺された」というような話です．1980年代の後半はまだ第二次世界大戦のころの記憶が強く残っていました．同行してくれるフィリピン人の看護師の方々がいなければ，本当に暴力を受けていたかもしれません．それでも

8

2 転機1：フィリピンでの挫折

気を取り直して診察などをしに，山間部の集落に行くのですが，そこで目にしたものは医療以前の貧困問題でした．バナナのプランテーションで働く農民たちは大きな借金を抱え，段ボールを多く使ったカーボンハウスと呼ばれる粗末な家に住み，先の見えない状況の中で働かされていました．私が労働者の診察をしていることなどお構いなしに，セスナからは農薬がまかれます．当時のフィリピンの中山間地には絶望的な貧困問題がありました（関心のある方は鶴見良行『バナナと日本人』岩波新書，1982，を読んでみてください）．診察をして，薬を処方しても，もともとの栄養状態が悪いうえ，環境も劣悪ですので，病状は一向に改善しません．患者も現金欲しさに，私が渡した薬を，街の闇マーケットで売ってしまいます．私は大きな無力感を味わいました．そして，このような大きな問題に取り組むだけの度量が自分にあるのかと自問した結果，私には国際医療協力に人生をささげるほどの覚悟がないことを思い知らされることになりました．帰国後，派遣していただいた団体からミンダナオ島の診療所に赴任することを打診されましたが，お断りさせていただくことになります．仲介をしてくださった教授からは，「君には仕事に人生をかけるという気概はないのか？　君の希望に沿って研修も受けさせてきただろう」という厳しい言葉をいただきましたが，返す言葉もありませんでした．

　ちなみにアジア医学生会議で日本チームをリーダーとしてけん引していた川上剛先生（東京医科歯科大学卒）と国井修先生（自治医科大学卒）は，その後も国際医療協力の場で活躍されています．今も変わらず，国際保健の分野で大活躍されているお2人を，私は本当に尊敬しています．

【当時の私が研究していたこと】

　国際保健の領域で活動することを目指していた私はこのころ，感染症対策のための疫学調査の方法論の研究をしていました．感染症対策のためには，ターゲットとする感染症の流行状況を把握する必要があります．そのための方法論としては，当該地域でその感染症の抗体保有率を調べることが有効で

第1章 私が経験してきた公衆衛生学

す．ここで問題となるのは，抗体を測定するための血液をどのように採取し，そして計測ができる施設まで運ぶかです．当時のフィリピンの地方では，仮に採血をしたとしても，その血液検体が変性しないように保存するための冷蔵運搬機材（コールドチェーン）の確保が難しい状況でした．それについていろいろと考えていた時に，研修を受けていた長崎大学熱帯医学研究所で濾紙法を五十嵐章教授（1983～2001年在職）から教えていただきます．これは毛細管で指先あるいは耳朶から少量の血液を採取し，その場で手動式の遠心分離機で血球成分と血漿成分とに分離して，血漿成分を濾紙にしみこませ，それを乾燥させたうえで，基準量をパンチでくりぬき，それを用いてELISA（Enzyme-linked immuno-sorbent assay 酵素免疫測定法）で半定量測定するという手法です．五十嵐先生はこの手法を用いてデング熱などの熱帯感染症の疫学的調査を行っていました．私はこの濾紙法を用いて，当時アジアで問題となっていたA型肝炎とB型肝炎の疫学調査をすることができないかと考え，その研究を始めました．幸いにもこの研究に関して私は文科省の科研費を獲得することができました．ウイルス肝炎を扱っていた産業医科大学の第一内科の先生のご協力を得て，ウイルス肝炎患者の血液を採取させていただき，それを濾紙法でどこまで正確に測定できるかを，種々の湿度及び温度環境下での保存条件で比較検討するということをやりました．結果は良好で，感度も特異度も現場での実用に耐えうるものでした．これが私の最初の研究論文になります．日本熱帯医学雑誌に英文で載せました．しかし，前述のような事情で，この論文の成果を国際保健の現場で活用することはありませんでした．私は，この後京都大学の衛生学で学ぶことになるのですが，その際，私を受け入れてくださった糸川嘉則教授から，「どうしてこの研究を発展させることを考えなかったのかね」と言われたのを今も覚えています．確かに，その後，抗原抗体検査だけでなく血液生化学的検査の分野でもドライケミストリーが発展したことを考えると，続けていたら，面白い研究につながったのではないかと思います．少しもったいないことをしたのかもしれません．

当時の主な論文

Matsuda S and Kahyo H: Enzyme-linked immunosorbent assay (ELISA) in the detection of Hepatitis-B surface antigen in blood dried on filter paper, *Japan J. Trop. Med. Hyg.*, Vol. 17(1): 17-25, 1989.

【1980 年-1990 年までの公衆衛生政策の動向】

　1973 年の老人医療費無料化により日本の病床数は大幅に増えました．また，同時期の 1 県 1 医大構想の推進により医師数も増加していました．医療経済学の理論の 1 つに，supply side induced demand というのがあります．供給側のボリュームが増えると，それに誘導されて需要も増えるというものです．こうした懸念もあったのか，1983 年に当時の厚生省保険局長であった吉村仁氏が社会保険旬報誌に「医療費をめぐる情勢と対応に関する私の考え方」という報告を発表します[1]．この中で吉村氏は「このまま医療費が増え続ければ，国家がつぶれるという発想さえ出てきている．これは仮に医療費亡国論と称しておこう」と言及しました．この報告では「国民の医療・福祉の負担が増えると，国民の消費行動が抑制されて経済に悪影響が出る，医療費抑制のためには病気の治療よりも予防が効果的である，1 県 1 医大政策により将来は医師過剰，病床過剰となる」ことが論考されます．

　こうした厚生省内での問題意識のもと，老人福祉法が改定され老人医療費の自己負担分の無料化が廃止されます．変わって 1982 年に制定されたのが老人保健法です．この法律により，65 歳以上の高齢者医療は，税金と現役世代の医療保険からの拠出金で賄われることとなります．さらに在宅復帰を促進するための中間施設として老人保健施設が創設されました．また，生活習慣病の予防を目的として，40 歳以上の住民を対象とした健康診断が市町村の責任で行われるようになりました．研修医を終えたばかりの私は，この住民健診を保健所でやっていました．また，リスクがあると判定された住民を対象とした健康教育も担当していました．健康教育の内容としては，減塩指導や肥満予防が中心でした．その頃の日本公衆衛生学会の抄録集では，生活習慣病の発症予防を目的とした健康教育に関するものが多くあります．

第 1 章　私が経験してきた公衆衛生学

　当時，医療の現場では，老人病院の診療の質が問題となっていました．現在であれば 4 人向けの多床室に，8 つのベッドが入れられ，そこに高齢者を寝かせきりにして，営利的な目的による過剰投薬を行うようなことが常態化していました．この現状を厳しく追及したのが大熊一夫氏による『ルポ老人病棟』（朝日新聞社，1988）です[2]．1983 年には特例許可老人病院の制度が導入され，寝たきり等の状態にある老人患者に係る特定患者収容管理料を新設するとともに，簡単な処置については老人処置料として包括化する制度となりました．その後，1986 年に付き添い看護を行わない病院を評価する介護力強化病院の制度が始まり，さらに在宅の寝たきり高齢者に対する訪問診療もこの年に開始されています．それまで，病院において家族や家族の雇用した家政婦等による付き添いが病院で行われていたことに，今の若い方々は驚かれるかもしれません．その後，入院中のリハビリテーションの強化や認知症対応についても評価が行われるようになり，慢性期病棟におけるケアの質改善の試みが進みます．

　入院医療全体についても，その提供量を制限する施策が制度化されます．これが 1985 年の第一次医療法改正です．この改正により，各都道府県は医療計画の策定を義務づけられます．医療計画では基本的医療を提供するための二次医療圏が設定され，そして二次医療圏ごとの必要病床数が決められました．これにより，病床過剰地域においては，原則として新たに病床を増やすことができなくなり，自由開業制に一定の制約が課されることとなりました．しかし，この直前に行われた「駆け込み増床」により，地域によっては過剰な病床を抱え込むことになります．以後，医療計画は 5 年ごとに改訂され，特定機能病院，療養型病床群，地域医療支援病院などの病床機能区分や 5 疾病（がん，脳卒中，急性心筋梗塞，糖尿病及び精神疾患）6 事業（救急医療，災害医療，周産期医療，小児医療，へき地医療及び新興感染症対応）への対応などが規定されるようになっていきます．

　さて話は老人医療・福祉に戻ります．1980 年代，研究者やメディア関係者から，日本の高齢者福祉の貧困さを批判する論考が多く出されるようにな

12

っていました．比較対象となったのは，当時高齢者福祉，とくに在宅でのそ
れが進んでいた北欧諸国です．その頃の議論については大熊由紀子氏の『寝
たきり老人のいる国いない国』（ぶどう社，1990）[3] という書籍を参考にして
ください．厚生省の担当者たちも，この時期北欧諸国の視察を頻繁に行って
います．そして，種々の検討結果を踏まえて 1989 年に厚生省と大蔵省と自
治省の 3 省合意で「高齢者保健福祉推進 10 ヵ年戦略（ゴールドプラン）」が
策定されます．これにより 10 年間で 6 兆円以上を投じて，特別養護老人ホ
ーム整備，ホームヘルパー・デイサービス・ショートステイの整備による在
宅福祉対策などを進めることが決まりました．そして，1990 年には老人福
祉法等 8 法が改正され，在宅介護支援センター創設等が行われると同時に，
老人保健福祉計画の策定が市町村に義務づけられました．この計画策定にあ
たって，各市町村は高齢者福祉サービスの必要量の推計を行ったのですが，
それを積み上げると，ゴールドプランで予定していた提供量ではまったく足
りないことが判明しました．そのため，国はサービス提供量の拡充を求めら
れることになります．1991 年には老人保健法改正により老人訪問看護制度
創設などが行われ，さらに，1992 年には福祉人材確保法が制定され，高齢
者福祉を支えるためのホームヘルパーなどの養成も強化されました．このよ
うに 1980 年代後半から，高齢者福祉施策は大きく進みました．ここで重要
なことは，少なくともこの時点まで，国は税金に基づく福祉施策の枠組みの
中で，高齢者対策を進めようとしていたことです．ただし，問題はその財源
をどうするかでした．

3 転機 2：疫学・医療統計学での挫折

研究者としての当初の目標を失ってしまった私でしたが，その後は生物統
計学と疫学を学ぶことで時間をつぶしていました．当時所属していた公衆衛
生学教室は国の動態統計の個票を使って，統計学的な分析を行っていました．
たとえば，全国の出生個票が 10 年分くらいありました．1 年分が 200 万件く

第1章　私が経験してきた公衆衛生学

らいですから，今でいうところのビッグデータです．それを教室のミニコンで，Fortran のプログラムを書いて分析していました．学生時代，コンピュータのプログラミングなど Basic ぐらいしかやったことがありませんでしたから，なかなか大変でした．市内にあった職業訓練大学校が Fortran の講習会を夜間コースの一環としてやっていましたので，それに 3 か月ほど通って基礎を身につけました．その後は当時教室の助教授として勤務されていた土井徹先生に応用を教えていただき，何とかいろいろな分析ができるようになりました．すでに SAS や SPSS などの優れた統計パッケージが市販されていたのですが，私の教室は研究費にあまり恵まれておらず，統計分析はすべて自分でプログラミングをするというのが原則でした．ただし，今考えればこれは数理統計学を学ぶ上で非常に良かったと思います．今の若い方々には想像もできないでしょうか，当時，プログラムは硬い紙に穴あけをして（これを「パンチする」といいます），それをまとめた厚さ 15 cm 以上にもなる紙の束をカードリーダに読み込ませてコンピュータ言語に展開（コンパイル）し，うまくいくかどうかをじっと待つという気の遠くなるような作業をしていました．1 回でうまくいくことはほぼなく，分析に入ると徹夜でコンピュータに向き合うというのが当たり前でした（その後，SPSS のパッケージを初めて使ったときは，そのあまりの簡便さに驚きました）．最初は楽しかったプログラミングですが，やはりいろいろと行き詰まります．何かの物まねだけで，新しいことが発見できたり，新しい方法論の開発ができるわけではなかったのです．数学的な研究をするにはやはり基本的な学力が足りませんでした．このときほど学生時代に数学をきちんと勉強をしていなかったことを後悔したことはありません（もっとも，その時改めて学べばよいだけなのですが，心に余裕がなかったのですね）．学生時代，薬理学の講義に東京大学の酒井文徳先生がいらっしゃって，研究者になるための基本的な姿勢について話してくれました．曰く，「方法論を突き詰めるか，材料論を突き詰めるか」ということでした．私は生物統計学や疫学の分野で方法論を突き詰めることができるほどの力がないことを痛感していました．では，材料論なのか？　当時私に与

14

えられていた研究テーマは出生時体重を地域健康指標として使うことの可能性を検討する，というものでした．明らかに時代遅れであり，それは関連学会で私の発表を聞いてくれる他の研究者がほとんどいなかったことからも明らかでした．材料論でも行き詰まっていたのです．

　そうこうしているうちに事件が起こります．出生時体重をテーマにした学位論文が大学の研究科委員会で受理されなかったのです．その後，その関連論文が*International Journal of Epidemiology*という疫学の一流雑誌にアクセプトされていますので，クオリティの問題ではなかっただろうと思います．そもそも，疫学や生物統計学，社会医学の専門家の査読を経て学術誌に受理された論文ですので，生化学や薬理学など基礎医学の研究者がその内容を正しく評価できるようなものでもないだろうと思います．否を入れることを主導した基礎医学の教授からは「こんなものは数字の遊びだ．他の基礎系の教授とも話し合ったが，このような論文は認められん」とかなり厳しい批判をされました．

　ということで，私は大学を辞める覚悟をすることになります．産業医科大学は修学資金制度があって，9年間の義務年限を果たさないと，貸与されたお金を返還しなければなりません．すでに結婚して子供も生まれる直前だった私に修学資金を返済するだけの余裕はありません．窮地を救ってくれたのは恩師の華表教授でした．学長に直談判してくれ，大学に籍を残したまま京都大学で学ぶ機会を作ってくれました．ということで，私は京都大学で学位を取るべく研究をすることになります．

【当時の私が研究していたこと】

　この当時，私が与えられていた研究テーマは出生時体重でした．教室を主宰していた華表宏有教授は，戸籍等が不十分な発展途上国で使える母子保健指標の研究をされていました．一般的には新生児死亡率や乳児死亡率が使われるのですが，途上国の場合，分子となる死亡数が不明ということが珍しくない時代でした．そのために生まれてきた子供たちの平均出生時体重を用い

第1章　私が経験してきた公衆衛生学

て，その地域の母子保健の状態を評価するという手法は，意味のあるものに思えました．フィリピンでもその調査を行う予定でしたが，はかりの精度管理など，正確な調査を行うためのハードルは決して低いものではありませんでした．他方，日本では，子供の平均出生時体重は減少傾向にありました．それは，妊婦の肥満が妊娠中毒症等のリスクになるということで，適正な体重で産むことに妊産婦管理が移行していたこと，また産科医療，新生児医療の進歩によって，未熟児や超未熟児の生存率が飛躍的に改善したことの結果でもありました．そうすると，少なくとも日本では平均出生時体重を地域健康指標として使うことの合理性がありません．しかし，華表教授からはこのテーマで学位論文を作ることを求められていましたので何とかしないといけません．ある日，何気なく月別の早産率を求めて眺めていたところ，面白いことに気づきました．明らかに夏と冬に早産が増え，春と秋に低下するという明確な季節変動が観察されたのです（図表1-1）．既存の文献を調べてみましたが，これに関する過去の研究はありませんでした．さらに早産の多い夏と冬で妊娠期間の分布を調べてみたところ，分布の形が違うことに気づきました．冬は全体的に妊娠期間が短くなるのに対し，夏は妊娠期間の短いところの件数が有意に増えていたのです（図表1-2）．この分布の形の違いは，早産の原因が夏と冬とで異なることを示唆しています．この研究は *International Journal of Epidemiology* に掲載されました．これが私の京都大学での学位論文になります．学位審査では，まず先行論文があるか否かについて聞かれました．私がないと思いますと答えたところ主査の先生は一言「それならよろしい」とおっしゃられました．私は発生学的なことも含めて，事前にいろいろと調べて学位審査に臨みましたので，少々拍子抜けした感じでした．しかし，最後にこの疫学的知見のメカニズムを基礎医学的研究でどのように明らかにしていくのかという本質的な質問を受けます．伝統的にバイオサイエンスの研究を主体に行っている京都大学の先生方からすれば当然の疑問だと思います．プロスタグランディン仮説や体内時計との関係性などについて，既存文献をもとに説明し，一応の実験計画的なことも説明してその場をしのぎまし

16

3 転機2：疫学・医療統計学での挫折

図表1-1 日本における早産率の季節変動

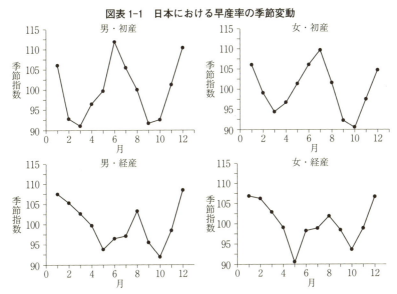

出典：Matsuda and Kahyo (1992).

図表1-2 日本における妊娠期間別出生数分布の夏と冬との違い

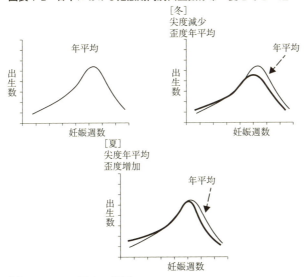

出典：Matsuda and Kahyo (1992).

17

第1章　私が経験してきた公衆衛生学

た．おそらく，この時は，医学研究者としての岐路に立っていたのだろうと思います．実は，現在もそうだと思うのですが，分娩の機序については明らかになっていませんでした．陣痛発来にいたる機序として，血中オキシトシン濃度や子宮筋オキシトシン受容体発現の変化，プロスタグランジン産生の増加，胎児が発するなんらかのシグナルなどいろいろな仮説があります．それを明らかにする研究をする意思があるかと問われたのです．その時点では，やりたいと思いますと回答するしかありませんでした．動物実験などの基礎研究に進む覚悟を持たなければいけないのでは，とその時は思いました．フランス留学を経て，制度研究に進む意思を固めてはいたのですが，この研究を中途半端に終わらせてもいけないのではないかと考えたのでした．ここに至って，出身大学で提出した学位論文に否が入った理由も部分的ではありますが納得できました．バイオサイエンスを専攻している先生方は，より踏み込んだ因果関係の推論につながるような研究が望ましいと考えられたのでしょう．

　その後，早産の季節性について，地域差があるのかについて分析したところ，これも面白い結果になりました．明確な地域差が観察されたのです．具体的には北日本では冬の早産率が増加するのに対し，南に行くにつれて冬の早産率が減少し，夏の早産率が上昇するのです（図表1-3）．この季節差の原因について，分娩機序に関連する種々の論文を読んで，いろいろと考察もしました．夏は産道感染の影響があるのではないか，冬は気温の低下によるプロスタグランディン系の活性の変化が関係しているのではないかなどいろいろ考え，産科の先生の意見もいろいろ聞いてみたのですが，よくわかりませんでした．結局，学位審査の時の質疑応答の経緯もあり，動物実験をしなければだめなのだろうと，一度は覚悟を決めて公的研究費の申請などもしてみたのですが，残念ながら（幸いにして？）採択されず，そうこうしているうちに後述のように新しい研究をすることになったため，この早産に関する研究はこれ以上深堀することはありませんでした．

　今，日本は温暖化により，環境がずいぶんと変わってきています．これが

18

図表 1-3 日本における早産率の季節変動の地域間比較

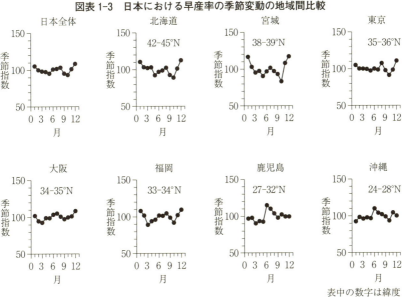

表中の数字は緯度

出典：Matsuda and Kahyo (1996).

　出生時体重や早産率の季節性にどのような影響を及ぼしているのか，あるいは及ぼしていないのか，最近少し気になっていますので，時間ができたら，研究目的での出生個票の利用申請をして，分析してみたいと思います．

　日本公衆衛生学会や日本衛生学会ではほとんど興味を持ってもらえなかったテーマですが，日本生気象学会の重鎮であった故・三浦悌二先生（帝京大学教授，当時）が関心を示してくださり，なぜか同学会の奨励賞をいただくことができました．私が学会から受けた生涯で唯一の賞です．

当時の主な論文

Matsuda S and Kahyo H: Seasonality of preterm births in Japan, *International Journal of Epidemiology*, Vol. 21(1): 91-100, 1992.

Matsuda S, Sone T, Doi T and Kahyo H: Seasonality of Mean birth weight and mean gestational period in Japan, *Human Biology*, Vol. 65(3): 481-501, 1993.

第1章　私が経験してきた公衆衛生学

Matsuda S and Kahyo H: Geographical differences and time trends in the seasonality of births in Japan, *International Journal of Epidemiology*, Vol. 23(1): 107-118, 1994.

Matsuda S and Kahyo H: Geographical differences in seasonality of preterm births in Japan, *Human Biology*, Vol. 70(5): 919-35, 1998.

4　転機3：京都大学での知的刺激

　私を受け入れてくださったのは，京都大学医学部衛生学教授の故・糸川嘉則先生でした．1990年の10月から糸川先生の教室に出入りすることになります．教室に行った初日のことを今でも覚えています．助教授の木村恵美子先生に，それまでの論文リストを見ていただいたのですが，2つのことを言われました．1つめは「テーマがバラバラで，あなたが何をやりたいのかわからない」，2つめは「卒業して6年にもなるのに，これだけしか論文がないのか．それにほとんどはあなたと査読者しか読まないようなテーマではないのか．もっと社会医学として大きなテーマをやりなさい」．これはこたえました．国際協力というもともとのテーマで挫折した私にはまだ新しい研究領域が見つかっていませんでした．糸川教室のメインテーマは微量金属やビタミンなどの生体影響であったわけですが，私自身は実験をメインにやっていこうという意思はありませんでした．その理由は，お恥ずかしいのですが，動物実験ができないのです．今のようにセルラインが確立していて，動物実験が必ずしも必要ない環境があったのであれば，選択肢は変わっていたかもしれません．しかしながら，動物を使った曝露実験というのが，どうしてもできなかった私は何をこれからのテーマにしていくのか悩むことになります．そんな時，西村周三先生の『医療の経済分析』（東洋経済新報社，1987）に出会います．西村周三先生は著名な医療経済学の研究者で，当時は母校の京都大学経済学部で助教授をされていました．人類生態学的な発想と統計学・数学の方法論が活かせる領域を見つけることができました．京都大学で西村先生の講義も聞かせていただきながら，この領域で頑張っていくこともできる

のではないかと考えるようになります．経済学部に編入することをこの時点
では考え，準備もしたのですが，また大きな転機がやってきます．

【当時の私が研究していたこと】

　医療経済学的な分析をしたいということで，この当時は基本的な経済学の
教科書を読んでいました．岩波書店から出ていた小山昭雄先生の『経済数学
教室』（全8巻）を買い込んで，同じく岩波書店から都留重人先生の翻訳で
出されていたサムエルソンの『経済学』（上・下）を一生懸命読んでいました．
さらに二木立先生の『医療経済学　臨床医の視角から』（医学書院，1985）も
熟読しました．経済学部で系統的に経済学を学んだわけではないので，教科
書に記載されている事例を参考に，医療分野でどのようなことができるのか，
入手可能な公開データを用いて，研究のまねごとをし，それを学会誌に投稿
して，査読を受け，そのコメントに従ってさらに勉強をするというようなこ
とを繰り返していました．実際に，論文として投稿したのはフランスからの
帰国後になりますが，家計調査を使ったたばこ消費に関する収入弾力性に関
する分析（図表1-4），北九州市の産業連関表を用いた医療福祉への経済効果
に関する研究（図表1-5），健康管理の費用対効果に関する研究（図表1-6）
などです．それなりに論文は書けていたのですが，やはり「借り物感」は否
めず，本当に理論を理解しきれていないのではないかという不安が常に付き
まとっていました．独学の限界を感じていたんですね．それでもこの時期に
経済学の理論を勉強したことは，その後の研究に役立っています．2000年
ごろから，公衆衛生行政において，医療経済学的な分析が多く行われるよう
になりました．私自身がそのような研究を行う機会はほとんどありませんが，
そうした研究の成果を評価する場面には多く立ち会うようになりました．こ
のような場面で，30代前半に経済学を学んだことはそれなりに役立ってい
ると実感しています．経済学関連の論文をさほど心理的負担なく読めるよう
になっているのが大きいと思っています．

第1章　私が経験してきた公衆衛生学

図表 1-4　家計調査を用いたたばこ消費の収入弾力性に関する研究

	支出弾力性*	r^2**		収入弾力性*		r^2**
1980						
教育	1.70	<0.01	0.920	1.08	<0.01	0.920
たばこ	−0.41	<0.01	0.626	−0.26	<0.01	0.631
1985						
教育	1.93	<0.01	0.964	1.22	<0.01	0.962
たばこ	−0.66	<0.01	0.863	−0.42	<0.01	0.877
1990						
教育	1.82	<0.01	0.941	1.15	<0.01	0.927
たばこ	−0.66	<0.01	0.760	−0.42	<0.01	0.769
1995						
教育	1.87	<0.01	0.911	1.11	<0.01	0.878
たばこ	−0.95	<0.01	0.808	−0.58	<0.01	0.822

* 　F 検定
** 　決定係数
出典：Matsuda S, Sone T and Murata H (1999).

図表 1-5　保健医療福祉に対する投資効果の産業連関分析

1000 億円投資の経済波及効果

	医療・保健 社会保障	建設
一次生産誘発額（百万円）	26,533	40,576
二次生産誘発額（百万円）	35,575	23,658
三次生産誘発額（百万円）	5,863	4,162
合計（百万円）	67,971	68,396
直接雇用者所得誘発額（百万円）	42,216	25,786
一次雇用者所得誘発額（百万円）	5,745	8,262
二次雇用者所得誘発額（百万円）	8,438	5,990
三次雇用者所得誘発額（百万円）	1,484	1,054
合計（百万円）	57,883	41,092
一次誘発就業者数	2,893	4,167
二次誘発就業者数	4,060	2,882
三次誘発就業者数	574	507
合計	7,527	7,556

出典：松田晋哉，村田洋，舟谷文男（1997）.

図表 1-6　健康管理事業の効果に関する効用関数による分析

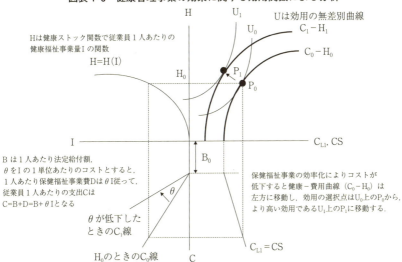

出典：松田晋哉，坂巻弘之編集（2004）．

当時の主な論文

Matsuda S, Sone T and Murata H: Income elasticity of education and smoking, *Environ Health Prev Med*. 1999 Jan; 3(4): 180-183. doi: 10.1007/BF02932255

松田晋哉，村田洋，舟谷文男：北九州市における保健医療福祉への投資の経済波及効果に関する産業連関分析，医療経済研究，第 4 号：51-70，1997．

松田晋哉，坂巻弘之編：日本型疾病管理モデルの実践，じほう，2004．

5　転機 4：フランス留学

　その転機とは留学です．実は 1990 年の夏にフランス政府の給費留学生の試験を受けていたのですが，その合格通知が来ます．ただし，通知をもらった直後の 1991 年 1 月 17 日に前年のイラクのクウェート侵攻に端を発する湾岸戦争がはじまります．フランス政府は国連軍に参加しましたので，財政状況が少し厳しくなってしまい，「もしかすると，給費留学生の数は大幅に削

第1章　私が経験してきた公衆衛生学

減か，もしかすると今年は取りやめになるかもしれない」という連絡がフランス大使館の担当の方から入ります．子供も生まれたばかりでしたし，経済学を学ぶよい踏ん切り時になるのではとも思い，その連絡に対してはそれほどがっかりもせず冷静に受け止めることができました．しかしながら，運というのは不思議なものです．東京で開催されたある学会に参加していた際，たまたま当時国際保健機構（WHO）の事務総長をされていた故・中嶋宏先生とお話をさせていただくことになります．「フランス政府給費留学生に選抜されたのですが，いけるかどうかわからない状況です」ということを何気なく中嶋先生にお話ししたところ，名刺を所望されましたので，お渡ししました．確か，6月の初めの話だったと記憶しています．すると7月の第1週にフランス大使館から連絡があり，7月14日にパリにある CIES（国際留学生センター）に来るようにと言われます．いきなりでした．ここで木村先生に相談します．実は，結局確定診断はつかなかったのですが，フィリピンからの帰国後も結核健診などを保健所でやっていたせいでしょうか，健康診断で「結核疑い」ということになり，精密検査を受けるのですが，菌は検出されません．治療的診断ということでストマイ，INH，リファンピシンの3剤併用療法を3月から始めていたのです．そんなこともありフランス留学を断った方がよいのではないかということを木村先生に相談したのですが，一言「行きなさい」と言われます．「何か新しいものを見つけるためのきっかけになるだろうし，あなたが受かったことで落ちた志望者がいることも忘れてはいけない．それに中嶋先生まであなたに骨を折ってくれたのだから，行かない理由はないでしょう」．その通りでした．

　とにかく大阪のフランス領事館に行き，学生ビザを取得し，もろもろの準備をして，あまりいろいろなことを深く考える間もなく留学ということになります．それでも駅で妻と生まれたばかりの娘と別れる際には不覚にも涙がこぼれていました．当時，放射科の専門医を取得する準備をしていた妻は日本に残らざるを得なかったので，私1人で渡仏することになったのです．フランスには KLM オランダ航空で行ったのですが，気がついたらスキポール

空港のだだっ広い待合室に1人でポツンと座っていました．それからシャル
ルドゴール空港まで飛び，大使館からの指示通りにエールフランスのカウン
ターに行き，パリ市内までのバスに乗り込みます．サンラザール駅近くの安
ホテルに入り，空港で買った硬いフランスパンのサンドウィッチとすっかり
ぬるくなってしまったビールで夕食を取ったのは，もう夜の10時過ぎでし
た．本当に長い1日でした．翌朝，パリ北東部にあるCIES（留学生センター）
に何とかかたどり着き，手続きを済ませます．そのまま留学先であるレンヌの
国立公衆衛生大学校（Ecole Nationale de la Santé Publique: ENSP）に向かうの
かと思いきや，2か月の語学研修を命ぜられます．その晩は，CIESに指定
されたパリ市内の国際留学生センターに宿泊し，翌朝，サンラザール駅から
語学学校のあるヴィッシーに向かうことになりました．2か月の語学研修の
後，ようやくENSPに入学することになります．ENSPはGrands Ecolesの
1つですので，入学試験があります．DALF（Diplôme Approfondi de Langue
Française フランス語習熟ディプロマ）というTOEICみたいなものである得
点以上でなくてはいけないのですが，これに少々てこずりました．加えて学
校長による面接試験があったのですが，ここで事件が起こります．そもそも
ENSPはフランス保健省の幹部養成校であり，私が入学を希望していた公衆
衛生監督医課程は，フランス人ではない，あるいはフランス語圏の国の人間
ではない日本人の私には入学資格はないのです．聴講生のような形であれば，
受け入れることができるといわれたのですが，資格がもらえないのでは格好
がつきません．そこで「私は中嶋宏WHO事務総長からこの学校のこのコ
ースで学ぶことを薦められてやってきた．将来，WHOで働くのであれば，
ENSPで学ぶべきであると強く推薦されている」と大芝居を打ちます．中嶋
先生から学校長にあてられた推薦状にもそのようなことが書かれていました
ので，学校長の判断で私は何とか公衆衛生監督医課程に潜り込むことができ
たのです．要するにコネを使ったわけです．しかしながら，こんな形で融通
を効かせてしまうところがフランスらしい鷹揚さなのでしょう．日本ではあ
りえないですね．

第 1 章　私が経験してきた公衆衛生学

　さて，ENSP での教育です．これだけで 1 冊の本が書けるくらい，私はいろいろとやらかして大学校中の有名人になるわけですが，ここではそれは割愛しましょう．まず，身分です．この大学校の公衆衛生監督医課程に入学するということは，フランス保健省の見習い公衆衛生医官（Médecin Inspecteur de Santé Publique（MISP）stagiair）になるということを意味します．半分は大学校で講義を受け，残り半分は配属された保健省の機関（私の場合は Ille-et-Vilaine 県の DDASS（Direction Départementale des Affaires Sanitaires et Sociales 県社会保健庁）でした）で見習い医官として勤務することになります．大学校の講義はいきなり医療及び公衆衛生行政に関する行政訴訟の判例分析で始まりました．弁護士や裁判官，法学者が講師として行政訴訟の判例分析をするわけですが，当然のことながらフランスの法体系と法律用語の理解が前提となります．En cas de M.……（……氏の事例は，）で始まる事例を関連法と過去の判例に基づいて分析するというものですが，法学に関して超初心者の私にわかるはずもありません．初日こそ，張り切って一番前の席で講義を聞きましたが，次の日から教室の一番後ろの席で，本当に一言もノートに書きとれない状況で，1 日を過ごす日が続くことになります．その時の講義ノートは今も手元にあるのですが，何が書いてあるのか，さっぱりわかりません．そんな状況ですと卒業試験に通ることはまず無理です．しょうがないので，レンヌの中心街にある本屋（FNAC）に行って関連のクセジュ文庫（Que sais je? PUF）や初学者用の教科書を購入し，週末にひたすら読んでまとめるという生活が始まります．こんな感じで購入したクセジュ文庫は 100 冊以上，いつの間にか私には Monsieur Que sais je（クセジュ君）というあだ名がついていました．読み終わったクセジュ文庫を私にくれるクラスメートもいました．

　1 か月ほどして今度は管理会計の講義です．監督医の職務として医療・福祉施設の監査業務がありますので，施設の帳簿が読める・分析できるというのが前提になるわけです．管理会計をやる前に，私としては複式簿記と病院会計，社会福祉施設会計を理解しないといけないわけですが，小遣い帳（単式簿記）くらいしかまともにつけたことのない私は，借方 débit がたつと貸

方 Crédit がたつという概念がなかなか理解できず苦労しました．その後，意思決定理論，人口論，健康危機管理，コミュニケーション論，社会学など種々の講義があり，そしてそれらの応用としての所属組織の指導医の監督下での監査業務や地域医療計画策定業務などを実習としてこなしました．しかしながら，これがまた苦労の連続でした．見習い医官の仕事は，会議の司会や，議事録を作ることなのですが，当然のことながら司会ができるほどの語学力はありません．必然的に議事録担当になるわけですが，その場で作成できるはずもなく，録音機能付きの Walkman で会議を録音させてもらい，週末に寮の部屋に1人こもってテープ起こしをするという状況でした．フランス留学中，睡眠時間は平均で4時間くらいだったと思います．

また，私が留学していた丁度その時はソ連が崩壊して，EU 成立や東西ヨーロッパの交流が活発になる，そんな時期でしたので，EU 環境下での社会保障制度の在り方に関する国際共同研究を ENSP が中心となってやっていました．私はクラスメートのフランス人医師たちよりは若干英語ができましたので，ENSP のその国際共同研究の手伝いもさせていただくことになります．加えて，これがその後とても役に立つのですが，当時フランス政府がアメリカの DRG の導入実験をしていたため，医療機関におけるデータ収集と分析の一部にも関わることになります．さらに，高齢者の介護給付の準備も行われており，その依存度を La Grille AGGIR という評価法で測るということも始まっていて，その分析にもかかわらせていただきました．日本で SPSS とSAS を使えるようになっていたことがとても役に立ったのです．いずれにしても，そこで学んだ公衆衛生は，それまで私が知っていたものとは大きく異なるもので，政策科学としての公衆衛生学でした．ようやく，面白く，そして社会的にも意義がある，自分ができるだろう公衆衛生学の研究分野を見つけることができたと思いました．

ただし，研修生活は過酷で，とにかくクラスの最底辺で必死になって皆についていきました．最終的に，3日間にわたる筆記試験と口頭試問にも晴れて合格し，卒業論文も受理され，何とか卒業できることになりました．卒業

第1章　私が経験してきた公衆衛生学

式のあと，学校長に呼び出されたのですが“C'est vraiment un miracle que vous soyez ici aujourd'hui !（君が今日ここにいるのは本当に奇跡だ！）”と，お褒めの言葉（？）をいただいたのが，よい思い出です．いろいろな人に助けられました．実は卒業論文の素案は3つ書くことになったのですが，最初の2つは「フランスの公衆衛生行政を考える上で参考にならない」という理由で却下され，3つめの学校保健に関する論文を，クラスメートとたまたま大学校のそばに住んでいた義父の友人の Huite 医師夫妻の大きなサポートを得て，何とか書き上げました．十分とは言えない給費から少しずつ貯金をして Mac の Powerbook を買いました．Mac の Word のスペルチェック機能には本当に助けられました．当時，Apple は私にとって神のような存在でした．精神的にもいろいろな人に助けてもらいました．ロシア移民の子供である元小児科医のミッシェル，元開業医だったアンドレの2人は，何かにつけて気にかけてくれ，ブルターニュ半島の旅行に誘ってくれたり，レポートの作成を手伝ってくれたり，本当に世話になりました．寮のお掃除をしていたマダムは，私の顔を見るたびに“Je connais un étudiant étranger qui a fait pire que vous. Vous pouvez le faire parce qu'il l'a fait!（私はあなたより成績が悪かった外国人の学生を知っている．彼でもなんとかなったんだから，あなたも大丈夫！）”と，手焼きのクッキーなども時々くれて励ましてくれました．いずれにしてもいろいろな刺激を受け，そして多くのアイデアを持って日本に帰ることになります．

【当時の私が研究していたこと】

　フランスでは大学校のプロジェクトに入れてもらったこともあり，医療の比較制度研究を行っていました．対象としていた国は，フランス，ドイツ，オランダ，ベルギー，スペイン，イタリア，ポルトガル，イギリス，スウェーデン，カナダ，アメリカ，そして私が参加したということで日本でした．ただし，その後，EU 成立後の東ヨーロッパの国々の社会保障制度への対応が必要になるということで，ポーランド，ハンガリー，チェコスロバキア，ルーマニア，ブルガリアなどが追加されました．指導してくれたのは，

Laurent Chambaud 先生でした（後にフランス公衆衛生協会の会長，そして私が
いた ENSP の学校長になっています）．

　Chambaud 先生からは医療の比較制度研究の基礎を叩き込まれました．彼
は制度分析には歴史的分析，社会学的分析，人口学的分析，疫学的分析の4
つの視点が必要であること，そして正しい理解のためには，分析対象となる
国の言葉の習得が不可欠であることを基本としていました．私は日本以外に，
イギリス，アメリカ，カナダ，そしてオランダの制度研究のチームに入り，
現地調査も含めた研究をやらせていただきました．学生時代に6年間，夏休
みと春休みだけですがドイツ語学校に通っていましたので，言語的に近いオ
ランダの文献は何とか辞書を片手に読むことができました．私が通っていた
ENSP では，図書館のスタッフが毎週，ヨーロッパ主要国の新聞や雑誌から
社会保障関係の記事を切り抜いてそれをスクラップしたような資料集を作っ
てくれていました．ENSP Hebdomadaire（ENSP 週報）というものです．直
近のものに加えて，過去10年くらいの関連記事をピックアップして，それ
を時系列で整理し，何か制度変更があった場合は，その背景としてどのよう
な社会変化や議論があったのかということを，記事から読み取るという作業
をしました．そして，関連書籍も参考に整理したまとめをもとに質問表を作
成し，分析対象国の担当者へのインタビューを行い，さらにその内容を深め
ていくというのが一連の作業工程でした．オランダに関しては，オランダ語
で質問などできるわけはないのですが，オランダ人のほとんどは英語が話せ
ますので，この点については大きな問題はありませんでした．当時は DRG
のフランスへの導入実験の調査チームにも入れてもらっていましたので，
DRG やその他の診断群分類の各国の対応状況についても資料を集めていま
した．これはその後の日本における DPC の開発につながります．

　いずれにしてもこの時に行っていた比較制度研究をもとに，日本に戻って
からそれを紹介する論文（といっても総説ですが）を数多く書くことができま
した．1990 年前後のヨーロッパの状況は，現在の日本が直面している状況に
似ています．とくにフランスは栄光の30年（les Trente glorieuses）が終焉し，

第 1 章　私が経験してきた公衆衛生学

フランス産業の国際競争力の低下による経済不況，そして高い失業率のために社会保障制度の持続可能性に悩んでいました．この間，矢継ぎ早に社会保障制度改革を行うのですが，そのほとんどが現場の強い反対にあい頓挫していました．社会保障制度に依存しすぎている国民性と，それを助長したという社会党ミッテラン政権がともに右派から強く批判されていました．他方で，高い失業率と物価高に悩む低所得層は，その原因を腐敗したエリート主義によるものだという批判を強める国民戦線（Front National 現在の国民連合 Rassemblement National）を支持するようになり，彼らが従来支持していた共産党は急速にその力を失っていきました．こうした中，社会保障制度の情報化の必要性を訴え，これらの情報をもとにサービス提供者，支払者である疾病金庫，拠出者である国民，監督者である行政，それぞれの責任を社会的公正の理念のもとで明確にしたうえで改革を進めるという Alain Juppé 首相が出てきます．いわゆる Plan Juppé による社会保障制度改革です．ここ数年の日本における議論に似ていますね．違う点は，Juppé はそれを断行したということです．議論するだけで実効性が伴わなかったそれまでのフランスの社会保障制度改革は，Juppé によって新たな段階に入りました．Juppé 自身はこの改革について，富裕層や高齢者から強い批判を受け，その後経済的なスキャンダルもあり，いったん失脚します．しかし，この過程を分析したことで，制度改革においてきちんとした理念に基づいて改革を断行できる「強い」政治家の必要性を私は痛感しました．Juppé に関しては，その生い立ちも含めて感服するところがあり，私の Juppé 観はかなり好意的であるため，記述が偏っている可能性があります．もし，みなさんが Juppé に関心をもたれたのであれば，ぜひご自身でいろいろと調べていただければと思います．いずれにしてもフランスでの留学を契機として私は医療の比較制度研究という軸を持つことができました．そして，その成果を『欧州医療制度改革から何を学ぶか——超高齢社会日本への示唆』（勁草書房，2017）という本にまとめることができました．この後は，1970 年から 2010 年にかけてのフランスの医療制度改革の動向をまとめてみたいと考えています．そして，もしかなう

5 転機4：フランス留学

のであれば，Juppé にインタビューもしてみたいなどと妄想しています．

当時の主な論文

Matsuda S: Etude comparative des systèmes de santé scolaire de la France et du Japon, *ENSP*, 1992.

【1990 代の国内外の公衆衛生政策の動向】

　老人保健福祉計画の策定過程で高齢者福祉サービスの目標水準を引き上げなければならないことが明らかになったことを受けて，厚生省は1994 年に新ゴールドプランを策定します．そして1994 年には「21 世紀福祉ビジョン」が公表され，新たな介護システムを構築することが提言されます．このビジョンの公表後，厚生省は事務次官を本部長とする高齢者介護対策本部を立ち上げます．

　この時の政権は，非自民・非共産8 党派の連立政権である細川内閣でした．当時，日米包括協議でアメリカは日本に内需拡大とそのための所得減税を求めていました．細川首相はそれに合意するわけですが，減税分の財源を別途確保しなければなりませんでした．細川内閣は赤字国債を発行しないことを公約にしていましたので，福祉目的の国民福祉税を導入することを考えます．しかし，関係省庁との事前の協議が不十分なままこの構想を突然発表してしまいました．国民の反発は大きく，細川首相はすぐにこの構想を撤回します．これが契機になって，税金に基づく介護保障ではなく，すでにオランダとドイツで導入されていた保険による介護保障に国は軸足を移すことになったとされています．ただ，当時の関係者のお話を伺うと，国民福祉税構想以前から介護保険制度の研究は始まっていたようなので，2 つの案が同時並行で検討されていたというのが正しいのでしょう．実際，田中聡一郎氏は，1992 年に老人保健福祉部長の部内勉強会である高齢者トータルプラン研究会が設けられ，そこでは措置制度の問題点が指摘され，その対応策として介護保険の導入が提案されていることを紹介しています[4]．

　ところで，私は，フランスから帰国後数年して，確か1996 年ごろから厚

労省内部の介護関連の検討会に参加させていただくようになっていました．また，厚労省の関連組織である医療経済研究機構でも，介護に関連する研究の委員を務めさせていただいていました．これは非常に貴重な経験でした．その当時の議論として，医療制度と介護制度を同時に改革していくというものがありました．そして，介護保険で給付する施設介護について，特別養護老人ホーム，老人保健施設，療養病床を一体的に介護保険の対象とするという案も出されていました．ただし，これについては法人格の違いによる税制との兼ね合いで難しいという判断になったようです．また，介護給付については，ドイツのような現金給付も行うのかが議論されましたが，女性が家族介護に固定される懸念があること，それによる支出が増大する可能性があることなどから見送られることになります．保険者については，市町村がその役割を担うことになり，これについては当初自治体からの強い反発がありました．また，障害者福祉との一体化についても議論されましたが，これも見送られました．当時は，すでに障害者プランに基づく施策が進んでおり，障害者福祉の関係者にとってはその必要性が感じられなかったのかもしれません．いずれにしても，1990年代後半，2000年の導入を目指して，介護保険制度の枠組みの構築が急ピッチで進められました．

　この当時の医療政策に関する大きな議論の1つが診断群分類によって入院医療を評価する仕組みの導入でした．当初はアメリカの診断群分類であるDRG（Diagnosis Related Group）による評価が検討されていました．日本のデータを用いて検討されていたのはHCFA-DRG，AP-DRG，APR-DRGの3種類です．HCFAはHealth Care Financing Administrationの略で，現在のCMS（Center for Medicare and Medicaid System）です．MedicareとMedicaidの支払いに用いられていたのがHCFA-DRG，これを小児科なども含めて評価できるようにしたものがAll Patient（AP）-DRG，さらに医療資源の必要度から精緻化を行ったのがAll Patient Refined（APR）-DRGです．いずれの分類も，分類による医療資源投入量のばらつきを説明する決定係数が0.5前後と，アメリカにおけるパフォーマンスと遜色ないものでした．しかし，問題があり

5 転機4：フランス留学

図表1-7　疾病管理プログラムの例（心不全）

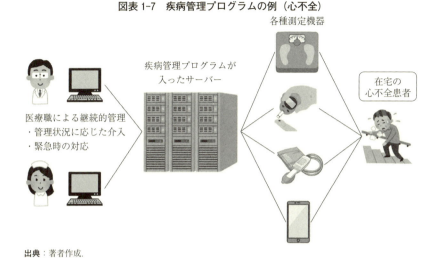

出典：著者作成．

ました．これらの分類に対応するためには，新たに必要なデータを作成する情報システムが必要だったのです．しかも，医療行為分類については，アメリカで採用されている CPT（Clinical Practice Terminology）という分類とのマッピングテーブルを作成し，それを診療報酬の改定のたびにメインテナンスしなければならず，そのコストがかかるという問題もありました．結局，データのやり取りに関するアメリカのコンサルティング会社とのトラブルもあり，日本は独自の診断群分類を，すでに保有しているレセプト作成コンピュータ（通称：レセコン）の情報を用いて独自開発することになります．それが DPC（Diagnosis Procedure Combination）です．その後の詳細については後述します．

もう1つ注目すべき点として，この当時，日本ではアメリカの疾病管理（Disease management）に関する研究が，いろいろな団体で行われていました．疾病管理の典型的なモデルは図表1-7に示したものです．心不全がある在宅患者について，その心身の状況を ICT によってモニタリングし，悪化の兆候が観察された場合に，早期に介入することで，入院に至るような状況を回

第1章　私が経験してきた公衆衛生学

避し，医療費の節減と患者の生活の質の維持向上を両立しようというもので
す．アメリカで開発されたシステムや機器が数多く持ち込まれましたが，結
局その多くは制度として日本で採用されることはありませんでした．すでに
傷病に罹患している患者に対して営利の民間事業者が介入することは，日本
の保険診療の原則にあいませんし，保険者もそのような事業を行うことが困
難であったのだと思います．ただし，この話は，医療が必要ではないけれど，
その前段階にあるハイリスクグループをスクリーニングし，保健指導によっ
て，発症予防につなげようという特定健診・特定保健指導の事業につながっ
ていきます．

　ここでもう1つ公衆衛生施策における転換点としての地域保健法について
触れておきたいと思います．我が国では，1978年度から総合的な健康づくり
対策として「国民健康づくり対策」が開始されました．この実施主体として
市町村が位置づけられ，1990年の福祉八法の改正により，福祉サービスの一
元的提供体制の整備も市町村の責任となりました．そこで，市町村と保健所
の役割を明確化して，地域の特性及び社会福祉等関連施策との連携を実現す
るために，1994年に「地域保健対策強化のための関係法律の整備に関する法
律」が制定されました．これにより，今まで保健所で実施されてきた3歳児
健診等の母子保健サービスや一般的な高齢者保険サービスは市町村の管轄と
なりました．保健所は，地域保健における広域的・専門的・技術的拠点とし
ての機能を強化する方針となり，管内の情報の収集・整理・活用，調査・研
究の推進，企画調整機能を担当することになりました．さらに，保健所の所
管区域の見直し（ほとんどは広域化）と，福祉事務所との統合が行われました．
この改革の成果については，意見が分かれます．この改革以降，とくに都道
府県が管轄する保健所は住民にとって遠い存在になってしまったと批判する
研究者もいます．一連の改革は厳しい財政状況を反映した行政組織のスリム
化ではなかったのかという批判です．また，市町村は保健師やセラピストな
どの医療福祉職の担当する業務が膨大になり，小さな市町村では機能不全が
生じているところもあります．他方で，保健行政，環境行政，福祉行政が一

体的に展開されることのメリットもあります．たとえば，熊本県人吉保健所長であった劔陽子先生は，多頭飼育やごみの問題で保健所に持ち込まれる相談事例が，認知症や貧困，ごみ問題などと複雑に関連しているケースが少なくないことを報告し，総合的に対応することの重要性・有用性を論考しています[5]．このように総合的な検討ができるようになったのは制度改革の成果と言えるかもしれません．

いずれにしても 1990 年代は 2000 年以降に本格化する医療介護制度改革の準備に追われた 10 年間であったといえます．

6　転機 5：Walter Holland 先生との出会い

フランスからの帰国後，私の研究の方向性を決める大きな機会がすぐにやってきました．日本で疫学を専攻されている先生方が日英疫学・公衆衛生学セミナーというものを開催してくれたのです．会場は真冬の自治医科大学でした．そこでイギリスの公衆衛生学の著名な教授の講義を聞き，そして自分の研究をプレゼンテーションするという機会をいただいたのです．私の指導をしてくれたのは，*Oxford Textbook of Public Health* の Chief editor をされた故・Walter Holland 先生でした．帰国後，私はとりあえず老人医療費の構造分析をやっていたのですが，その内容に Holland 先生が関心を持ってくださり，いろいろな助言をいただきます．それを踏まえて論文にし，公衆衛生学の分野では Quality Journal の 1 つである *Social Science and Medicine* に投稿し，なんと revise なしでアクセプトされました．これが大きな自信になりました．その後，3 回日英セミナーは開催されるのですが，そのたびに訪日された Holland 先生からいろいろな助言をいただくことができました．また，私自身も，Holland 先生が勤務されていた London School of Economics を何回も訪問させていただきました．後述の DPC の開発にあたっても，イギリスの診断群分類である HRG（Health Resource Group）の仕組みとの比較で，留意すべき点に関する助言をいただき，それは DPC の種々の係数開発に反映され

第1章　私が経験してきた公衆衛生学

ています．しかしながら，Holland 先生からいただいた助言でもっとも心に残っているのは「君は何のために社会医学の研究を行っているのか？」という本質的なものでした．「日本の公衆衛生制度の研究をしているのに，その成果をなぜ英語ばかりで書こうとするのか？　君の論文の一番の読者は誰なのか？　君は誰に読んでもらいたいのか？……日本語で書きなさい」というアドバイスです．大学の医学部における主たる評価基準は Impact Factor（IF）です．少し言い過ぎかもしれませんが，本当に画期的な論文以外は，IF の高い・低いが問題であって，その論文がどのように役立つかについてはあまり議論されません．日本語の論文などは評価の対象外ということになります．Holland 先生はそういった日本の事情をよくご存知でした．しかし，その上であえて若い公衆衛生学研究者であった私に社会を向いて研究することの重要性を説いてくれたのです．教授になってから，イギリスに Holland 先生を訪ねた際，大西洋に面した小さな町の海辺のレストランでクラムチャウダーとフィッシュアンドチップスを食べながら，Holland 先生からいろいろなお話を伺うことができたのは忘れられない思い出です．ということで，日本語で研究成果を出すことを第一に考えるというのが私の基本的な姿勢になります．

【当時の私が研究していたこと】

　フランスから戻って，私は近隣の自治体や保健所の保健師の方々と健康の視点からの街づくりに関するプログラム作成の研究を行っていました．フランスでの保健医療計画策定の際に学んだ意思決定理論やマーケティング理論などを日本の現場でも実践してみたいと考えたのです．たとえば，働く女性が仕事と家庭の両立ができるためには，どのような対策が必要かについて，ブレインストーミングでアイデアを出し，それをグルーピングして体系化し，それに対応したアンケートを作成し，実際の施策を考えるというようなことをやっていました．図表 1-8 はその 1 例を示したものです．「働く女性が仕事と家庭の両立ができる」を最上部に置き，それを実現するために必要な条件は何かを，ブレークダウンして構造化していきます．そして，この結果を

36

6 転機5：Walter Holland先生との出会い

図表1-8　ブレインストーミングによる問題の構造化の例

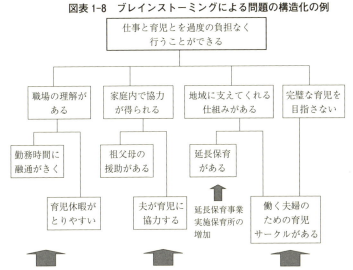

出典：著者作成.

もとに図表1-9のような構造化された質問票を作成し，アンケート調査を行います．このアンケート調査については，施策の優先度を決めるためにAHP（Analytic Hierarchy Process 階層分析法）を用います．AHPでは1つ上の階層の事象について，その階層の要素間の重要度（あるいは優先度）を1対比較で行います．たとえば，Aを実現するのにXはYよりも（5とても重要，4重要，3どちらともいえない，2あまり重要ではない，1まったく重要ではない）という評価を各自が行います．調査は複数人に対して行いますので，その代表値として通常は幾何平均を使います．こうして全体のスコアが計算されたのち，各ノードで合計が1になるように基準化を行い，最終的な優先度がスコアの大小で決められます．この時期は，どうも意思決定理論にはまっていたようで，AHPなどを使った研究論文を結構書いているのですが，学会で

第1章　私が経験してきた公衆衛生学

図表 1-9　構造化されたモデルに基づく質問票の作成例

1. あなたの年齢 （　　　）歳
2. ご主人の年齢 （　　　）歳
3. 子供の数
4. 子供の年齢　第1子（　　　）歳，男・女（当てはまる方に○をつけてください）
　　　　　　　　第2子（　　　）歳，男・女（当てはまる方に○をつけてください）
　　　　　　　　第3子（　　　）歳，男・女（当てはまる方に○をつけてください）
　　　　　　　　第4子（　　　）歳，男・女（当てはまる方に○をつけてください）
5. あなたの仕事の内容を教えてください．
　（1）常勤・パートタイム（当てはまる方に○をつけてください）
　（2）仕事の内容（　　　　　　）
6. あなたの父母・あるいは義父・義母と同居していますか．
　（1）している　　どなたとしていますか→（　　　　　　）
　（2）していない
7. 仕事と育児とを負担感無く行うことができていますか．
　（1）できている　　（2）できていない　　（3）どちらともいえない
8. 仕事と育児との両立に理解がある職場環境ですか．
　（1）理解がある　　（2）理解がない　　（3）どちらともいえない
9. 勤務時間に融通がききやすい職場環境ですか．
　（1）ききやすい　　（2）ききにくい　　（3）どちらともいえない
10. 育児休暇がとりやすい職場環境ですか．
　（1）とりやすい　　（2）とりにくい　　（3）どちらともいえない
11. 育児に関して家庭内で協力が得られやすいですか．
　（1）得られやすい　（2）得られにくい　　（3）どちらともいえない
12. 育児に関して父母（または義父母）の協力が得られやすいですか．
　（1）得られやすい　（2）得られにくい　　（3）どちらともいえない
13. 夫は育児に協力的ですか．
　（1）協力的である　（2）協力的でない　　（3）どちらともいえない
14. 地域内にあなたの育児を支えてくれる仕組みはありますか．
　（1）ある　　　　　（2）ない　　　　（3）どちらともいえない・わからない
15. 地域内に延長保育がある保育所はありますか．
　（1）ある　　　　　（2）ない　　　　（3）どちらともいえない・わからない
16. 地域内にあなたが使えるような学童保育はありますか．
　（1）ある　　　　　（2）ない　　　　（3）どちらともいえない・わからない
17. 地域内に働く夫婦のための育児サークルはありますか．
　（1）ある　　　　　（2）ない　　　　（3）どちらともいえない・わからない
18. 以下の意見に対するあなたの回答に○をつけてください．
　「共働きでも専業主婦に負けないくらい子育てをしっかり行いたい」
　（1）そう思う　　　（2）そうは思わない　（3）どちらともいえない

の反応はほとんどありませんでした．その後，なぜか社会工学系の学会に呼ばれて，研究発表をしたのが，AHP を使った最後の分析になりました．AHP は非常に面白い分析手法です．補論でその概要を簡単に紹介しました．興味のある方は刀根薫先生や木下栄蔵先生の本を読まれてみてください．

参考書

木下栄蔵：AHP の理論と実際，日科技連出版社，2000.
刀根薫，真鍋龍太郎編：AHP 事例集——階層化意思決定法，日科技連出版社，1990.

当時の主な論文

Matsuda S: Regulatory effects of health examination programs on medical expenditures for the elderly in Japan, *Social Science and Medicine*, Vol. 42(5): 661-670, 1996.

松田晋哉：階層分析法による公的介護保険の給付内容の優先度の検討，病院管理，34(1): 31-41, 1997.

松田晋哉：階層分析法（Analytic Hierarchy Process: AHP）による青少年の飲酒問題対策の優先度の分析，日循協誌，33(1): 1-10, 1998.

松田晋哉：階層分析法（AHP）を用いた今後の保健所保健婦活動の方向性に関する分析，産業医科大学雑誌，20(3): 189-199, 1998.

松田晋哉，筒井由香，高島洋子：地域高齢者のいきがい形成に関連する要因の重要度の分析，日本公衛誌，45(8): 704-712, 1998.

Matsuda S: How do the Japanese medical students evaluate the effectiveness of anti-smoking strategies?——an application of the Analytic Hierarchy Process, *Environmental Health and Preventive Medicine*, Vol. 3(2): 73-77, 1998.

7 転機6：日産科学振興財団からの研究助成金

フランスから帰ってから，研究したいことはたくさんあったのですが，残念ながらそれを実行に移すための資金がありません．そんな時に，木村先生から日産科学振興財団（現・日産財団）の研究助成の話を伺います．その時やってみたかったのは，人類生態学的手法で医療制度を分析することでした．鈴木継美先生たちのグループが窒素循環と通婚圏に着目してパプアニューギニアの社会システムを分析した手法を模倣して，お金と情報，サービスの流

れで医療制度を分析できないかというシステム論的な研究です．それを日本と当時ドイモイ政策で経済成長の途上にあったベトナムでやれないかと考えたのです．なぜ，ベトナムかというと2つ理由がありました．1つはENSPに留学していたベトナム人学生が非常に優秀だったことです．こんなに優秀な人材がいる国がなぜアジアの最貧国なのだろうという素朴な疑問を私は持っていました．しかも，最貧国なのですが，乳幼児死亡率などは中進国並みのパフォーマンスでした．この要因をフランスで学んだ比較制度分析の手法で研究してみたいと思ったのです．

　もう1つは，その後ベトナムが急速に発展することが十分予想できましたので，ベースラインとしての当時の状況をきちんと記述し，後日分析ができるよう必要な資料を集めておこうというものです．このような漠然とした研究テーマだったのですが，日産科学振興財団の担当理事の方が面白いと言ってくれ，3年間も研究費をつけてくれました．合計で1,000万円以上いただくことができ，おかげさまでたくさんの研究をすることができました．論文も20以上書きました．その時はすでに京都大学で学位もいただいて，母校の公衆衛生学教室の講師になっていました．安定したポストでしかも若い研究者にとっては十分すぎる研究費をいただけたことで，大きく前に進むことができました．新設医大卒業の，まだたいした業績もない若い研究者に研究費を付けてくださった日産科学振興財団の方々には今でも本当に感謝しています．

【当時の私が研究していたこと】

　この時期はベトナムの国立労働保全研究所（National Institute of Labour Protection: NILP）の研究者の方々といろいろな共同研究をしていました．ベトナムの社会保障に関する制度研究に加え，産業医学，環境科学に関する種々の調査研究をさせていただきました．ドイモイという市場経済政策の開始に伴って，医療もそれまでの公的な無料あるいは低額診療に加えて，企業の拠出による民間保険による診療が始まっていました．産業医科大学の卒業生で

ありながら，産業保健に関する研究をあまりしていなかったという罪悪感のようなものがあったからでしょうか，ベトナムでは産業保健に関する研究を協力者と一緒にかなり精力的に行いました．日本製の古い織機がものすごい騒音を出しながら稼働する繊維工場でのストレス関連代謝物の測定と耳栓の効果に関する研究，炭鉱労働者の呼吸器症状に関する研究，産業保健施策における優先課題の設定に関する意見調査，排気ダクトの作業環境に与える影響，アセンブリーラインにおける女性労働者の疲労に関連する要因の分析，外国から輸入される生産機器に関連した産業保健上の課題の分析，幹線道路周辺における大気汚染と住民の呼吸器症状の関連に関する分析など，今，考えればずいぶんと踏み込んだ分析をさせていただきました．ベトナム側の研究者の研究意欲がとても高いことに感心しました．やりたいことがあってもやれなかった時代が終わり，海外からの研究者と協力することで，資金面でもいろいろなことができる環境が整備されていった時期だったのだと思います．30代半ばのころは，年に4回はベトナムに行っていたと思います．アジアの産業保健分野では，小木和孝先生（前・労働科学研究所所長，前・ILO労働条件環境局長）という重鎮がいらっしゃいます．私たちがやっているベトナムとの産業保健における国際協力も評価していただいていました．ある時，私がもう数年来ベトナムに行っているにもかかわらず，ほとんどベトナム語を話さないことを知った小木先生から「ベトナムの研究者ときちんとした付き合いがしたいのなら，ベトナム語も勉強しなさい」という助言をいただきました．長期にわたってパートナーシップを持つのであれば，それがマナーであると助言をいただいたのです．確かにそうでした．ただ，ベトナム語は六声があり，発音がとても難しいのです．単語は大学が đại học（ダイホック），労働が lao động（ラオドン）というように，日本語とよく似たものがたくさんあります．しかしながら，発音が本当に難しいのです．でも，尊敬する小木先生にそのようなご助言をいただいた以上，努力するしかありません．ということで，今考えれば本当に無謀だったのですが，フランス留学時代にベトナム人のクラスメートからたまたまもらっていた越仏辞書を片手に，ベト

第1章　私が経験してきた公衆衛生学

ナムの労働安全衛生法（Đạo luật An toàn và Sức khỏe Công nghiệp）を翻訳しました*．これは労働科学研究所が発刊していた労働科学という雑誌に掲載していただきました．掲載に至るまでは労働科学研究所の労働法を専門とする査読者の先生にたいへんお世話になりました（査読は匿名ですので，その先生がどなたかはわかっているのですが，ここではお名前を伏せたいと思います）．これで味を占めた私は，ベトナム人研究者の協力を得ながら，無謀にもベトナム語で書いた論文をベトナムの労働安全関連の雑誌に投稿し始めます．もちろん，ベトナム人の友人に大幅に修正してもらうのですが，当時，そのベトナムの友人からもらった Wordstar というソフトでベトナム語の文章を書いていました．3つくらい論文を書いたと思います．しかし，ベトナム語で書いた論文は，大学の業績評価や日本の産業保健関連学会ではまったく評価されませんでした．もちろんそれは想定内だったのですが，実はベトナム語でいろいろ論文を出すのには思惑がありました．それは，当時，日本の企業がベトナムに進出を始めていましたので，そのアドバイザーのようなことをやることで，継続的にベトナムに関わるための研究費が確保できないかと考えたのです．日産科学振興財団以外にも東アジア研究所や産業医学振興財団等から研究費をいただくことはできていたのですが，さらに長い期間，ベトナムとの研究を継続するためには，新たな財源を探す必要がありました．同じ研究財団から，長期にわたって研究費を得ることはできないからです．しかし，残念ながらそのような「パトロン」を見つけることはできませんでした．その後はベトナムからの留学生の受け入れや，定期的な情報交換などでベトナムとのパイプを細々と維持してきたのですが，NILP 側も代替わりしてしまい，交流は途絶えてしまいました．1教室で継続的に国際協力を続けていくことの難しさを実感しましたが，もったいないことをしてしまったと残念な気持ちが強く残っています．

　ベトナムとの共同研究が終わって20年近くなりますが，今度は医療介護の関係でベトナムとの共同事業を改めて始めることになりました．1990年代の共同研究が細々とでもいいので継続できていれば，もっとスムーズに事

42

7 転機6：日産科学振興財団からの研究助成金

が運べたのではないかと思います．何事も継続することが大事ですね．

* 一生懸命翻訳したベトナム語の労働安全衛生法ですが，その後英語対訳版が
出版され，私の苦労は水泡に帰します．

当時の主な論文

Matsuda S: A study of fatigue complaints among workers exposed to heat stress in an electronic company in Hanoi, Vietnam, Jpn. *J. Trop. Med. Hyg.*, Vol. 23(1): 21-24, 1995.

Matsuda S: A study of fatigue complaints among workers in an electronic company in Vietnam, *J Occup Health*, Vol. 37: 235-236, 1995.

Matsuda S: An analysis of the Vietnamese system of occupational safety and health and setting priorities with the analytical hierarchy process, *Occup Environ Med*, Vol. 53: 281-286, 1996.

Matsuda S, Nguyen AL, Nguyen VH, Jonai H and et al: A preliminary analysis of technology transfer and occupational safety and health in Vietnam. *J Occup Health*, Vol. 38: 103-106, 1996.

Matsuda S, Nguyen AL, Nguyen VH, Dinh HT and et al: A comparative study of complaints among assembly line workers employed in the two electronic factories in Vietnam, *Industrial Health*, Vol. 34: 1-11, 1996.

Matsuda S: An analysis of socioeconomic factors associated with fertility in Vietnam, *Environmental Health and Preventive Medicine*, Vol. 1(3): 149-153, 1996.

Matsuda S: An opinion survey regarding gender roles and family in Vietnam, *Environmental Health and Preventive Medicine*, Vol. 4(1): 201-205, 1997.

Matsuda S, Nguyen AL, Nguyen VH, Dinh HT and et al.: A study of complaints of fatigue by workers employed in Vietnamese factories with newly imported technology, *Industrial Health*, Vol. 35: 16-28, 1997.

Matsuda S, Nguyen AL, Jonai H, Nguyen VH, Dinh HT and et al.: Occupational exposure and chronic respiratory symptoms – a population based study in Vietnam-, *Industrial Health*, Vol. 35: 271-277, 1997.

Matsuda S, Nguyen AL, Nguyen VH, Jonai H, Yoshimura T: Setting priorities in occupational health research in Vietnam, *Int J Occup Environ Health*, Vol. 3: 277-285, 1997.

Matsuda S, Jonai H, Luong NA et al. Ảnh hưởng của việc tiếp nhận công nghệ mới đến vấn đề an toàn, sức khỏe và môi trường ở việt nam（新技術の受け入れがベトナムの安全，健康，環境問題に与える影響），Tạp chí bảo hộ lao động（労働保護雑誌）21(5): 21-23，1996.

8 転機7：DRGの国際比較研究とDPC研究

　フランスから日本に帰ってきて，日本がアメリカのDRGの導入に関する社会実験を行っていることを知りました．アメリカのDRGの導入実験はヨーロッパ諸国でも数多く行われていたのですが，それをそのまま受け入れた国は，実はベルギー，ポルトガル，スウェーデンなど少数にとどまります．他の国は，それぞれの国のもともとの医療制度との整合性やアメリカに医療情報，すなわち医療市場の状況が把握されることへの警戒心などから，アメリカのDRGを参考としながらも，独自開発の方向に向かっていました．また，その活用方法もイギリスとオランダは疑似市場における管理された価格交渉のための参照値，フランスは総額予算制の適正化と医療計画における適正配置（1996年以降は1件当たり包括支払い方式），ドイツは病院への1件当たり包括払い方式の導入というように，国によって異なっていました．しかも，多くの国は日本の出来高払い方式に対応したレセコンの仕組みなど持っていませんので，かなりおおざっぱな制度設計でした．

　ところが，当時日本で行われていた診断群分類の導入実験は，日本と制度的に近いヨーロッパの状況に関する分析なしにアメリカのDRGの適用可能性を検証していたわけです．これは問題だと思いました．そこで，厚労省から北九州市に出向され，その後厚労省に戻り，医療経済研究機構（IHEP）の担当をされていた故・武井伸二さんにお願いして，2か年研究でヨーロッパにおける診断群分類の導入過程に関する比較制度研究をやらせていただきました[6]．自分でいうのもなんですが，この報告書は高い評価をいただきました．

　日医総研の「わが国独自の診断群分類を作るべきではないか」という意見も追い風となって，日本独自の診断群分類であるDPC（Diagnosis Procedure Combination）開発の事業が始まることとなります．当時，まだ40歳だった私はこの研究班の代表になるわけですが，正直，不安で押しつぶされそうな毎日でした．しかしながら，仲間に恵まれます．医療情報のエキスパートで

ある石川ベンジャミン光一先生（国立がんセンター研究所，当時，以下同様），堀口裕正先生（九州大学），藤森研司先生（札幌医科大学），外科の専門医で分類に必要なコードを臨床的視点からまとめ上げてくれた桑原一彰先生（京都大学），循環器内科の専門医で内科領域でのまとめをしてくれた橋本英樹先生（帝京大学），臨床も医療情報も卓越した能力を持たれている伏見清秀先生（東京医科歯科大学），ICD 専門家の阿南誠先生（九州医療センター），医療経済の専門家である今中雄一先生（京都大学），そして緻密な点数表作成作業をほぼ 1 人でされた江浪武史先生（厚生労働省保険局医療課），そして，全体をまとめ制度として具体化してくださった矢島徹也企画官（厚生労働省保険局医療課），この中の誰か 1 人が欠けても，DPC の事業はうまくいかなかっただろうと思います．とくに各臨床系の学会とのすり合わせには苦労したのですが，この難しい交渉を桑原，橋本，伏見の臨床系の先生方がみごとにやり切ってくれました．

　この研究班を立ち上げたとき，図表 1-10 に示したような DPC プロジェクトの全体像を作っています．第一の目的は標準化・透明化された医療情報をもとに科学的病院経営を行う基盤づくりです．この目的のために，病院のマネジメント担当者をターゲットとした無料のセミナーを全国各地で行いました．具体的にはそれぞれの施設で厚労省に提出するために作成したデータを Access と Excel で分析し，経営指標を可視化する方法論や，公開データを用いて自施設のポジショニングをするといった内容についてハンズオン形式の研修を行いました．この研修会には多くの人が参加してくれ，初期のころの研修会の熱気はすごいものでした．皆さん，病院における自分の立ち位置を見つけられたのです．実際，この研修会に参加した人たちの中から病院マネジメントのカリスマ的な若手が複数出てきて，関連学会での発表，あるいはシンポジストとしての参加などをするようになります．現在，済生会熊本病院の事務長をしている田﨑年晃さんなどがその代表です．DPC という事務的には手間のかかる新しいプロジェクトを若い病院マネジメント職の方々が自分たちの重要なミッションとして位置づけてくれたこと，これが DPC プロ

第1章　私が経験してきた公衆衛生学

図表 1-10　DPC の制度設計鳥瞰図

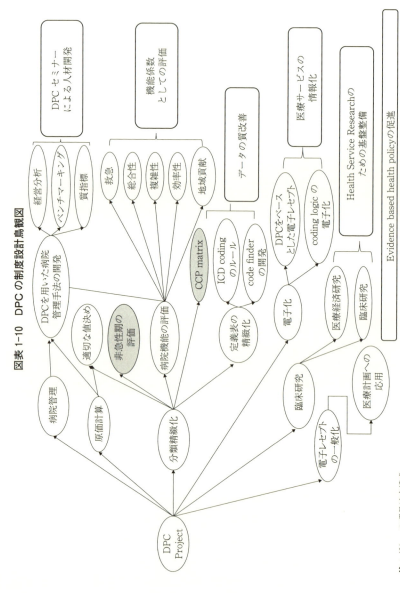

注：グレーの項目は未達成。
出典：著者作成。

8 転機7：DRGの国際比較研究とDPC研究

ジェクトがうまくいったもっとも大きな理由の1つだと思います．第二の目
的はDPCを用いた病院支払方式の制度化です．このためには分類の精緻化
を継続的に行わなければいけませんし，また原価計算を行って，適切な値決
めもしないといけません．さらには，DPCだけでは高々50％-60％くらい
しか，病院費用のばらつきを説明できませんから，それを補完するために病
院機能を数値化し，それに経済的評価を行うという仕組みも作らないといけ
ません．これが病院機能評価係数につながってくるわけですが，それは地域
医療計画における病院機能の分化と連携体制の確立という医療提供体制の改
革につながっていきます．

　以上のような精緻化や病院の機能評価は，その裏付けとなる臨床研究や制
度研究が必要です．そこで第三の目的として，私たちが行ったのが，DPC
データを用いた臨床研究のひな形作りです．「DPCデータを用いるとこのよ
うな臨床研究ができます」ということを，多くの臨床系学会で紹介させても
らいました．この効果は絶大でした．まず，外科系の先生方が反応してくれ
て，それが徐々に他の学会にも広がり，現在年間100以上のDPCを用いた
臨床論文が英文誌に掲載されるようになっています．

　第四の目的は急性期入院医療だけでなく，急性期入院医療から慢性期入院
医療，そして外来までを標準的フォーマットで記述する仕組みを作ることで
した．このためには電子レセプトの一般化がどうしても必要になります．そ
の下地を作るために，DPCプロジェクトでは退院サマリーに相当する様式
1というデータとともにレセプトを作成する基本情報であるEFファイル（患
者別に行われた医療行為とその価格が日ごとに記録されている電子ファイル）を
出していただくことを必須化しました．しかも，それまでばらばらだったレ
セプトコンピュータ内部の診療行為コードを厚生労働省の標準マスターにす
ることを義務づけたのです．これで電子レセプト化の方向性が決まりました．
そして，今はほぼすべてのレセプトが電子化されているわけです．第4章で
地域医療構想の話をしますが，この地域医療構想では急性期・回復期・慢性
期にかかわらずすべての入院レセプトをDPCに展開して，各地域で必要な

47

第1章　私が経験してきた公衆衛生学

病床数を推計するということを行ったのですが，それはこうしたDPCに関連して行われた情報の標準化があったからこそ可能だったのです．

私にとってDPCの開発研究はいわゆるBlue oceanでした．Blue ocean戦略というのは，INSEAD（欧州経営大学院）教授のW・チャン・キム（W. Chan Kim）とレネ・モボルニュ（Renée Mauborgne）が提唱した競争戦略です[7]．競争の激しい既存市場（血で血を洗う競争の激しいレッド・オーシャン）ではなく，競争のない未開拓市場である「ブルー・オーシャン」を切り拓くべきだというものなのですが，私にとってDPCとその活用領域は，研究を行っていく上でのまさにBlue oceanになりました．

本当に幸運な偶然なのですが，フランス留学時代にやっていたフランスにおけるDRG導入に関する社会実験の手伝いと欧州の医療制度比較研究が日本におけるDPC開発という大きな仕事につながったのです．この一連の経緯から私のことを「フランスわらしべ長者」とからかう友人もいます．DPCがらみのビジネスをやって莫大な富を築いたわけではありませんので，「長者」にはなれていませんが，充実した研究生活を送れていることは間違いありません．

【当時の私が研究していたこと】

DPCの研究プロジェクトが立ち上がってから数年は原著を書けるような研究をできずに時間が過ぎていきました．通年でDPCの定義表の見直しや機能係数を設定するための分析を行っていました．また，DPCを普及させるためのハンズオンセミナーの資料作りや関連学会や関連団体向けの講演，それらの組織が出している機関誌や雑誌へのDPCの概要を説明する総論の作成に忙殺されていました．講演や説明会はほぼ毎週行っていたと思います．また，日本語の総論は年間で50以上書いていました．さらにDPCの概要を説明した本も単著・共著含めて10冊以上出しました．英語の共著も2冊出しています．

臨床系学会での講演やその学会の雑誌への投稿を依頼された場合には，少

48

8 転機7：DRG の国際比較研究と DPC 研究

し工夫をしました．臨床系の先生方に DPC に関心を持っていただくために，DPC を用いた臨床研究の案，あるいは試行的な分析結果を紹介するようにしました．当時，国際的に医療の質を評価する事業が始まっていたのですが，そこで示されている指標の多くは，DPC のデータで作成することが可能でした．こうした DPC を活用した臨床研究の可能性にいち早く気づかれたのが，当時，名古屋大学の救急・集中治療医学の教授をされていた故・武澤純先生でした．武澤先生は国立大学の附属病院で組織していた医療の質評価に関する委員会の責任者をされていて，実際にそのようなデータを大変なご苦労をされて集め，そして分析をされていました．DPC プロジェクトではレセコンの中で請求する医療行為の詳細を記録している EF ファイルで入院中に行われた医療行為の詳細情報が収集されていますので，図表 1-11 の国立病院機構が作成している指標群のように，種々のプロセス指標が作れるのです．また，様式1という退院サマリーの内容を加筆修正することで，ICU や救急医療に関する情報を収集することもできます．実際，DPC 制度が始まった時には AIS（Abbreviated Injury Scale）という外傷の重症度を評価する指標を入れていました．また，ICU の評価を行うために，試行的に様式1とは別にAPACHE スコアの収集も行っていました．APACHE を用いた分析結果はなかなか面白いものでした．ICU には多科の医師が協働で利用する open ICUと ICU 専門の医師が管理する closed ICU，そしてその中間の semi closed ICUがあるのですが，この研究では closed ICU がより重症度の高い患者を治療しながらも，VAP（Ventilator-Associated Pneumonia 人工呼吸器関連肺炎）などの続発症が少ないことが示されました．その当時，私は他の国の診断群分類を利用した制度化における ICU 及び救急医療の評価方法の調査も行っていたのですが，フランスやオーストリアでは，その ICU が平均でどの程度の重症患者を受け入れているのか，そのケアに当たる看護師を何人配置しているかで，段階的な加算を診断群分類による包括評価とは別に設定していました．この結果を武澤先生が出席していらっしゃった学会で発表を行ったところ，数日後に武澤先生から連絡がありました．曰く，「今度の水曜日に名古

第 1 章　私が経験してきた公衆衛生学

図表 1-11　国立病院機構が公開している DPC データを活用した臨床指標群（抜粋）

指標番号	領域	指標名称	計測対象	分母	分子
1	乳がん	乳がん（ステージⅠ）患者に対する乳房温存手術の実施率	DPC 病院	乳がん（ステージⅠ）*の退院患者数※ UICC 分類に基づく	分母のうち，乳房温存手術を施行した患者数
2	急性心筋梗塞	PCI（経皮的冠動脈形成術）施行前の抗血小板薬 2 剤併用療法の実施率	DPC 病院	急性心筋梗塞で PCI を施行した退院患者数	分母のうち，PCI 施行当日もしくはそれ以前にアスピリンおよびクロピドグレルあるいはプラスグレルまたはチカグレロルを処方された患者数
3	急性心筋梗塞	PCI（経皮的冠動脈形成術）を施行した患者（救急車搬送）の入院死亡率	DPC 病院	救急車で搬送され，PCI が施行された急性心筋梗塞や不安定狭心症の退院患者数	分母のうち，退院時転帰が「死亡」の患者数
4	脳卒中	急性脳梗塞患者に対する入院 2 日以内の頭部 CT もしくは MRI の実施率	DPC 病院	急性脳梗塞の発症 3 日以内に入院し，退院した患者数	分母のうち，入院当日または翌日に CT 撮影あるいは MRI 撮影が施行された患者数
5	脳卒中	急性脳梗塞患者に対する早期リハビリテーション開始率	DPC 病院	急性脳梗塞の発症 3 日以内に入院し，入院中にリハビリテーションが実施された退院患者数	分母のうち，入院してから 4 日以内にリハビリテーションが開始された患者数
6	脳卒中	急性脳梗塞患者における入院死亡率	DPC 病院	急性脳梗塞の発症 3 日以内に入院し，退院した患者数	分母のうち，退院時転帰が「死亡」の患者数
7	循環器系	心大血管手術後の心臓リハビリテーション実施率	DPC 病院	心大血管手術を行った退院患者数	分母のうち，心大血管疾患リハビリテーションを実施した患者数
8	消化器系	出血性胃・十二指腸潰瘍に対する内視鏡的治療（止血術）の実施率	DPC 病院	出血性胃・十二指腸潰瘍の退院患者数	分母のうち，当該入院期間中に内視鏡的消化管止血術を施行した患者数
9	消化器系	B 型および C 型慢性肝炎患者に対する肝細胞がんスクリーニングと治療管理のための腫瘍マーカー検査の実施率	全病院	B 型慢性肝炎患者，C 型慢性肝炎（肝硬変，肝がん含む）の患者のうち，継続的に自院を受診した患者数	分母のうち，計測期間中の外来診療において肝細胞がんスクリーニングと治療管理のための腫瘍マーカー検査を実施した患者数
10	筋骨格系	股・膝関節の人工関節置換術施行患者に対する早期リハビリテーション（術後 4 日以内）の実施率	DPC 病院	股・膝関節の人工関節全置換術を施行した退院患者数	分母のうち，手術当日から数えて 4 日以内にリハビリテーションが行われた患者数

50

8　転機7：DRGの国際比較研究とDPC研究

11	腎・尿路系	T1a、T1bの腎がん患者に対する腹腔鏡下手術の実施率	DPC病院	腎悪性腫瘍（初発）のT1a, T1bで腎（尿管）悪性腫瘍手術を施行した退院患者数	分母のうち，腹腔鏡下手術を施行した患者数
12	腎・尿路系	T1a、T1bの腎がん患者の術後10日以内の退院率	DPC病院	腎悪性腫瘍（初発）のT1a, T1bで腎（尿管）悪性腫瘍手術を施行した退院患者数	分母のうち，術後10日以内に退院した患者数
13	女性生殖器系	良性卵巣腫瘍患者に対する腹腔鏡下手術の実施率	DPC病院	卵巣の良性新生物で，卵巣部分切除術または子宮附属器腫瘍摘出術を施行した退院患者数	分母のうち，腹腔鏡下手術を施行した患者数
14	女性生殖器系	良性卵巣腫瘍患者に対する術後5日以内の退院率	DPC病院	卵巣の良性新生物で，卵巣部分切除術または子宮附属器腫瘍摘出術を施行した退院患者数	分母のうち，術後5日以内に退院した患者数
15	筋ジス・神経	てんかん患者に対する抗てんかん薬の血中濃度測定実施率	全病院	継続的に自院を受診しているてんかん患者のうち，血中濃度測定が有用な抗てんかん薬を処方された患者数（実患者数）	分母のうち，抗てんかん薬の血中濃度測定を実施した患者数
16	抗菌薬（筋骨格系）	大腿骨近位部骨折手術患者における抗菌薬3日以内中止率	DPC病院	大腿骨近位部骨折で手術を施行した退院患者数	分母のうち，手術当日から数えて4日目に，抗菌薬を処方していない患者数
17	抗菌薬（筋骨格系）	大腿骨近位部骨折手術患者における手術部位感染予防のための抗菌薬遷延率	DPC病院	大腿骨近位部骨折で手術を施行した退院患者数	分母のうち，予防的投与後（手術当日から数えて4日目以降）に抗菌薬を7日以上連続で処方した患者数
18	全体領域	75歳以上入院患者の退院時処方における向精神薬が3種類以上の処方率	DPC病院	75歳以上の退院患者のうち，退院時処方として向精神薬を処方した患者数	分母のうち，向精神薬が3種類以上だった患者数
19	全体領域	手術ありの患者の肺血栓塞栓症の予防対策の実施率（リスクレベルが中リスク・高リスク）	DPC病院	肺血栓塞栓症発症のリスクレベルが「中」または「高」の手術を施行した退院患者数	分母のうち，肺血栓塞栓症の予防対策（弾性ストッキングの着用，間歇的空気圧迫装置の利用，抗凝固療法のいずれか，または2つ以上）を実施した患者数

出典：国立病院機構 https://nho.hosp.go.jp/cnt1-1_000085_00004.html

第1章　私が経験してきた公衆衛生学

屋大学でDPCの説明会をするから来るように」というご命令でした．日程調整の余地はないようでしたので，こちらの他の用務を調整して，名古屋大学で講演をさせていただきました．その講演の最後の武澤先生の講評が衝撃的でした．武澤先生は，集まった臨床系の先生方を前にして次のようなことを言われました．

　「先生方，みなさん，悔しくないですか？　今日，松田先生が発表した内容は，本来，我々臨床医が率先してやるべき内容でしょう．それを公衆衛生の医者なんかにやられて，悔しくないんですか……」唖然としている私をしり目に，武澤先生は続けました．「このDPCの仕組みを僕たちも積極的に使うべきでしょう」．

　実は，表現の内容に濃淡はありますが，どこの臨床系学会でも，同じようなコメントを当時いただきました．そして，その後，DPCを活用した臨床研究をしたいという先生方のサポートを，研究班の先生方で分担して行うようにしました．私は，MDC01とMDC横断的に関与する集中治療とリハビリテーション関連の学会のサポートをさせていただきました．今では年間100以上の論文がDPCを使って作成されていると思います．武澤先生のようなearly adopter が現れたことが，DPC制度がここまで発展してきた大きな理由の1つだと思います．もう掛けることは決してないので，誰の迷惑にはならないと思いますが，私のスマホには武澤先生の携帯の番号が今も残っています．お世話になった武澤先生の番号が消せないのですね．

　DPCを普及させる最初の頃には多くの臨床家の先生方のご支援をいただきました．たとえば，東大名誉教授でいらっしゃった故・出月康夫先生には，最初は「アメリカのような包括評価はけしからん」ということで叱責されました．しかし，DPCの分類体系がアメリカのようなラフな包括方式ではなく，また包括部分は1日当たりのスライディングスケールであること，手術手技はそこで使用される麻酔薬や高額な医療材料，医薬品も含めて出来高払いであること，手術分類については日本の診療行為分類であるKコードを用いているが，アメリカのCPTコードとの対応も含めて外保連私案を活用した分

52

8 転機7：DRG の国際比較研究と DPC 研究

類になっていることなどをご説明させていただきました．また，私たち研究班の想いとしては，情報の標準化・透明化を行うことで医療技術の適正評価をするシステムを構築したいということも説明させていただきました．この説明を出月先生は黙って聞いておられたのですが，私たちの説明が終わると「そういうことであれば，全面的に協力しよう」と言ってくださいました．また，「君たちが厚生労働省の官僚に悪用されないように，我々が守らないといけない」とも言われました．説明の会場はお茶の水の山の上ホテルだったのですが，今でもあの夜のことははっきりと覚えています．しかし，出月先生と故・比企能樹先生（北里大学名誉教授）という外科学会の重鎮であるお2人に納得していただけたのは，東京大学医学部出身の橋本英樹先生（現・東京大学教授），桑原一彰先生（元・九州大学准教授）のお2人の，臨床経験を踏まえた丁寧な説明があったからだと思います．DPC プロジェクトが大きく前進する契機となった夜だったと思います．

　こんな感じで 2000 年代の私は DPC をいかに普及させるかという，あまり原著論文にはならないような研究活動に精を出していました．それでも，公衆衛生の研究者としてこの 10 年はもっとも生き生きと活動できたように思います．

当時の主な論文

この時期は DPC に対する理解を広げるために，いろいろなところで総論を書いていました．年間 50 本以上書いていたと思います．ここにお示しするのはその一部です．

著書

松田晋哉監修：診断群分類ハンドブック，社会保険研究所，2002.

松田晋哉（執筆）：わが国における診断群分類開発の動向と今後の課題，国立社会保障・人口問題研究所編，選択の時代の社会保障，東京大学出版会，2003：247-264.

松田晋哉編著：21 世紀の医療と診断群分類，じほう，2003.

松田晋哉：基礎から読み解く DPC，医学書院，2005.

松田晋哉編著：DPC と病院マネジメント，じほう，2005.

伏見清秀・松田晋哉編著：民間病院 DPC 導入事例集，じほう，2005.

Matsuda S: Diagnosis Procedure Combination - the Japanese original casemix sys-

第1章　私が経験してきた公衆衛生学

tem-, In: Kimberly J and Pouvourville G (ed), *the Globalization of Managerial Innovation in Health Care*, Cambridge University Press, 2009.

松田晋哉：DPC――急性期病院経営に求められる DPC 活用術，日本医療企画，2010.

松田晋哉：基礎から読み解く DPC 第3版，医学書院，2011.

論文

松田晋哉：欧州における DRG の展開過程――フランスを中心に，医療経済研究，Vol. 10(1): 21-51.

松田晋哉：診断群分類とは何か（1）諸外国における現況，日本外科学会誌，Vol. 103(10): 1-10.

松田晋哉：診断群分類とは何か（2）わが国におけるこれまでの動向，日本外科学会誌，Vol. 103(11): 1-9.

松田晋哉：診断群分類とは何か（3）現状と今後の課題，日本外科学会誌，Vol. 103(12): 1-10.

松田晋哉：診断群分類とは何か（4）実務面及び研究面での今後の課題，日本外科学会誌，Vol. 104(1): 1-10.

松田晋哉：わが国における診断群分類 DPC 開発の考え方について，日本医事新報，No. 4114: 73-78.

松田晋哉：各国における診断群分類導入の動向，けんぽれん海外情報，No. 57: 11-13.

松田晋哉：オーストラリアの DRG について，けんぽれん海外情報，No. 57: 17-20.

松田晋哉：フランスの DRG について，けんぽれん海外情報，No. 57: 21-25.

松田晋哉：欧州の医療制度改革，医療と社会，Vol. 12(1): 51-69.

松田晋哉：診断群分類（DRG）への対応，全国自治体病院協議会雑誌，Vol. 41(5): 23-44.

松田晋哉：急性期入院医療試行診断群分類を活用した調査研究，日看管会誌，Vol. 6(1): 48-56.

松田晋哉：DPC 導入の意義について，眼科と経営，No. 70: 13-15.

松田晋哉：オランダの診断群分類 DBC について（上），社会保険旬報，No. 2177: 6-9.

松田晋哉：オランダの診断群分類 DBC について（下），社会保険旬報，No. 2178: 10-16.

松田晋哉：病院における包括払い制の現状と課題，季刊社会保障研究，No. 39(2): 130-143.

松田晋哉：DPC とは何か，社会保険旬報，No. 2189: 16-20.

松田晋哉：DPC 定義表と情報化の課題，社会保険旬報，No. 2191: 10-20.

松田晋哉：診断群分類 DPC とは何か，国民健康保険，2003 年 12 月号: 20-23.

8 転機7：DRGの国際比較研究とDPC研究

松田晋哉：診療報酬体系の国際比較，整形・災害外科，No. 46(13): 1537-1544.

松田晋哉：包括医療DPC誕生の経緯，*Cardiovascular Med-Surg*, No. 5(4): 407-410.

松田晋哉：DPCとは何か，薬事，No. 6(1): 15-21.

松田晋哉：DPCと医薬品，薬事，No. 6(1): 35-39.

松田晋哉：DPCをめぐる現状と今後の課題，看護，No. 56(6): 45-47.

松田晋哉：DPCを用いた病院マネジメント，社会保険旬報，No. 2202: 12-17.

松田晋哉：「DPC」その概要と医療提供体制へのインパクト，健康保険，2004 May: 16-21.

松田晋哉：DPCの現状と今後の課題，月刊基金，2004 July: 3-5.

松田晋哉：DPC開発の経緯と各国の比較，今後の疾患群分類の展望，病院，63(8): 10-14.

松田晋哉：フランスにおける精神医療を対象とした診断群分類の開発，社会保険旬報，No. 2210: 12-19.

松田晋哉：DPCは医療の質を改善するか，*Clinician '04*, No. 533: 971-4.

松田晋哉：DPCと病院マネジメント，福岡県医報，No. 1339: 14-15.

松田晋哉：DPCとこれからの医療，*Rosai Forum*, October: 5-13.

松田晋哉：創感染と医療費　DPC導入により予測される影響，*Infection Control*, Vol. 13(12): 55-57.

松田晋哉：DPC（Diagnosis Procedure Combination）の概要，EBMジャーナル，No. 6(1): 84-89.

松田晋哉：DPCによる傷病構造の推計，社会保険旬報，No. 2234: 10-16.

松田晋哉：DPCに基づく包括支払い制度の現状と課題，日本消化器病学会誌，Vol. 102(4): 413-419.

松田晋哉：診療報酬包括化の課題，教育と医学，Vol. 39 (2): 59-67.

松田晋哉：医療の枠組みは変わる　DPC，保健の科学，Vol. 47(4): 253-259.

松田晋哉：DPCに基づく包括支払い制度の現状と問題点，日本消化器病学会雑誌，2005.

松田晋哉：「DPCとこれからの医療」――DPCと情報公開，社会保険旬報，No. 2262: 23-27.

松田晋哉：「DPCとこれからの医療」――DPCを用いたベンチマーキング，社会保険旬報，No. 2265: 20-25.

松田晋哉：DPCハンドブックについて，神経治療学，Vol. 22(5): 579-584.

松田晋哉：DPCとは何か，日本医事新報，No. 4282: 1.

松田晋哉：ドイツの医療制度と診断群分類，社会保険旬報，No. 2286. 28-37.

松田晋哉：世界各国における医療費の包括化の状況，外科治療，95(2): 167-172.

松田晋哉：DPCの概要，*IZAI*, 1(Autumn): 8-12.

Matsuda S: Casemix as a tool for transparency of medical services, *JJSSP*, 6(1):

第 1 章　私が経験してきた公衆衛生学

43-53.

松田晋哉：周産期医療の DPC，周産期医学，38(1): 111-115.

松田晋哉：DPC と医療連携，社会保険旬報，No. 2344: 6-11.

松田晋哉：DPC 導入と（急性期）リハビリテーション医療，*Jpn J Rehabil Med*，45(5): 278-284.

松田晋哉：DPC と医療の質，社会保険旬報，No. 2352: 18-25.

松田晋哉：DPC を用いた支払い方式，社会保険旬報，No. 2357: 16-21.

松田晋哉：DPC 対象施設における救急医療の現状と展望，医学のあゆみ，226(9): 659-663.

松田晋哉：DPC を用いたクリニカルパスの評価，日本クリニカルパス学会 12(2): 85-95.

松田晋哉，藤森研司，桑原一彰，石川ベンジャミン光一，堀口裕正：DPC における精神科医療の評価，臨床精神医学 39(2): 241-252.

松田晋哉，藤森研司，桑原一彰，石川ベンジャミン光一，堀口裕正，康永秀生：DPC データを用いた脳梗塞急性期リハビリテーションの現状分析，*Journal of Clinical Rehabilitation* 19(6): 607-611.

松田晋哉：医療計画の実効性向上と DPC 公開データの活用，社会保険旬報，No. 2475: 16-23.

松田晋哉，伏見清秀：フランスにおける亜急性期入院医療を対象とした診断群分類の開発，社会保険旬報，No. 2466: 18-25.

【2000 年代の国内外の公衆衛生政策の動向】

　2000 年代の公衆衛生施策の大きな流れとしては，介護保険制度の進展と DPC による医療提供体制の可視化が重要だと思います．

①　DPC 制度

　まず，DPC の影響について説明してみたいと思います．DPC により医療情報のフォーマットが標準化されました．2000 年代初期は，急性期病院においてクリニカルパス・クリティカルパス（以下，CP）を用いた診療プロセスの標準化が始まった時代でした．この CP と DPC の相性は抜群で，先進的な病院で DPC と CP を用いたマネジメントが導入されました．その成果は日本医療マネジメント学会や日本クリニカルパス学会を通じて全国に広がり，病院のマネジメント改革というような様相になりました．公民のベンチマー

キング事業も活発化し，DPC を枠組みとした利益管理・コスト管理の手法が広がりました．DPC 制度で設定された機能係数は，医療計画の 5 疾病 6 事業と連動して設定されたために，これらの事業に関する病院の機能分化もある程度進みました．

しかし，問題は医療計画の実効性です．フランスでは医療計画で示された機能分化と連携について，当局と施設が個別にその実行を契約し，それに予算が付くという強制力を持つのに対し，日本の医療計画は病床規制はあるものの，機能分化と連携については，医療計画上は目標を示すだけで強制力はありません．診療報酬の各種加算等で誘導するという方法をとるしかありませんでした．社会の高齢化に伴い，わが国では医療と介護の複合ニーズを持った高齢患者が増加しています．医療の中核はもちろん急性期医療です．ただし，それと同じくらい急性期以後の医療ニーズの需要も増加しているのです．しかし，医療者の心のなかには医療の「格」について急性期＞回復期＞慢性期というような心理的なヒエラルキーがあるように思います．そのため，多くの病院が急性期であることにこだわります．DPC による評価がそれに拍車をかけた側面もありこの点は反省しています．

そして 2006 年の診療報酬改定で 7：1 の看護配置基準が設定されたことで，日本の医療提供体制は，想定していた方向とは逆に進んでしまいます．当時の議論として，「日本の在院日数が長いのは，急性期を担う病院の人的基準，とくに看護師の配置が薄いからである．したがって，看護配置基準の高い病院を集約化し，そこで急性期の入院治療を集中的に行って早期の回復を図ることで，在院日数の短縮と医療費の適正化が可能になる」，と厚生労働省は財務省に説明し，7：1 の看護配置基準を導入しました．しかし，これに対して病院側は過剰に反応しました．その規模や機能によらず，高い診療報酬が設定された看護基準を満たすために，とくに都市部の病院が看護師集めに奔走したのです．その結果，7：1 の看護配置基準の病床数が急増し，それ未満の病床数が少ないといういわゆる「ワイングラス型」の病床分布になってしまったのです（図表 1-12）．これに支払い側や財政当局は激怒しました．

第1章　私が経験してきた公衆衛生学

図表1-12　7：1看護配置基準導入後の一般病床の分布

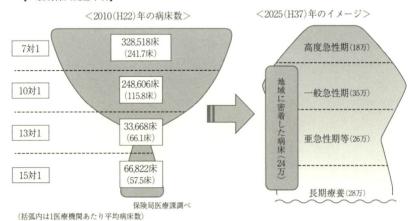

(括弧内は1医療機関あたり平均病床数)

○　届出医療機関数でみると10対1入院基本料が最も多いが，病床数でみると7対1入院基本料が最も多く，2025年に向けた医療機能の再編の方向性とは形が異なっている．

出典：厚生労働省・中央社会保険医療協議会総会（第208回）（平成23年11月25日）資料（総-1）．

② 新臨床研修制度の開始

　この時期には，いくつかの大学医局による医師派遣に関する不正や研修医の不適切な処遇が問題となっていました．そして，プライマリケアに対応できる医師の養成も必要だという議論もあり，新臨床研修制度が開始されることになりました．それまで，医学部卒業生は出身大学の医局に卒業後すぐに所属し，そのあと大学病院や関連病院をローテートして研修を受けることが不文律のようになっていたのですが，この制度改革によって，各病院の臨床研修医受け入れ数が設定され，卒業生はマッチングを行うことで，全国どこの病院で臨床研修を受けてもいいことになったのです．そして，折からの医学部受験ブームの影響もあって，都市部の高校を卒業して地方の医学部に来た卒業生は，たとえそれが出身大学であっても，そこには残らず，都市部の研修病院で初期研修を受け，その後も母校には戻らず，都市部の病院で後期

研修（現在の専攻医課程）を受けることが一般的になりました．このために地方の大学では人員が不足がちになり，結果的に関連病院からの医師引き上げが生じてしまい，地方の医療基盤が脆弱なものになってしまいました．

　専門医志向が強くなりすぎてしまった日本の卒後臨床研修を改め，最初の2年間でプライマリケア能力を持った医師を作りたいというのが厚生労働省の目的であったと思います．私はその意図は正しかったと評価しています．ただ，受け皿となる臨床研修病院で，そのような意図を十分に理解しているところが少なかったのが現状でした．臨床研修病院の多くが，専門研修プログラムにも関わることで，むしろ専門医の養成に熱心になりました．そこには，医師の確保という経営上の切実な問題がありました．新臨床研修制度によって，医局制度の維持が難しくなる大学が生じることは予想されていましたので，それまで医局が果たしていた人材派遣機能，医師の質の保障機能を代替する仕組みを準備しておくことが必要だったと思います．この点は，残念ながら厚生労働省の配慮不足であったと思います．結局，民間の人材紹介事業のようなものに依存する形になり，医療資源の適正配置を行うことが難しい状況になってしまいました．医療人材の確保が難しい地方の状況を改善するために，医学部定員の臨時増員が行われ，卒業後当該都道府県で働くことを契約した医学部の地域枠が増えました．しかし，義務年限が終われば働く場所の選択は自由になりますので，中長期的に地域枠の効果がどの程度になるかについては予断を許さない状況です．パンドラの箱は開いてしまったのです．

③　介護保険制度

　介護保険制度については，民間営利企業の参入も認めたことから，サービス提供量は急増しました．ドイツやオランダの介護保険制度では給付対象とならない軽度の要介護高齢者（要支援，要介護1）も給付対象としたために，家事援助を主体とするホームヘルプサービスの利用が急増しました．さらに，コムスンによる不正請求など，不適切な事例も生じてしまいました．こうし

第 1 章　私が経験してきた公衆衛生学

た状況に対応するために，厚生労働省は 2005 年の介護保険制度改定で，制度を予防重視型にし，また施設給付の見直しを行います．まず，予防重視型の仕組みについてですが，認定ロジックを改定し，要支援を要支援 1 と 2 とに区分し，これらの要支援者に対するケアマネジメントを地域包括支援センターで実施し，市町村が介護予防事業や包括的支援事業を実施することとしました．しかし，この際に利用を推奨されたアセスメント様式が複雑で，各地のセンターで業務が滞る事態になりました．この原因は，介護保険導入時に，共通のアセスメント様式を決めなかったことにあります．このことは業務の効率化や事業者間および医療介護サービス提供者間の情報共有などが進まない原因の 1 つになっていると私は考えています．

　施設サービスの給付については，食費や居住費などが保険給付の対象外になりました．つまり，これらの費用はすべて利用者の自己負担となったのです．しかし，低所得者に対しては補足給付が設けられました．これにより，施設介護は低所得者にとって受けやすいサービスになったという評価もあります．

　2008 年の 2 回目の介護保険制度改正では，相次ぐ不正受給事件を受けて，介護サービスを提供する事業者の不正の再発防止や介護事業の運営の適正化に関する事項が強化されました．具体的には法令遵守などの業務管理体制の整備の義務化，保険者による事業者への立ち入り検査権が設定されました．

④　地域包括ケアシステム

　社会の高齢化に対応するために，現在，国は図表 1-13 に示した地域包括ケアシステムの構築を目指しています．ここで，地域包括ケアとは「高齢者の尊厳の保持と自立生活の支援の目的のもとで，可能な限り住み慣れた地域で，自分らしい暮らしを人生の最期まで続けることができるような地域における包括的な支援・サービス提供体制」とされています[8]．そして，日常生活圏域（おおむね 30 分の移動圏域）で，医療・介護・予防・生活支援・住を保障することで，「時々入院（入所），ほぼ在宅」のケア体制を実現しようと

8 転機7：DRGの国際比較研究とDPC研究

図表1-13 地域包括ケアシステムの概念図（改訂版）

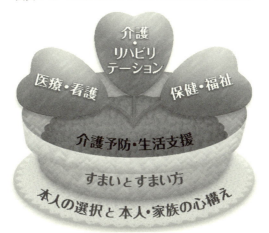

出典：三菱UFJリサーチ＆コンサルティング〈地域包括ケア研究会〉2016.

しています．その後の見直しで，地域包括ケアの構成要素として，「本人の選択と本人・家族の心構え」が追加され，また社会保障体系の考え方についてもそれまでの「自助・共助・公助」から「自助・互助・共助・公助」に変更されています．自助は自立，共助は介護保険などの公的保険制度，公助は生活保護などの社会扶助です．これらの変更の背景について，介護保険制度の創設及び地域包括ケアシステムの概念化を主導された田中滋先生（埼玉県立大学理事長・慶應義塾大学名誉教授）は，「家族・友人・クラブ活動仲間など，個人的な関係性を持つ人間同士が助け合い，それぞれが抱える生活課題をお互いが解決し合う」互助の仕組みを地域で作ることが，住みやすい街を作るためにも，そして社会保険財政の持続可能性を高めるためにも重要であると説明されています．そして，ご自身が団塊の世代であることを踏まえて，このメッセージを同じ世代の方々に伝えたいとも述べられていました．日本の社会保障制度の基盤は社会連帯です．自助・互助・共助・公助の4つの要素は，いずれも社会連帯の仕組みを支えるために重要です．この意識を持つことを，田中先生は強調されているのだと思います．

第1章　私が経験してきた公衆衛生学

　この互助の仕組みをいかに伸ばしていくかが，活力ある高齢社会を作るためには不可欠ですね．私たちはこの問題意識に基づいて，福岡県行橋市で農業を活用した健康づくり活動をしています（後述）．

⑤　特定健診・特定保健指導事業

　この時期には，2008年の高齢者の医療の確保に関する法律によって特定健診・特定保健指導制度が開始されます．40歳以上の国民に対して，その所属する保険者が年に1回メタボリックシンドロームを対象とした健診（特定健診）を行い，医療が必要なレベルではないが，保健指導が必要な対象者に対して保険者自らあるいは保険者と契約した事業者が保健指導を行うという制度です．その目的は予防による医療費の適正化で，厚生労働省はこの事業を行うことで2兆円の医療費が削減できるとしました．この事業の効果について分析したこれまでの研究の結果を見る限り，私は特定健診・特定保健指導で医療費を直接削減することは難しいと考えています．この事業の内容自体，重症化予防に移ってきていますが，それはすでに医療の領域であり発症予防という当初の目的から外れたものになります．しかし，私はこの事業を意味のないものだとは考えていません．それはこの制度が，今まで労働安全衛生法による定期健康診断を受ける機会のなかったそのほかの国民に健康診断を受ける権利を与えたからです．日本が，現行の社会保障制度を維持していこうとするのであれば保険料や税金を納めてくれる人口を増やすしかありません．少子高齢化の進む日本でそれを実現しようとすれば，生涯現役社会を目指すことが必要になります．著名な労働経済学者である清家篤先生（元・慶應義塾大学塾長）は，高齢者が働き続けることができる条件を調査したパネルデータ研究で，専門的技能を持っていること，職住近接であること，そして健康であることの3つが重要な条件であることを明らかにしています[9]．特定健診・特定保健指導事業はこの健康であることを支える仕組みであるといえます．そして，それ以上に重要なのは，この事業がかかりつけ医機能にも関係していることです．これについては第4章で説明します．

9 田中滋先生，二木立先生との出会い

研究者の生活というのはなかなか不安定です．大学に職位を確保することができれば，経済的にはそれなりに安定しますが，「やりがい」については常に自分で探していく積極性が求められます．客商売ではありませんので，需要に応じて何かを供給するというビジネスモデルにはならないのです．それまでの研究成果をもとに，公的研究費に応募したが不採択になる，頑張って書いた論文が受理されない，そんなことが続くと自信がなくなっていき，自分のやっている研究の意義が見えなくなってきます．そのため，「確固たる自己」が確立していない若い研究者にはどうしても人生のロールモデルが必要になります．新設医大の卒業で，しかも医学部の中ではマイナー領域である公衆衛生学，しかもその中でもマイナーな医療システム論のようなものを専攻している私にはこのロールモデルを示してくれるような先輩が身近にいませんでした．

そんな時，偶然にもお2人の著名な医療経済学の研究者の先生から声をかけていただくことになります．お1人めは慶應義塾大学名誉教授（現・埼玉県立大学理事長）の田中滋先生です．1996年か97年だったと思います．ある日，厚生労働省から介護保険の研究会に委員として参加してほしいという連絡が入ります．座長をされていたのは介護保険の制度設計をされた主要メンバーの1人であった田中滋先生でした．どのような経緯で私がその委員会に誘っていただけたのかはよくわからないのですが，ドイツ以外のヨーロッパの状況についても情報提供できる研究者ということで，厚生労働省から北九州市に出向されていた若手キャリアの方の推薦だったようです．委員会ではそれほど大きな貢献もできなかったのですが，その後，田中先生が主催される種々の研究会に誘っていただけるようになり，そこで社会科学系の方たちと政策に関する議論をする機会を持てるようになりました．そこでは，国や財界の方々の考えている大きな医療政策・介護政策の流れを知ることができ，

第1章　私が経験してきた公衆衛生学

それはその後の研究計画を考える上で役立ちました．しかしながら，それ以上に私が研究者として生きていく上で参考になったのが，いろいろな会合の際に田中先生が示されるこれからの社会の在り方に関する大きなビジョンでした．研究者としての自分なりのあるべき社会に関するビジョンがないと，研究に一貫性がなくなってしまいます．物語が作れないのですね．それでは社会医学と言えません．そうした自分の社会に対峙する姿勢を明確にすること，このことを田中先生から教えていただきました．

　もうお1人は二木立先生（前日本福祉大学学長）です．二木先生の『医療経済学』（医学書院，1987）は私のような医療経済学を学ぶ者にとって古典ともいえる教科書で，私もその本で勉強しました．フランスから帰ってきて，CT の保有台数に関する国際比較研究の小さな記事を何かの雑誌に出したのですが，その内容について疑義があるということで，ある日突然二木先生からお電話をいただきました．そのことがきっかけとなって，二木先生からいろいろとご指導をいただけるようになったのですが，二木先生の驚異的な読書量にまず私は驚きました．1つのテーマの研究をされる際に国内外の文献に加えて，関連の審議会や国会の議事録などを丁寧に読みこんだうえで，それを複眼的に分析され，きわめてロジカルに現状分析と将来予測をしていく，というのが二木先生の基本的なスタイルです．医療介護政策を研究する以上，こうした丁寧な文献の精読は不可欠です．今現在もこのスタイルを堅持しながら二木先生は研究をされているわけですが，この研究姿勢・態度が私の研究実践のロールモデルになっています．どちらかといえば私はデータに基づく数量分析を主にやっているわけですが，その数字の背景にある社会や政策の流れをきちんと押さえていないと，解釈やその後の政策提言に間違いをすることになります．数字の裏にあることを複眼的にみていく姿勢を教えていただけたことが，私の研究者としての足腰を丈夫にしてくれたのではないかと思います．また，研究成果を本としてまとめることを薦めてくださり，出版社にご紹介していただくということもしていただきました．

　新しい研究領域を開拓する作業は孤独です．そんな時に研究者としてのあ

64

るべき姿を示してくれ，そして手を差し伸べてくれる先達がいることはとても大事だと思います．これはどの領域に行ってもそうだと思います．私自身も，お2人の先生にいただいたご恩を若い先生の手助けをするという形で社会に返さなければいけないと考えています．研究というのはこうやって時間的な縦糸としてつながっていくのだろうと思います．

10　公衆衛生学の面白さ

　日本では公衆衛生学は学部教育の中に押し込められているのですが．海外では School of Public Health（SPH）という形で，独立した高等教育の場になっています．そして，SPH で教えられる公衆衛生は，たとえば狭い医療の世界の話だけではなく，政治学や経済学，社会学，心理学，ソーシャルデザイン，コンピュータサイエンス，統計学などなど広範な領域に関連する学際領域の学問体系です．学生も医学や看護学の卒業生だけでなく，経済学や政治学など多様な分野から集まってきます．たとえば，ハーバード大学のSPH にはそうした他分野の学生が世界各国から集まって，卒業後は研究者の道に進む者ばかりではなく，むしろ WHO や国連，世界銀行といった国際機関や各国政府，あるいはヘルスビジネスの世界で活躍しています．日本の優れた病院経営者の中にも，アメリカで公衆衛生学修士号（Master of Public Health: MPH）を取っている方が結構いらっしゃいます．彼らはそこで学んだことの実践もですが，それ以上にそこで知りあった仲間たちとのネットワークの中で研究や新しいビジネスなどを始めたりしています．

　人口の高齢化は OECD 諸国共通の現象です．高齢化が進む社会は当然，医療，介護，年金といった社会保障関連の施策をより多く要求するようになります．限られたヘルス関連の資源（ヒト・モノ・カネ）をどのように効率的にかつ公正に配分していくかが，これからどの国でも大きな議論の対象になります．ここには理念や方法論の対立が当然起こります．私たち公衆衛生学研究者の役割は，こうした意見の対立を前提として，正しい議論が行われ，

65

第1章　私が経験してきた公衆衛生学

民主的な手続きで施策が決まるためのデータを示すことにあります．また，導入された施策の効果や副作用などをモニタリングし，そしてその再評価を行うためのデータづくりもタスクの1つです．そして，こうしたデータ分析が情報処理技術や方法論の進歩により，時代の最先端の研究領域になっています．また，学際性もその特徴の1つでしょう．いろいろな学問領域のクロスロードになるわけです．その意味で，公衆衛生学の分野はこれから数10年，もっとも知的にも，実践の上でも面白い領域の1つになるのだと思います．実践領域ではソーシャルビジネス的なアプローチが，とくにコミュニティデザインの領域で面白い展開を見せています．ヘルスを中核とした新しいコミュニティづくりが始まりつつあるのですね．これらはすべて私たちの社会の将来にかかわることです．ということで，本書を読まれている（おそらく多くは若い）読者の方々に公衆衛生学に興味（と理解）を持っていただければと思います．

　では，次章から公衆衛生学のいくつかの研究領域について説明してみたいと思います．なお，私自身，環境医学的なことをやっていませんので，物理環境や化学環境に関連する領域（いわゆる衛生学 Hygiene）は本書では割愛させていただきます．

【2010 年以降の公衆衛生政策の動向】

① 　地域医療構想

　2010 年以降の公衆衛生政策においては，医療介護の複合化に対応した病床機能の分化とプライマリケア体制の確立を目指した議論が活発化していきます．7：1 看護配置基準の急性期病床が急増した現状を適正化するために，2014 年 6 月に「医療介護総合確保推進法」が成立し，この法律に基づいて 2025 年の医療提供体制を整備するために各都道府県は地域医療構想を策定することが義務づけられました．この構想では，おおむね二次医療圏と一致する構想区域ごとに，高度急性期，急性期，回復期，慢性期の病床数が推計され，その推計値をもとに病床機能の見直しをすることになりました．検討の

ための資料として DPC の公開データ，レセプトをデータベース化した NDB（National Database），病床を持つすべての医療機関に義務づけられた病床機能報告のデータなどが準備されました．私はこの機能別病床数の推計を DPC データベースと NDB を用いて行うという研究班を担当しました．その内容については第3章を参照してください．しかし，機能別病床数推計のロジックが正確に関係者に伝わらなかったこと，各地域におけるデータ活用体制が十分でなかったこと，そして何よりも医療を取り巻く財政状況が厳しくなる中，現場の医療関係者が厚生労働省の施策に対して疑心暗鬼になっていたこともあり，地域医療構想の議論は想定通りには進みませんでした．この状況は財務省や内閣府，支払い側から厳しく批判され，厚生労働省は 2045 年を目途とした新しい地域医療構想の検討を始めています．新しい地域医療構想では，病床機能の分化だけではなく，在宅や外来，介護との関連性についても具体的な計画を策定し，それを実行することが求められています．このためには各構想区域におけるデータ分析力が問われます．公衆衛生分野の研究者の役割がますます重要になっているのです．

② プライマリケアの強化

　高齢化の進展は医療と介護の複合ニーズを持つ高齢患者が増加することを意味します．複数の慢性疾患と介護ニーズを持つ高齢患者に適切に対応するためには，医療介護の関係者の種々の段階での連携が必要となります．令和6年は診療報酬と介護報酬の同時改定の年でした．そのため医療と介護との連携を促進するための種々の加算が設定されています．医療と介護の現場が，この厚生労働省の意図を汲み取り，各地域の実情にあった連携の仕組みを作れるかが，その地域が地域包括ケアシステムを作れるか否かを大きく左右するでしょう．

　ところで，高齢者の持つ複数のニーズに，それぞれの専門医・専門家が個別に対応することは合理的ではありません．医療に関していえば，総合医が必要となります．しかし，この養成が進んでいません．この状況を国は専門

第1章　私が経験してきた公衆衛生学

医の養成に偏りがちな医局制度にあると考えて，新臨床研修制度を導入したのでしょう．しかし，新たに研修医を受け入れた病院にも総合医を作るという意識は十分にはありませんでした．専門医制度が始まったこともあり，若い医師のほとんどは，総合医よりは他の専門医，そしてそのサブスペシャリティを志向するようになっています．これは同じように高齢化が進む他の先進国とは逆の方向です．今後かかりつけ医機能の報告制度が開始されることになっていますが，医師の養成課程の根本的なところを変えない限り，医師の偏在問題を含めて，問題は解決しないように思います．これについてはケベックの医療制度に関する補論3-4も読んでいただければと思います．

③　医療介護の情報化の促進

　現在，国が力を入れているものに医療介護の共通情報基盤の構築があります．図表1-14はその概要を示したものです．医療については各医療機関の電子カルテから連携のための共通情報を支払基金が準備するデータベースに登録し（当面は3文書6情報*），介護ではケアプラン及びLIFEのデータが厚生労働省の老健局が準備するデータベースに登録されます．さらに自治体側では母子保健，がん検診，ワクチン接種に関する情報が総務省の準備するデータベースに登録され，それがデジタル庁が整備を進めているオンライン資格確認システムで相互に紐づけられる体系になります．ここには医療・介護のレセプト情報や電子処方箋も紐づけられます．さらに，国はクラウド上で稼働する標準電子カルテの開発も行っており，現在，電子カルテを採用していない医療機関から順次，そのシステムを使うように誘導されるようです．地域共通電子カルテが今後本当に実現するのかどうか，現場は今のところ静観しているように見えます．それは，地域医療再生基金で導入され，そしてそのほとんどすべてが補助金の終了とともに使われなくなってしまった地域共通電子カルテの苦い記憶があるからです．共通の情報システムを作るためには，記録する情報のフォーマットが標準化され，かつ情報を共有することの意義が関係者に理解されていることが前提となります．現在，日本にはわ

10 公衆衛生学の面白さ

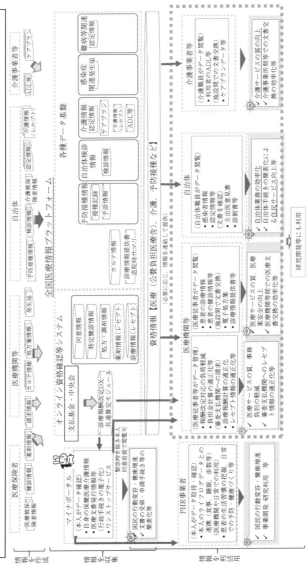

図表 1-14 全国医療情報プラットフォームの概要

○オンライン資格確認システムのネットワークを拡充し、レセプト・特定健診情報に加え、予防接種、電子処方箋情報、電子カルテ等の医療機関等が発生源となる医療情報（介護含む）について、クラウド間連携を実現し、自治体や介護事業者等間で必要なデータを共有・交換できる全国的なプラットフォームとする。
○これにより、マイナンバーカードで受診した患者は本人同意の下、これらの情報を医師や薬剤師と共有することができ、より良い医療につながるとともに、国民自らの予防・健康づくりを促進できる。さらに、次の感染症危機において必要な情報を迅速かつ確実に取得できる仕組みとしての活用も見込まれる。

出典：厚生労働省、第1回「医療DX 令和ビジョン2030」厚生労働省推進チーム資料について、令和4年9月22日。

第1章　私が経験してきた公衆衛生学

ずかではありますが，たとえば，函館市を中心とする道南地域で利用されている地域連携情報システムという成功例があります（補論3-2）．新しく作られる共通情報基盤は，既存のうまく動いている仕組みを壊すものであってはならないでしょう．この2つの仕組みをどのように連結するかも課題です．こうした課題を克服するために，国は全国で，医療情報プラットフォームを構築するためのモデル地域を選定し，そこで種々の試行的検討を行うようです．函館地域もその中に含まれていますので，今後の動向に注目したいと思います．

＊　3文書が①診療情報提供書，②キー画像等を含む退院時サマリー，③健康診断結果報告書，6情報が①傷病名，②アレルギー情報，③感染症情報，④薬剤禁忌情報，⑤検査情報（救急時に有用な検査，生活習慣病関連の検査），⑥処方情報です．これらの情報を，医療機関はHL7 FHIRの規格に対応して作成することが求められます．これにより，データ交換をAPIで接続する仕組みが国内の全医療機関で実装されることになります．

【現在の私が研究していること】

医療介護システムを研究する者として私がずっとやっていることは，現状の可視化です．患者の流れがどうなっているのか，診療報酬や介護報酬の設定にあたって期待された効果は現実の医療介護の現場で生じているのか，生じていないとすれば何がその原因なのか，といったことを可視化し，可能であればそれを数学モデルで記述する，そしてさらにそれを行う妥当性があるのなら将来予測を含めたシミュレーションモデルを作るというのが主な研究内容です．本書では，この後，その内容についても説明していきたいと思います．

引用文献

1) 吉村仁：医療費をめぐる情勢と対応に関する私の考え方，社会保険旬報，No. 1424：12-14，1983.
2) 大熊一夫：ルポ老人病棟，朝日新聞出版社，1988.
3) 大熊由紀子：寝たきり老人のいる国いない国——真の豊かさへの挑戦，ぶどう

社, 1990.

4) 田中聡一郎：介護保険の構想と形成過程――厚生官僚オーラルヒストリーの読解から, 社会保障研究, vol. 3(1): 99-110, 2018.

5) 劔陽子：公衆衛生活動報告 犬の多頭飼育事例に対し多機関連携で取り組んだ2事例, 日本公衆衛生雑誌, 67(2), https://www.jstage.jst.go.jp/article/jph/67/2/67_19-036/_pdf/-char/ja

6) 医療経済研究機構：「欧州主要各国における DRG 導入実態に関する調査研究」報告書, 2000 年 3 月.

7) W・チャン・キム, レネ・モボルニュ／入山章栄, 有賀裕子訳：［新版］ブルー・オーシャン戦略――競争のない世界を創造する, Harvard Business Review Press, 2015.

8) 地域包括ケア研究会：地域包括ケア研究会報告書〜今後の検討のための論点整理〜（平成 20 年度老人保健健康増進等事業）, http://www.mhlw.go.jp/houdou/2009/05/dl/h0522 〜 1.pdf（平成 27 年 5 月 17 日閲覧）

9) 清家篤, 山田篤裕：高齢者就業の経済学, 日本経済新聞出版社, 2004.

第2章　公衆衛生医学と公衆衛生政策学

1　公衆衛生医学
——日本ではだれが一番の公衆衛生実践の担い手なのか

　Holland 先生からは本当にいろいろなことを教えていただきました．その中でも公衆衛生学の基本的枠組みについてのお話は非常にわかりやすく，また私のこれまでの研究活動の基本となっています．Holland 先生は公衆衛生学を医学・医療の社会での実践の在り方を研究する学問領域であるとしたうえで，サブカテゴリーとして公衆衛生医学 Public health medicine と公衆衛生政策学 Public health policy の2つがあると説明してくれました．公衆衛生医学は公衆衛生の現場での実務であり，イギリスの場合，その役割の多くはプライマリケアを担当する一般医（General Practitioner: GP）や地域看護師（District Nurse: DN）によって行われています．そして，もう1つは公衆衛生政策の在り方を考える公衆衛生政策学です．

　話をわかりやすくするために，日本の例で考えてみましょう．図表2-1は人の一生とそれに関連した公衆衛生領域を示したものです．生まれる前後には母子保健，学校に入学した後は学校保健，働き始めると産業保健，そして引退後は老人保健の施策の対象になります．あと，年齢に関係なく，精神保健や感染症対策，環境保健もあります．図表2-2は母子保健の一般的体系を示したものです．妊娠すると親は市町村役場に妊娠届を提出します．そうすると，母子健康手帳が交付されて，お母さんと生まれてくる子供は，この母子手帳に示されたカレンダーに従って，健康診断や予防接種を受けるわけです．そして，その健診をするのは，ほとんどの場合，開業されている産科医，

第 2 章　公衆衛生医学と公衆衛生政策学

図表 2-1　ひとの一生と健康管理

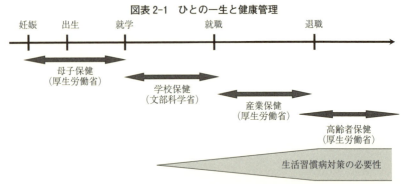

出典：著者作成．

図表 2-2　地域母子保健事業の体系

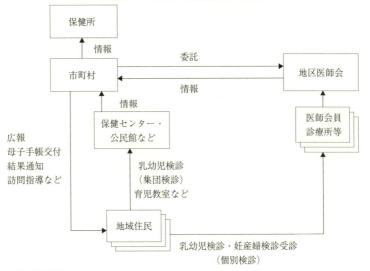

出典：著者作成．

小児科医の先生方ですね．そうした先生方の活動が公衆衛生医学です．もちろん，医師のみで公衆衛生医学が提供されているわけではありません．母子保健の場合は，保健師や栄養士，歯科医師といった多様な保健医療職の方々が母子の健康をサポートするわけです．学校保健，産業保健，老人保健など

も，ほぼ同じ構造で行われています．日本の公衆衛生学のかなりの部分は地域の第一線で臨床を行っている先生方や行政の保健師，栄養士，セラピストの方々に支えられているのです．この本を読んでくださっている方の中には，将来医師や歯科医師になる学生，あるいは病院でまだ研修医等をしている方もいるかもしれませんが，皆さんが開業すれば，かなり高い確率で公衆衛生医学を実践することになるわけです．

2 公衆衛生政策学

社会医学の役割は医学を社会にいかに適応するかを考える学問であると説明しました．国民皆保険制度に慣れてしまった日本人にとって，ほかの国の医療制度がどのようになっているかはあまり関心がないかもしれませんが，医療制度の国際比較をしてみると，医療の社会への適用の仕方というのは，それぞれの国民の総体としての社会思想に大きく影響されることがわかります．そのことを，日本，フランス，イギリス，アメリカ，オランダを例に説明してみましょう．

2-1 日本

日本は国民皆保険の国ですが，韓国や台湾のような単一保険者ではなく，企業別の組合保険，中小企業が加入する協会けんぽ，75歳未満の自営業者や無職者が加入する国民健康保険，75歳以上の高齢者が加入する後期高齢者医療制度など，仕事の状況と年齢によって強制加入する保険者が異なるという仕組みになっています．図表2-3は日本の医療保険制度のうち組合健康保険制度の概要を示したものです．大きな企業は，たとえば日立健康保険組合というように自前の健康保険組合を組織しています．被用者は給与から一定割合の保険料を支払います．保険料率は大体8%-10%くらいで，原則として労使折半ですが，財政状況の良い組合では使用者側の方が多く払っています（使用者は50%以上支払うことになっています）．保険料は被保険者の給

第2章　公衆衛生医学と公衆衛生政策学

図表 2-3　わが国の組合健康保険制度の概要

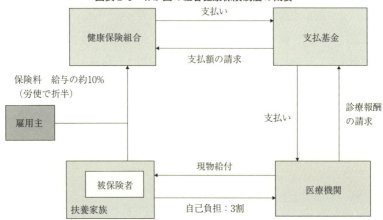

出典：著者作成.

与のみで決まり，被扶養者が何人いるか，資産がどれだけあるかといったことは勘案されません．被保険者本人及び被扶養者は，自らの選択で保険医療機関を自由に選ぶことができ（これをフリーアクセスといいます），そこで受けた医療サービスの費用の3割を自己負担として医療機関に支払います．残りの部分については，医療機関側が各都道府県に設置されている社会保険支払基金を通じて，各保険者に請求し，報酬を受け取る仕組みになっています．この際，保険者に送られる情報がレセプトで，ここには傷病名と行われた医療行為や医薬品のコードが記入されています．社会保険支払基金はこれらの情報に基づいて診療内容の妥当性を検証し（これを査定といいます），疑義がある場合は，その部分について支払いを行わないことができます．

それから，患者の自己負担については，高額療養費制度という安全弁があり，患者の自己負担が過度にならないようになっています．具体的には1つの医療機関の窓口で支払う一部負担金の1か月の合計が一定額（＝自己負担限度額）を超えた場合，保険者がその超えた分を申請により後で（診療した月から4か月以降）払い戻してくれるという制度です．この限度額は当該患者の収入や受療頻度によって変わります．

2 公衆衛生政策学

　支払いの基本となる医療行為については，中央社会保険医療協議会（中医協）で決まります．中医協は支払い側（7名　第一号委員），診療側（7名　第二号委員），公益代表者（6名　公益委員）から構成されており，事務局（厚生労働省保険局医療課）の準備する資料等を基本に，内閣で提示された診療報酬の改定幅に基づいて，個々の医療サービスや薬価の価格を決めていきます．この診療報酬は保険の種別にかかわらず共通です．診療報酬は2年ごと，薬価は1年ごとに見直しが行われます．見直しの資料となるのが医療経済実態調査や薬価調査の結果ですが，当然関係団体からの圧力が関係する政治家経由でかかります．いわゆる族議員ですね．厚生労働省の担当者は，改定前には国会議員への事前説明などに大きな時間を取られることになります．

　診療報酬表というのは，公的保険で何をいくらで給付するのかというカタログであり，診療行為の動向を左右する政策的ツールでもあるのです．たとえば，国がある医療行為の普及を図りたいのであれば，類似の医療行為よりも相対的に高い点数設定を行います．そして，それが普及し，抑える必要があるという判断になれば，その点数を下げるということを行うわけです．

　図表2-4は自営業者等が加入する国民健康保険の仕組みを示したものです．組合健康保険と異なるところは，保険者が都道府県であること，保険料は世帯単位で支払うこと，その保険料は世帯収入（収入割），世帯の資産（資産割），世帯の人数（人数割）で決まるところです．ここで問題になるのが収入及び資産の把握です．皆さんは「クロヨン」とか「トーゴーサン」という言葉を聞いたことがありますでしょうか．所得の内，課税の対象となるのは必要経費を除いた残額ですが，税務署が収入のどの程度の割合を把握しているかを示す数値を捕捉率といいます．この捕捉率は業種によって異なり，源泉徴収の行われる給与所得者は約9割，自営業者は約6割，農林水産業者は約4割であると言われており，これを「クロヨン」と呼びます．また，捕捉率は給与所得者約10割，自営業者約5割，農林水産業者約3割という説もあり，これを「トーゴーサン」といいます．要するに保険料の算定根拠であるそもそもの収入捕捉率に差があり，不公平であるという批判が組合健保側からは

77

第2章　公衆衛生医学と公衆衛生政策学

図表2-4　わが国の国民健康保険制度の概要

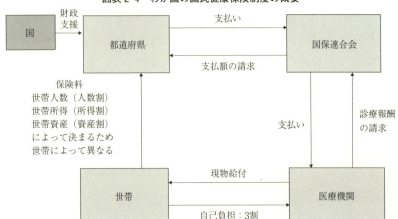

出典：著者作成．

出されてきました．しかしながら，一般的に国民健康保険加入者の収入は組合健保加入者のそれより低いわけですので，負担という面では国保加入者の方が重い傾向にあります．ちなみに年収500万円の単身者の場合，年間の保険料は39万-47万円くらいになります（令和2年度；保険料は自治体によって異なります）．所得の捕捉が不公平であるという非難を受ける国民健康保険ですが，国民健康保険は組合健康保険の退職者を受け入れるわけですので，医療給付はどうしても大きなものになります（受療率は年齢とともに上昇しますので当たり前ですね）．そこで，現在の制度では前期高齢者医療制度という財政調整の仕組みが導入されています．図表2-5はその仕組みを示したものです．制度間共通で前期高齢者の加入率が設定され，さらに75歳未満の前期高齢者数に応じて職域の各健康保険組合が前期高齢者納付金を支払基金に収め，それが前期高齢者交付金として国民健康保険に補填される仕組みになっています．これに対しては職域健保側（組合健保，共済組合，協会けんぽなど）から不満の声も出されているのですが，それぞれのOB，OGの医療費を負担するのですから仕方がないといえます．さて，ここで私は「仕方がない」

と表現しましたが，この裏にある考え方は何でしょう．社会保険制度を考えるための「カギ」がここにあります．それは「連帯 Solidarity」という考え方です．

　同じ企業に勤めている人はその企業に所属している範囲で連帯し，組合健保を構成します．職域保険に入っていない人はどこの地域に住んでいるかという属性で連帯します．ここでこの連帯意識が問題となります．地域保険に加入している人は，職域保険に加入している人ほど連帯意識を感じているでしょうか？　図表 2-6 は年齢階級別，所得階級別の国民健康保険料の収納率を見たものです[1]．全体では 93.2% ですが，世帯主が若いほど収納率が低くなっています（たとえば，25 歳未満は 65.2%）．また，所得階級が低いほど収納率は低くなっています．このことは経済的状況が未納率に大きな影響を及ぼしていることを示唆していますが，若い人ほど地域を基盤とした連帯感を持ちにくいという構造もあるのかもしれません．そもそも，私たちは義務教育において税や社会保障の仕組みをきちんと習っていませんね．社会のセーフティネットというとても重要な仕組みを知らずに，社会に出ていくことが当たり前になっています．これではだめですね．

　フランスで公衆衛生監督医の見習い官をやっていたことは前述しました．学校保健を卒業論文のテーマに設定されたことも述べましたが，実はこの研究にあたっては学校訪問を何回かさせてもらっています．レンヌ市内の小学校を訪問した時の衝撃を今でも忘れることはできません．私が授業を見せてもらったのは，日本でいえば小学校 3 年生のクラスです．その授業では，子供たちが，フランスにはどのような税金があり，それがどう集められ，何に使われているのか，というようなことを調べ，ポスターにし，それをクラスメートや教師や招待された税務署職員の前でプレゼンテーションしていました．もちろんそれほど詳しいものではありません．でも，大筋では正しくて，大人たちはそれを聞いて「ブラボー！」とやるわけです．生活者になるための教育がされているのですね．フランスの国是は有名な自由 Liberté，平等 Égalité，友愛 Fraternité です．ここで，友愛は「友愛とは他者に対する親愛

79

第 2 章　公衆衛生医学と公衆衛生政策学

図表 2-5　前期高齢者医療制度の概要

支払基金

前期高齢者交付金

前期高齢者納付金

全国平均の
前期高齢者
加入率

全保険者
平均　　　協会けんぽ　健保組合　　共済組合　国民健康保険

出典：著者作成.

図表 2-6　国民健康保険料（税）の収納率（平成 29 年度）

〈世帯の所得階級別，世帯主の年齢階級別〉

所 得 階 級	年 齢 階 級						
	合　計	25 歳未満	25 歳〜34 歳	35 歳〜44 歳	45 歳〜54 歳	55 歳〜64 歳	65 歳〜74 歳
	%	%	%	%	%	%	%
合　　　計	93.2	65.2	76.2	84.2	86.5	92.0	97.7
所 得 な し	89.2	68.4	75.1	79.5	84.4	89.9	95.7
〜 30 万円未満	91.8	61.8	81.6	82.6	81.9	92.5	96.9
30 万円以上〜 50 万円 〃	91.6	68.5	73.0	84.4	88.8	89.2	96.6
50 万円 〃 〜100 万円 〃	93.9	73.3	75.5	80.5	82.0	91.2	97.8
100 万円 〃 〜200 万円 〃	93.2	62.1	75.2	79.7	82.2	89.6	97.7
200 万円 〃 〜300 万円 〃	93.7	62.9	78.1	83.3	86.1	92.5	98.0
300 万円 〃 〜500 万円 〃	94.8	87.5	86.7	90.3	89.4	94.7	98.0
500 万円 〃 〜	97.4	100.0	96.7	95.2	95.4	97.3	98.7
所 得 不 詳	71.2	50.3	53.1	63.9	67.4	72.6	87.1

注：1. 本表は平成 30 年 9 月末現在の国保世帯における平成 29 年度保険料収納率を集計したものである.
　　 2. 世帯主の年齢は平成 30 年 9 月 30 日現在，世帯の所得は平成 29 年のもの.
　　 3. 本表は擬制世帯を除いて集計している.
　　 4. 本表は被調査世帯のうち，前年度 1 年間継続して当該保険者の世帯であった世帯について集計しているため，国民健康保険事業年報における収納率の算出方法とは異なっている.
出典：厚生労働省，平成 30 年度　国民健康保険実態調査報告.

の念というだけではなく，社会・共同体への義務・奉仕を意味する」ものとしてとらえられていて，それを具体化するのが社会連帯 Solidarité sociale に基づく社会保険制度なのです．第2次世界大戦時の対独レジスタンスという経験も多分に影響していると思うのですが，フランス人としての一体感が連帯という言葉には凝縮しているという印象を受けます．フランス人がそれにいろいろと問題があることを認めながらも彼らの国民皆保険制度である社会保障 Sécurité sociale を連帯の象徴としてとらえているのは，そのような社会通念が影響しているのだと思います．フランスの保健担当省は名前が頻繁に変わるのですが，令和2年8月のころは Le Ministre des Solidarités et de la Santé（連帯保健省）となっていました．ちなみにフランスと関係の深いカナダケベックの保健担当省は Le Ministre du Travail, de l'Emploi et de la Solidarité Sociale（職業・雇用・社会連帯省）です．

　ちなみに，教育に関して補足すると，アメリカでは高校の授業で投資に関する教育をするそうです．なぜならば，自分の責任で資産形成をすることが，生活を豊かにするためにアメリカ人にとっての「ふつう」のことだからです．この点は後ほど触れます．

　話が脱線してしまいましたので，もとに戻しましょう．日本人の社会保障制度は連帯という概念によって作られています．このことを私たち日本に住む者はどのくらい意識しているのでしょうか？　図表2-7は後期高齢者医療制度の仕組みを示したものです．この本が想定している若い読者の方はご存知ないと思うのですが，この制度ができる際，大きな議論が起きました．政権交代の一因にもなるほどの大きな議論になったのですが，あまり本質的な議論にはならず，単に選挙戦略に使われてしまったという感があります．この制度は，当時これを批判する政党の方々やそれを支援するメディアから「高齢者いじめの仕組み」であると糾弾されました．財源の50%は公費です．これは国民全体の社会連帯です．40%は現役世代の加入する健康保険からの支援金です．これは世代間の連帯です．残りの10%を高齢者自身が保険料として拠出するわけですが，これは高齢者間の世代内連帯です．ようするに

第2章　公衆衛生医学と公衆衛生政策学

図表 2-7　後期高齢者医療制度の概要

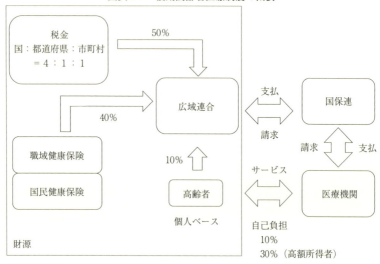

出典：著者作成．

　この仕組みは社会連帯を組み合わせて構築された制度なのですが，これが「高齢者いじめの仕組み」として批判されました．新しく政権についた民主党は後期高齢者医療制度に代わる仕組みを創設するとマニフェストにも明記していたのですが，結局これに代わる仕組みを作ることはできず（構想することもできませんでした），現在に至っています．私は民主党を責めるつもりはありません．国民の多くはそれを支持したわけですので，責任は国民全体にあります．結局，私たち国民が社会保障制度の理念と仕組みをきちんと理解していないためにこのような混乱が起きたのですね．後述のようにアメリカではオバマケアをめぐって共和党と民主党の激しい議論が行われたのですが，それは理念にもとづく議論でした．日本の場合は，きちんとした理解なしに，その時の雰囲気（風）で議論され，そして論点がうやむやになっていくことが多いように思います（これを「先送り」と呼びます）．私は後期高齢者医療制度に関する議論が行われていた時，あるメディアで解説を依頼されたのですが，先方の事前の期待とは別に「これは若者にとって厳しい仕組み

2 公衆衛生政策学

である」と説明して，いろいろな方からお叱りを受けました．でも図表2-7をみれば若者の負担が重いことは一目でわかるだろうと思います．非正規労働が広がり，現役世代の生活は厳しいものになっています．低賃金労働に甘んじている彼らは国民年金の保険料を払うこともままならない状況になっていますが，税金等を通じて，現役世代から高齢者に所得移転が行われているのです．全世代型社会保障ということを現政権は強く主張されていますが，若者に対する社会的支援が制度的にもっとあっていいのではないでしょうか．社会連帯の基本的な目的は社会的弱者の支援です．弱者たる現役世代の人数が増加しているわけですから，彼らに対する支援をもっと考えなければいけません．こうした政策を進めるための基本的資料を作るのが，私たち公衆衛生政策学を研究する者の役割なのです．

2-2　フランス

　図表2-8はフランスの医療保障の仕組みを示したものです．フランスも社会保険料に基づいて制度が設計されているのですが，いくつか日本と異なるところがあります．まず，患者は医療機関でいったん全額を支払うことが原則です．そして，保険でカバーされる部分については，患者が保険者に請求を行うことで払い戻されるという償還払いの仕組みになっています．患者は医療機関を自由に選択することができますが（フリーアクセス），16歳以上の国民は自分のかかりつけ医を持つことを義務化されています．登録したかかりつけ医の紹介状を持って他の医師を受診した場合は，公的保険で定められた自己負担で良いのですが，紹介状なしで受診した場合は費用の70%を支払うことになります．さらにフランスの場合はセクター2医師と言って，上乗せ価格を設定することを認められている医師がいますので，そのような医師にかかった場合は，上乗せ価格については原則として保険給付の対象にはなりません（ただし，保険契約の内容によっては，給付対象となる場合もあります）．

　さらに保険医から保険者に送られるレセプトには，行った医療行為や医薬

83

図表 2-8 フランスの医療保険制度

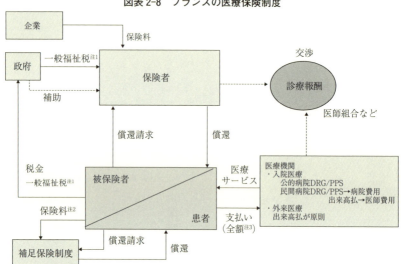

注：1　現在は保険料ではなく一般税化が進んでいる
　　2　多くの場合は労働協約に従って雇用者が負担
　　3　公的病院の入院医療は一部負担のみ（第三者支払い方式）
出典：松田（2017）．

品のコードは記載されていますが，病名は記載されません．日本の支払基金のような診療の妥当性の検証のようなことはこのままではできません．なぜ，このような仕組みになっているのでしょうか？　それはフランスには医師の自由という伝統があるからです．伝統的に医師は患者との話し合いで診療内容を決める自由，報酬を決める自由，開業場所を決める自由というものを持っていました．公的医療制度の確立とともに，こうした自由は制限されてきているのですが，その名残が保険者に傷病名を知らせない仕組みであったり，セクター2医師という自分で追加料金を設定できるという仕組みなのです．医療制度というのは，理念だけではなくこのように歴史的経緯によっても影響されるのです．

　フランスの制度でもう1つ重要なことは，保険料です．保険料率は雇用主が12％，被用者が約9％と日本よりもかなり高くなっています．ここで大事

図表 2-9　フランスの一般福祉税（CSG）の状況

(2021 年 1 月現在（単位：%）)

		CSG 賦課率[注1]
稼働所得		9.2 (6.8)
その他賃金の補足[注2]		9.2 (6.8)
代替所得	失業手当	6.2 (3.8)
	早期退職手当	9.2 (6.8)
	退職年金	3.8 (3.8), 6.6 (4.2), 8.3 (5.9)
	障害年金	3.8 (3.8), 6.6 (4.2), 8.3 (5.9)
	日額手当（IJ）	6.2 (3.8)
資産所得		9.2
投資益		9.2
賭博益	（例）	6.2

注：1　括弧内は低所得者に対する軽減賦課率である.
　　2　たとえば，利益分配金（intéressement）の総額等である.
出典：フランス行政サービスホームページの表を一部改変（https://www.service-public.fr/particuliers/vosdroits/N17580（最終閲覧：2021 年 4 月 1 日））

な点は，被用者については稼働所得のみならず資産収入なども含めた全所得を対象として一般福祉税という形で集められることです（図表 2-9）. この大胆な改革を行ったのが 1996 年当時首相であった Alain Juppé です. Juppé は社会正義・社会的公正ということを旗印に既得権益を持つ者たちをターゲットに社会保障制度改革を行いました. 具体的には多額の資産収入を得ている中の上以上の恵まれた国民です. ここには不動産やワイン畑から莫大な不労所得を得ている富裕層や恵まれた年金を受け取っている元公務員が多数含まれていました. 当然，大きな反発を受け，Juppé はその後失脚するのですが，Juppé の社会保障制度改革（これを Plan Juppé といいます）の基本的内容は，政権の如何にかかわらずその後も継続します. 社会正義・社会的公正という方針のもと種々の情報が透明化されたことで，既得権益を持った人たちは反撃の余地がほとんどなかったのです. Juppé はこの案をごく限られた側近の官僚とともに作り上げ，発表当日まで他の閣僚や官僚の知るところではなかったようです. いきなり発表したのですね. こうした覚悟のある政治家が社

第2章　公衆衛生医学と公衆衛生政策学

会を変えるのだろうと思います．1990年代から2000年代初頭，ヨーロッパ
ではこうした肝の据わった政治家が輩出しました．ドイツのシュレーダー
(Gerhard Fritz Kurt Schröder)，オランダのコック（Wim Kok），イギリスの
ブレア（Anthony Charles Lynton Blair）などです．今のヨーロッパの状況は
褒められたものではありませんが，それでもその改革の過程は日本の参考に
なると思います．興味のある方は拙著を参照していただければと思います[2]．

2-3　アメリカ

　さて，アメリカです．アメリカというのは不思議な国ですよね．世界でも
っとも豊かな国の1つで，一番医療にお金を使っているのに，乳児死亡率な
どの指標でみると，全体としての健康状態は中進国並みです（図表2-10）．
ではそのアメリカはどのような医療保障制度を持っているのでしょうか．一
般の人は民間保険会社の販売する医療保険を購入するというのがアメリカの
原則です．図表2-11はその仕組みを示したものです．アメリカでは医療保
険は民間の商品です．消費者である市民は自分のリスクとカバーされる給付
の組み合わせから自分に適した医療保険の商品を購入します．喫煙者や小さ
な子供がいる場合は，医療保険を使う確率が高くなりますので保険料はその
分高くなります．また，給付対象となる医療サービスや医薬品の範囲が広い
ほど保険料は高くなります．図表2-12をもとに概要を説明しましょう．一
般的には，消費者は購入した保険会社と契約している一般医に登録します．
健康問題が生じ，受診しようとする際にはまず保険会社に電話をすることを
求められます．電話の相手は保険会社の看護師で，医師を受診する必要があ
るのか，ドラッグストアのOTC薬で対応可能なのかを判断し，助言をしま
す．医師の受診が必要だと判断された場合は，予約を行い受診します．契約
医以外にかかると保険給付の対象となりません．医師の診察の結果薬が必要
ということになると，保険会社の定めた処方集（これをフォーミュラリーとい
います）にある薬が処方され，それが契約している卸会社から6か月分のよ
うな長期処方として郵送されてきます（このような仕組みをPharmaceutical

2 公衆衛生政策学

図表 2-10　1人当たり GDP と乳児死亡率（2017 年）

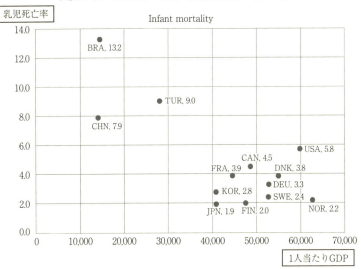

出典：OECD　http://www.oecd.org/tokyo/statistics/

図表 2-11　アメリカの民間保険モデル（HMO タイプ）

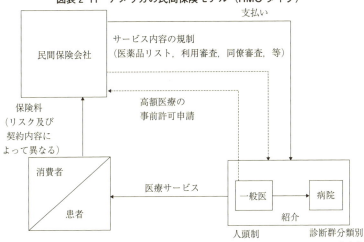

保険者と医師との関係は種々: スタッフモデル，契約モデル，等
HMO: Health Maintenance Organization
出典：松田（2017）.

87

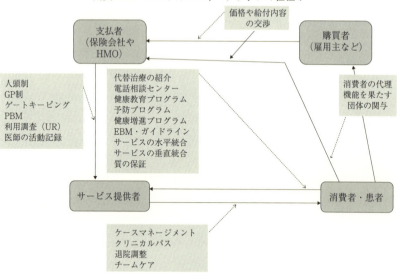

図表 2-12 アメリカのマネージドケアの仕組み

出典：松田（2017）．

Benefit Management: PBM といいます）．病院での専門診療や入院治療が必要な場合は，登録医による紹介が必須です．医師の診療はガイドラインに沿って行われ，その診療実績が保険会社によって定期的に評価されます．病院への紹介や医薬品の処方が少ない医師は，それだけ保険会社の経営に貢献したことになりますので，期末にボーナスが出ます（これを医療審査といいます．また，同僚同士で医療内容を審査する仕組みもあり，これは Peer review と呼ばれています）．使いすぎた医師は翌年契約されないこともあります．このようにアメリカの民間医療保険では，医療の使い過ぎが生じないように厳格な管理が行われているのですが，これを managed care と総称します．managed care で危惧される副作用は過少診療です．実際に 1980 年代から 90 年代にこれがアメリカでは大きな社会問題になりました．骨髄移植が必要だと医師が判断しているにもかかわらず保険会社がそれを認めなかったために死亡してしまった少女の話など，いわゆる managed care のホラーストーリーがたく

2 公衆衛生政策学

さん起こってしまったのです．このあたりの詳しいことを知りたい方は李啓充先生の本を読まれてみてください[3)-5)]．

　こうした副作用を予防するために，アメリカ政府は保険会社や医療サービス提供者を対象として医療内容及びその質に関する情報公開を進めています．X医師は過去に医療事故を何回起こしたのか，などといったデータも公開されています．こうした市場経済に任せた仕組みがアメリカの基本的考え方に沿うものなのです．その基本的な考え方とは何でしょう．「自己責任・自己決定」です．それを可能にするために情報が公開され，医療保険という市場で消費者たる市民がそれを自分の条件に合わせて保険商品を購入する，これがアメリカ的な考え方なのです．ただし，こうした民間保険を購入できない貧困層に対してはMedicaid，経済的に弱い立場にある65歳以上の高齢者に対してはMedicareという公的医療保障があります．こうした公的医療保障制度に基づく医療サービスにはもちろんmanaged care的な制限があり，近年は民間保険会社や総合的な医療福祉サービス提供事業者がMedicareやMedicaidの運営を政府から委託される形態も広がりつつあります（Managed Care Organization: MCOというのがその典型例です）．

　さて，アメリカの場合公的医療保険では給付されず，さりとて民間医療保険を購入できるだけの財力のない人が相当数います．オバマ大統領（Barack Obama）就任前は全米で4,700万人（総人口の約16%）もいました．医療保険でカバーされていない患者が病院のERにかかり，応急処置ののち路上に放置される場面がマイケル・ムーア監督の「Sicko」という映画でありましたね．伝統的に民主党はこうした状況を問題視しており，国民皆保険の実現を目指してきました．そういう経緯で2014年に導入されたのがオバマケアでした．国民に対して医療保険加入を義務化し，保険に加入しない者には経済的ペナルティを導入しました（徹底はされていません）．すべての市民がその経済状況に合わせて民間医療保険を購入できるよう医療保険exchange市場を州単位で創設し，ネット等でそれを購入できるようにしたのです．これにより保険未加入者は大幅に減少します．しかしながら，こうした国による関与，あ

89

第 2 章　公衆衛生医学と公衆衛生政策学

るいは国に頼る姿勢というのは，アメリカの伝統的な考え方には合わないものであり，とくに共和党政権はそれに強硬に反対します．オバマ大統領に代わった次期大統領でもあるトランプ大統領（Donald John Trump）はオバマケアを激しく非難し，その廃止を訴えました．そして，それを支持する層が少なからずいるというのがアメリカなのです．

2-4　イギリス

　イギリスの仕組みは有名な National Health Service（NHS）と呼ばれるものです．国民から集めた税金をもとにすべての国民を対象に無料の医療サービスを提供しています．図表 2-13 は 1990 年以前の NHS による医療サービスの概要を示したものです．イギリス市民は自分のかかりつけ医（一般医 General Practitioner: GP）に登録することを求められます．健康問題が生じたときは，まずかかりつけの GP を受診します．さらに病院での専門的な治療や入院治療が必要な場合は GP の紹介状を持って受診します．すべて自己負担なしです．GP への支払いは登録した患者数に出来高部分を加えたもの，病院への支払いは予算制でした．その結果何が起こってしまったかというと，年度末になると予算がなくなってしまうため，緊急の治療が必要でない疾患，たとえば白内障や子宮筋腫，変形性膝関節症の手術などがどんどん先送りになってしまいました．有名な「イギリスの病院の長い入院待ち」問題です．白内障などは 1 年以上待たされることが当たり前でした．こうしたイギリス医療の低い生産性を問題視し，その改革を行ったのが保守党のマーガレット・サッチャー（Margaret Hilda Thatcher）とジョン・メージャー（John Major）の両首相です．医療に市場経済に基づく競争を持ち込んだのですね．まず，それまで病院に行っていた予算を GP につけます．GP は患者の代理人として，治療費の交渉を病院と年度ごとに行います（こうした GP を GP fund holder といいます）．国はその交渉の資料として「白内障の手術」といった診断群分類（日本では DPC ですね）ごとに参照価格を設定し，公開しました．サッチャー・メージャー両首相はこうした内部市場を活用して，医療機

90

2 公衆衛生政策学

図表 2-13　National Health Service（1990 年 NHS コミュニティケア改革以前）

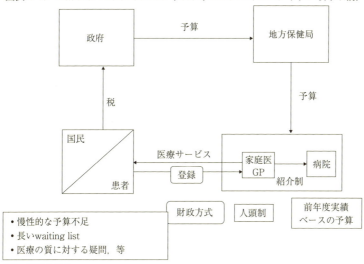

出典：松田（2017）.

関間の競争を惹起し，医療サービスの生産性を向上させることを目指したのです．病院も NHS Trust と名称を変え，財源調達やサービス提供体制に一定の自由度を与えられ，経営面で病院間の競争を促進する政策がとられました．

　この方針はトニー・ブレアの労働党政権でも引き継がれます．ブレアは GP fund holder を看護師なども合わせてグループ化し（これを GP Trust あるいは Primary care Trust といいます），グループとして病院と価格交渉する仕組みを作ります．労働党政権に代わった保守党のデイビッド・キャメロン政権（David William Donald Cameron）でもこの方式は受け継がれますが，GP Trust は Clinical Commissioning Groups（CCGs）と名称を変え，現在に至っています．この間も無料の医療サービスという基本的枠組みは変わっていませんが，CCGs がサービス提供先を選択する自由度はさらに拡大していて，たとえば，精神科専門外来治療に関して当該地域の NHS Trust よりも，株式会社あるいは非営利の診療所が，質が高くコストの安い医療を提供しているのであれば，NHS Trust ではなく，これらの民間医療組織と契約することも可

第2章 公衆衛生医学と公衆衛生政策学

図表 2-14 イギリスの医療制度（キャメロン政権以後）

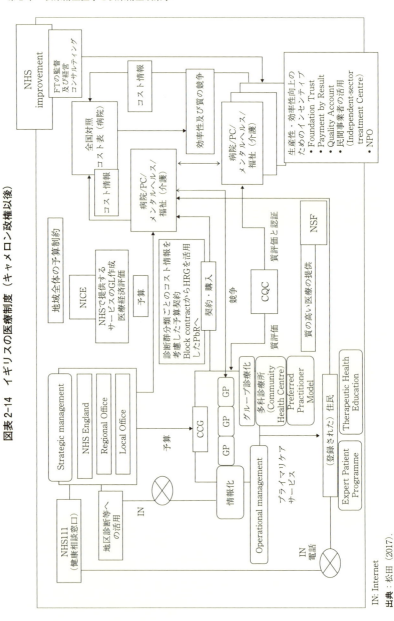

IN: Internet
出典：松田（2017）.

能になりました．競争が強化されているのですね．こうした競争のベースと
なる情報は NHS で収集されており，それがインターネットで公開されてい
ます．図表 2-14 はブレア政権後の NHS の仕組みを示したものです（現在は，
さらに変わっていますが基本的仕組みは同じです）．イギリスのこうした政策の
背景にある基本理念は何でしょうか．国民連帯に基づく平等主義が基本であ
ることは間違いないと思いますが，それを効率的な仕組みにするために，市
場主義的な競争を活用しているのですね．

ただし，イギリスの場合 NHS による制限的な医療に満足できない人たち
は BUPA（The British United Provident Association）などの民間保険に加入
しています*．

* BUPA は多国籍の民間保険会社で全世界に約 4,300 万人の加入者がいます．

2-5　オランダ

オランダは面白い国です．いつも何かの社会実験をやっています．医療制
度もそうです．言葉の問題もあり，日本ではオランダの医療制度が話題にな
ることが少ないのですが，実は世界の医療経済学者がもっとも注目をしてい
る国の 1 つがオランダなのです．なぜかといえば，管理競争 Managed com-
petition という仕組みを初めて制度化した国だからです．まず，医療保障で
すが，オランダは日本やフランスと同様，公的社会保険による国です．かつ
ては，働いている企業あるいは住んでいる地域によって加入する保険がほぼ
決まっていました．医療提供体制については，イギリスと同様のかかりつけ
医制度があり，市民は自分のかかりつけ医（家庭医）に登録をします．病院
での専門的治療や入院医療を行う場合，家庭医の紹介状が必要です．1980 年
代までオランダは深刻な経済不況に悩んでいました．寛容すぎる社会保障制
度が多量の失業者を生み（彼らは失業手当だけで十分やっていけたのです），経
済の活力を奪っていました．この本の主たる関心事ではないので詳細は省き
ますが，1982 年に状況を打開するための画期的な協定が労組代表，政府及び
経営者団体との間で締結されます．労働時間の短縮と賃金抑制を柱とするワ

93

第 2 章　公衆衛生医学と公衆衛生政策学

セナール協定（Akkoord van Wassenaar）です．これにより，パートタイム労働者が増加し，失業率は低下します．ただし，賃金も低下してしまいますので，労働者が自分の生活スタイルに合わせて複数の仕事を持つことも一般化していきます．メインは会社勤め，週の内 1 日は地区の図書館，もう 1 日は小学校の補助教員，というようなワークシェアリングに基づく副業・兼業体制が成立していきます．そして，労働市場に関する制度改革が，こうした多様な働き方を後押しします．たとえば，1996 年の労働法改正で，フルタイム労働者とパートタイム労働者との間で，時給，社会保険制度加入，雇用期間，昇進等の労働条件に格差をつけることを禁じるという同一労働・同一賃金制度が導入され，また 2000 年の労働時間調整法制定により，労働者がフルタイムからパートタイムへ，あるいはパートタイムからフルタイムへ移行する権利及び，1 週間の労働時間を労働者自身が決める権利が保障されることとなったのです．これによりパートタイム労働者の比率は 1983 年の 18.5% から 2001 年には 33.0% に上昇し，失業率も同期間に 14.0% から 2.4% まで減少しました．

　さて，このような働き方が一般的になってくると，働く企業や住む場所で自動的に加入する保険者が決まってくるという仕組みは使い勝手が悪くなってきます．そこで，オランダ政府は公的保険でカバーする基本的な部分はすべての保険者で共通とし，さらに性・年齢・既往歴に影響される部分をリスク構造調整で平たん化するという枠組みを整備したうえで，市民が加入する保険者を自由に選択できるようにしたのです．保険者は付加給付の内容で顧客獲得競争をするよう仕向けられたわけです．さらに，入院医療については，すべてではないのですが，診断群分類の一部について参照価格内で保険者と病院とが価格を自由に決めることができる仕組みを導入し，病院間でも競争をするようにしました．全体を管理したうえで，保険者間，病院間に競争を導入し，医療の質とコストを管理するという管理競争の仕組みが世界で初めて制度化されたのです．競争のための，種々の情報が市民に公開されているのはイギリスと同様です．その効果はというと，今のところ明らかではあり

2 公衆衛生政策学

図表 2-15 オランダの管理競争による医療制度改革（2006 年〜）

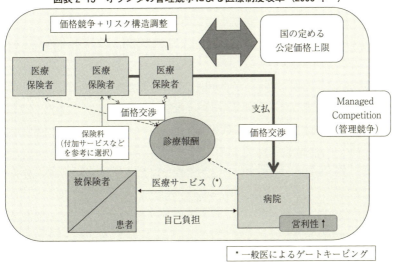

出典：松田（2017）．

ません．でも，オランダ政府の関係者はこの方針を変えるつもりはないようです．図表 2-15 はオランダの仕組みを概観したものです．基本的な考え方は何でしょうか？　これはイギリスと同様ですね．平等主義をベースとして，システムの効率性を市場主義経済に基づく競争で達成していこうという合理主義です．英語で割り勘のことを Dutch way といいますね．平等である，公正である，ということがオランダ人にとってはとても大事なことなのです．しかし，保険会社を選択するという視点で見ると，イギリスのような国民連帯に基づく平等主義とは少し異なるようです．でもアメリカ的でもない．保険者間のリスク構造調整を行っていることを考えると，大きな枠組みでは国民間の社会連帯があり，その枠組みの中で個人の責任で保険者を選択する自由が与えられているということなのですね．とてもオランダ的です．

2-6　皆さんはどのような医療制度を望んでいるのでしょうか？

いろいろな医療制度がありますね．なぜこんなに違うのでしょうか？　し

第2章　公衆衛生医学と公衆衛生政策学

かもそれぞれの仕組みはそれなりにその国の国民から支持されています．それは，社会保障制度が，それぞれの国民の社会との関係の持ち方に関する理念に深く関係しているからです．無保険者が15％もいるアメリカの仕組みというのは，平等主義的思考の強い日本やヨーロッパの国々からみると「とんでもない」仕組みで，それがわが国でも時に聞くことのある「アメリカのようになってしまったら大変だ」という批判につながるのでしょう．でも，当のアメリカ人は，少なくとも共和党支持者のアメリカ人は，国民皆保険のような社会主義的な政策はまっぴらだと考えているわけです．

　では，私たち日本に住む者は，どのような理念にもとづいて医療制度を作ろう，あるいは維持しようとしているのでしょうか．この点を明らかにしないで医療制度改革をやろうと思っても無理なのですね．こうした政策議論が日本では決定的に欠けています．財源論が中心になっています．順序が逆ですよね．国民が望む医療制度はこのようなもので，これを維持していくためには，内容を精査して，その適正化を図ったとしてもこれだけの医療費がかかる．この負担をどのように分担するか具体的に決めていきましょう……というのが本来の議論の道筋だろうと思います．

　今，医療系学部の教育は忙しすぎます．医療にかかる知識や技術が進歩したために，卒前で学ばなければならないことが多くなりすぎて，医療制度の基本となる社会制度の在り方について考える時間があまりありません．国家試験にもそのようなことは出ませんので，授業でそのような話をしても，皆さん，遠い宇宙の話のような感じで聞いています．私も手ごたえのなさに苦しんでいます．でも大事なことですよね．

　どのような制度がよいのか唯一の答えはありません．みんなで議論して合意していく，そして社会環境の変化に合わせてそれを少しずつ修正していく，そうしたやり方しかありません．しかし，理念はしっかりと共有している必要があります．私は平等主義の立場です．日本に住む者は社会経済状況によらず必要な医療に平等にかかることができるべきだと考えています．給付範囲をどうするか，財源をどうするのか，いろいろな課題があります．財源制

約を考えたとき，すべての医療サービスを公的保険でカバーすることは難しくなるでしょう．高額医療をどうするのか，そして薬局で処方箋なしで買うことができる OTC 薬をどうするのか．個人的な意見としては，高額医療については，現在の評価療養制度を活用しながらニーズの高い人に優先的に提供し，販売側が開発原資をある程度回収した段階で，公定価格を下げるという対応をするのが日本的な解決策ではないかと考えています．OTC 薬がある保険薬品については，フランスが行っているように，給付割合を変える，ないしは保険給付の対象外とするということを考えなければならないだろうと思います．

　しかし，より根本的な問題があります．日本の医療保険制度は75歳未満の場合，雇用の状況で所属すべき健康保険組合が決まります．雇用が流動化している現状を考えたとき，この仕組みは現実的でしょうか？　それまで職域健康保険でカバーされていた人が，失職した場合，本人が届け出なければ国民健康保険の公式の対象者にはなりません．これは年金保険も一緒ですね．日本にはヨーロッパのような保険の加入状況を確認する公的な電子システムの整備が遅れています．分断化されている日本の社会保険の仕組みが，雇用が流動化している現状に合わなくなってきているのです．当初，日本的な制度であった韓国と台湾は保険者を一本化しました．オランダは加入状況がチェックできる仕組みを整備したうえで，市民が自分で医療保険を選べる仕組みとしました．ドイツもオランダに近い制度です．フランスは保険者間で保険料率をそろえ，非保険者の拠出分については全所得を対象とした税としました．社会保険番号があるから公平かつ公正にできるのです．制度が現実にあっていなければ，制度から零れ落ちる人が出ます．多くの場合，それは転職を繰り返さざるを得ない社会的弱者です．

　1990年代後半から日本は雇用制度が大きく変わっていきます．その1つの契機となったのは1995年に日経連が発表した「新時代の「日本経営」」です[6]．この報告書で日経連は社員を長期蓄積能力型，高度専門能力活用型，雇用柔軟型の3つに分類し，企業の労働コストの弾力化という市場原理主義

第2章　公衆衛生医学と公衆衛生政策学

的な方向にすることを明確にしたのです．そして，派遣労働が製造業にも認められるようになっていきます．これにより，比較的高賃金であった製造業の雇用が流動化し，飲食やコンビニエンスストアなどのサービス業を中心とした非正規の低賃金労働に労働力が移っていくことになりました．もちろん，他方でIT企業のような専門スキルを持った人を高賃金で雇用する新しい産業も創造されてきたわけですが，そうした職場に製造業からはじき出された労働者が水平に移動できることはほぼありません．多くは「下降」経路をたどるわけです．

　社会保障制度を国はセーフティネットと位置づけています．上記のような状況に現行制度はセーフティネットとして十分に機能しているでしょうか．流動化し，非正規になってしまった労働者への社会保障は，自己責任の一言で片づけてよいものなのでしょうか．こうした雇用の流動化が生じているときに，正規労働者から構成される労働組合は驚くほど冷淡でした．

　この本を読んでくれている医療介護福祉職あるいは医療介護福祉系学生の皆さんは，社会保険制度の枠組みの中で収入を得ていきます．その収入は皆さんのサービスを受ける方の傷病や障害という「不幸ごと」を前提に得られるものです．国民はその不幸ごとに連帯の仕組みで備えるために保険に加入し，そして保険料を払います．ここで協会けんぽに加入している中小企業の方々の状況に思いをはせてもらいたいと思います．経営的に不安定なことも少なくない状況で，中小企業の経営者，労働者の方たちは，大企業に比べて少ない収入の中から11％を保険料として拠出してくれています．しかも，その納付率はほぼ100％です．自営業者の方々が加入する国民健康保険は納付率の問題はありますが，きちんと納付されている被保険者の方々の経済的状況は協会けんぽの方々と変わらないか，それよりも厳しいでしょう．医療介護福祉職である皆さんの生計はこうした方々の拠出によって成り立っているのです．医療や介護，福祉サービスを担う皆さんには，このような被保険者の方々の連帯によって日本の社会保障制度が成り立っていることを常に意識していただければと思います．

98

引用文献

1) 厚生労働省：平成 30 年度　国民健康保険実態調査報告，2018，https://www.mhlw.go.jp/stf/seisakunitsuite/bunya/iryouhoken/database/seido/kokumin_jitai.html

2) 松田晋哉：欧州医療制度改革から何を学ぶか——超高齢社会日本への示唆，勁草書房，2017.

3) 李　啓充：市場原理に揺れるアメリカの医療，医学書院，1998.

4) 李　啓充：アメリカ医療の光と影——医療過誤防止からマネジドケアまで，医学書院，2000.

5) 李　啓充：市場原理が医療を亡ぼす——アメリカの失敗，医学書院，2004.

6) 日本経営者団体連盟：新時代の「日本的経営」——挑戦すべき方向とその具体策：新・日本的経営システム等研究プロジェクト報告，1995.

第3章　公衆衛生政策学をどのように理解するのか

　公衆衛生政策学を学生の皆さんに教えていていつも悩むのが，リアリティのある面白さを伝えきれていないということです．できるだけ具体的なトピックなどを盛り込んで講義をするようにしているのですが，思うようにはいきません．統計学や疫学は臨床疫学の論文をもとに講義をするようにしていますので，皆さんそれなりに関心を持ってくれます．どの領域に行っても論文は読みますからね．問題は母子保健，学校保健，精神保健，産業保健，国際保険など，現場の経験がないと実感できない領域です．法律や統計の数字だけ学んでも面白くはないですよね．ではどうやって公衆衛生政策学を学べばいいのか？　自分の経験などを踏まえながら，公衆衛生政策学の学び方を説明してみたいと思います．

1　歴史的な視点から公衆衛生政策学を学ぶ
——精神保健医療を例として

　日本の公衆衛生行政の特徴は「後追い」です．あまり褒められたことではないのですが，何か問題が起こってから，それに対応する形でいろいろな対策が制度化されていきます．もちろん，厚生労働省の関係者の方たちがこれから起こるだろう種々の問題に気づいていないわけではないのです．もろもろのしがらみ（既得権益ともいいます）のために，わかっていても具体的なアクションを起こしにくい状況があります．こうした歴史的，文化的背景を探りながら教科書や関連の参考書を読むと社会医学的な問題点が浮き上がってきます．ここでは精神保健について取り上げてみましょう．なぜ精神保健を取り上げるかというと，これはあくまで私見ですが，精神保健領域がその国

101

第 3 章　公衆衛生政策学をどのように理解するのか

の公衆衛生行政に内在する問題をもっとも端的に表していると考えるからです．これにはアルバイト医としてではありますが精神病院に勤務し，また保健所で精神保健に関わり 1980 年代，90 年代の日本の精神保健医療のあり方に疑問を感じ，そしてその後フランスで精神保健行政の担当をしたという個人的な経験が影響しています．そのために多少個人的な思い込みが強い記述になるかもしれません．そのあたりは注意深く読んでいただければと思います．

　社会医学である公衆衛生学は，医学・医療を社会にどのように適用するかを考える学問領域です．したがって，医学や医療の発展過程について理解することが求められます．そこでまず精神医学の歴史について考えてみましょう．

　なお，本節の記述にあたっては岡田[1]，小俣[2]，ブリュックナー[3]を参考にしています．

1-1　精神医学発展の歴史

　さて，そもそも精神疾患が病気として認識されるようになったのはいつの頃でしょうか？　有名なのはフランスのフィリップ・ピネル（Philippe Pinel）による 1793 年の鎖からの解放ですよね．精神病院における患者の処遇の改善を訴えて，それまで鉄鎖につながれていた精神病者を解放したというエピソードです．そして，19 世紀半ばからヨーロッパでは精神疾患を脳の疾患として認識し，その原因及び治療法を探る動きが活発化し，各国の大学医学部に精神医学の講座が開設されるようになっていきました．こうした学問的流れの中でドイツのエミール・クレペリン（Emil Kraepelin）やクルト・シュナイダー（Kurt Schneider）らが症状に基づく疾病単位の分類を行い，体系化します．いわゆるクレペリン分類ですね．これが現在の精神科領域の傷病分類である DSM（Diagnostic and Statistical Manual of Mental Disorders）につながっていきます．

　20 世紀になるとジークムント・フロイト（Sigmund Freud）により無意識

102

が発見され，夢分析を応用した心的外傷の解釈とその言語化による神経症の治療など，精神分析療法が確立されます．この辺りの詳細は『精神分析入門』（上・下，新潮文庫，1977）[4] に詳しいので，読まれるといいでしょう．精神分析のもう 1 つの大きな流れはフロイトの弟子でもあったカール・ユング（Carl Gustav Jung）によって作られるわけですが，2 人は異なる道を歩むことになります．日本でもフロイト派とユング派に精神分析の世界は大別されています．その概要について興味のある方はフロイト派の小此木啓吾，ユング派の河合隼雄両巨頭による『フロイトとユング』（講談社学術文庫，2013）[5] を読んでみてください．

　こうした精神分析的なアプローチとは別に薬理学的ないしは脳生理学的なアプローチからの精神医学の発展が 20 世紀には起こります．ただし，他の薬物治療がそうであるように 20 世紀初頭の薬物治療の多くは偶然の発見によるものが多く，最初から精神疾患を対象として開発された薬は意外と多くありません．

　近代的な精神医療・精神薬理学のスタートになったのはクロルプロマジンの発見であるとされています．クロルプロマジンはフェノチアジンの一種です．フェノチアジンはその抗ヒスタミン作用から，当初は抗アレルギー薬として利用されました．薬理作用の研究が進むにつれ，筋弛緩効果や吐き気の抑制，バルビツール酸系の睡眠薬の作用亢進などが発見され，フェノチアジンは抗ヒスタミン薬としてだけではなく，抗パーキンソニズム薬や麻酔後のショック抑制薬として使用されるようになります．クロルプロマジンを統合失調症の治療に初めて用いたのは，パリのサンタンヌ病院（フランスでもっとも有名な精神病院です）の精神科医ジャン・ドレ（Jean Delay）とピエール・ドニケル（Pierre Deniker）でした．彼らは 1952 年にクロルプロマジンが躁病や統合失調症の錯乱・幻覚を改善することを報告しました．その後，国内外の精神科医からクロルプロマジンが統合失調症患者の興奮状態を改善するという報告が相次ぎ，この薬は統合失調症の治療薬としてその地位を確立します．

第 3 章　公衆衛生政策学をどのように理解するのか

　その後，1957 年にベルギーのヤンセン社の薬理学者ポール・ヤンセン
（Paul Janssen）が，ブチロフェノン系の薬物ハロペリドールがアンフェタミ
ンによる精神運動亢進を抑制することを発見します．そして，さらにハロペ
リドールが統合失調症の陽性症状である幻覚・妄想に対して高い効果がある
ことが明らかとなり，統合失調症や躁病の薬物治療が本格化していきます．
こうした医薬品の発見は神経薬理学分野の発展につながります．余談ですが，
大学 3 年生の時に Robert F. Schmidt の神経生理学という教科書で友人たち
と勉強会をしていました[6]．面白かったですね．私にとっては，解剖学より
もこの本を読んだことで，「医学部に入った」という実感を得ることができ
ました．それほど神経生理学に惹かれたわけですが，その道に進まなかった
のは前述のように「動物実験ができなかった」からです．

　1935 年にはジョン・フルトン（John Fulton）とカーライル・ヤコブセン
（Carlyle Jacobsen）が，チンパンジーで前頭葉切断を行ったところ，性格が穏
やかになったことを，ロンドンで行われた国際神経学会で発表しました．こ
れを受け，この年に，ポルトガルの神経科医エガス・モニス（Egas Moniz）が，
リスボンのサンタマルタ病院で外科医のペドロ・アルメイダ・リマ（Pedro
Almeida Lima）と組んで，統合失調症の患者に前頭葉切截術（前頭葉を大脳
のその他の部分から切り離す手術；いわゆるロボトミー手術と呼ばれるものです）
を行います．その効果が学会で話題となり，1936 年にはワシントン D. C. の
ジョージ・ワシントン大学でも，ウォルター・フリーマン（Walter Jackson
Freeman II）によって，アメリカ合衆国で初めてのロボトミー手術が，重症
うつ病患者に行われました．

　治療が不可能と思われていた精神疾病が，外科手術である程度は抑制でき
るという結果は大きな反響を呼び，世界各地で追試されました．いくつか成
功例も報告されましたが，術中死や術後の後遺症（てんかん発作・人格変化・
無気力・抑制の欠如・衝動性など）も多く，その妥当性に疑問を持つ精神科
医も少なくありませんでした．しかし，フリーマンとジェームズ・ワッツ
（James W. Watts）により術式が体系化され，その後多くの難治性の精神疾患

患者に対してロボトミー手術が行われます．そして，1949 年にはモニスにノーベル生理学・医学賞が与えられます．この時期は，戦争を経験したこともあり，世界的に外科技術が進歩した時代です．ロボトミー手術もそうした時代の雰囲気の中で受け入れられたのかもしれません．しかし，その後，抗精神病薬の発明とクロルプロマジンが発見され，ロボトミーの予測不可能な不可逆的副作用の大きさと人権蹂躙批判が相まって規模は縮小し，精神医学ではエビデンスがない禁忌の治療と結論され，廃止されることになります．

　このロボトミー手術は，日本では 1942（昭和 17）年，新潟医科大学（現在の新潟大学医学部）の中田瑞穂医師によって初めて行われ，第二次世界大戦中および戦後しばらく，主に統合失調症患者を対象として各地で行われました．しかし，諸外国と同様，ロボトミー手術に対しては，その効果および人権の観点から問題を指摘する声が多くありました．そして，この手術を受けることに対する説明がないままロボトミー手術を行われた患者が，その手術を行った精神科医の家族を殺害するという事件も起こります．こうした状況を受けて，1975（昭和 50）年に「精神外科を否定する決議」が日本精神神経学会で可決され，それ以降わが国ではロボトミー手術は行われていません．

　いずれにしても，この時期は他の医学領域でも多くの「科学的発見」とその応用が行われます．科学としての医学への関心の高まりとその成果の実践応用がこの時代の社会的雰囲気でもあったのです．こうした医科学の進歩の中心であった欧米諸国では，薬物治療の進歩と人権意識の高まりによって，精神障害者を病院に閉じ込めておくのではなく，地域で診ていこうという流れが大きくなっていきます．その 1 つが後述のフランスにおけるセクター方式です．

1-2　戦前の日本における精神医療の状況

　社会医学は医学・医療の社会への適用を考える学問領域であると，前述しました．優れた科学的知見があったとしても，その社会への提供をこばむ社会環境のために，関係者の思いの通りに施策が進まないことがままあります．

105

第3章　公衆衛生政策学をどのように理解するのか

1-1 で説明したような精神保健医療をめぐる国際的な動向の中で，日本の精神保健医療はどのように展開してきたのでしょうか．明治時代に遡って記述してみましょう．最初に誤解を恐れずに結論めいたことを書くとすると，歴史的に日本の精神医療は社会が精神障害者の隔離を要求することに大きく影響を受けてきたといえます．ここでは，相馬事件という明治時代の有名なエピソードから説明を始めたいと思います．この事件の主人公は相馬家の相馬誠胤という，13 歳で相馬中村藩の藩主となった人です．明治維新後に中村藩の知事となるのですが，廃藩置県によって免職となります．そして，24歳の時に精神疾患（緊張病型統合失調症だと考えられています）を発症し，相馬家の親族により自宅監禁され，その後東京府立癲狂院（現代の精神病院）に入院します．ここに相馬中村藩の旧藩士・錦織剛清という者が絡んできます．彼は誠胤の病気に疑問を持ち，これは相馬家の人々が主君から財産を奪おうとしている陰謀であると考えるにいたります．そして錦織は誠胤が入院している癲狂院に侵入し，誠胤を院外に連れ出してしまいます．錦織は警察によって逮捕されますが，新聞等のマスメディアは，錦織の忠義ぶりを報道し世間もこれに呼応します．その結果，錦織は釈放され，再度財産をめぐる係争を戦うことになるのですが，この間に誠胤が死去してしまいます．錦織は誠胤の死因は毒殺であるとして，またまた訴えを起こし，新聞等の世論もそれを支持します．結局，誠胤の墓を掘り起こし，その死体の調査が行われるのですが，毒物は検出されませんでした．そして，錦織は逆に相馬家の関係者から訴えられることになります．話の焦点が少しずれてしまいましたが，いずれにしてもこの相馬事件をきっかけに精神病患者の監禁保護への世間の関心が高まりました．また欧米諸国の新聞でも相馬事件が報じられ，日本の精神病患者は無保護の状態にあると国際的な批判を受けることになります．

　このような問題意識の高まりによって，1900 年に帝国議会で精神病者監護法が制定されました．この精神病者監護法はわが国で初めての精神障害者に関する法律ですが，その主目的は監護（監禁による保護）にありました．この法律により精神障害者の自宅監禁が「私宅監置」として合法化され，そ

の手続きも定められたのです．さらに監護義務者が私宅監置を正しく行っているかどうか内務省と警察が監督することになりました．日本の精神医療法制は自宅監禁による隔離と警察による監督という形で出発することになってしまったのです．

精神病者監護法による私宅監置は劣悪なものでした．東京大学医学部精神病学教室の呉秀三先生たちは『精神病者私宅監置ノ実況及ビ其統計的観察』(1918) で当時の日本の精神医療の調査報告をまとめています．その中にあるのが，以下の有名な言葉です．精神科の教科書では必ず紹介されていますね．

> 「わが邦十何万の精神病者は実にこの病を受けたるの不幸の他に，この邦に生まれたるの不幸を重ぬるものというべし」

私宅監置の場所の多くは自宅の暗い物置や便所の隣で，上述の呉先生の報告書では「室内なる被監置者の存在するも識別し得ざるほど闇黒たるものもあり」「其状況の全く動物小屋と相距る遠からざる如きものを之を認む」などと実情が報告されています．しかし，呉先生たちの告発は，この国の精神医療の状況を改善するものにはなりませんでした．

1-3　戦後の日本における精神医療の発展過程

呉先生たちの問題提起にもかかわらず，日本の精神医療の制度としての改革は，敗戦を待たなければなりませんでした．占領下でアメリカの民主党的な医療制度改革が行われたのです．精神科領域では，GHQ 占領下の 1950 年に精神衛生法が成立し，私宅監置制度は廃止されました．精神衛生法の骨子は以下の通りです．

① 　私宅監置制度の廃止
② 　都道府県による精神科病院の設置の義務化

第3章 公衆衛生政策学をどのように理解するのか

③ 自傷他害の可能性がある精神障害者の措置入院と保護義務者の同意による同意入院制度の新設

④ 精神障害者の不当拘束を予防するための，拘束の可否を判断する精神衛生鑑定医制度の設置

⑤ 精神障害の予防や国民の精神的健康の増進のための精神衛生相談所の設置と，精神障害者の社会復帰のためのケアの制度化

　1954年に厚生省は「第1回全国精神衛生実態調査」を実施し，全国の精神病患者は約130万人で，そのうち施設収容が必要なのは25万人，しかし日本の精神病床は35,000人分しかないとする調査をまとめました．精神病床確保が課題となり，国庫補助や医療金融公庫からの優遇的融資による民間精神科病院の支援が始まりました．また，それに併せて医療法上で精神病院の医師数などの条件を緩和する精神科特例が認められました．

　こうした施設収容を重視する日本の風潮とは別に，国際的に1950年代というのは，前述のように向精神病薬の開発が大幅に進展し，クロルプロマジン，ハロペリドールにより精神障害の寛解率が著しく向上した時期です．このため，それまでは病院に収容されていた精神障害者の社会復帰を目指す動きが，ヨーロッパ諸国等で加速していました．日本でも，こうした国際的動向を受けて，1960年代前半には精神障害者の社会復帰も含めた精神衛生法の大幅な改正に向けての議論が日本精神病院協会や日本精神神経学会で活発になっていました．

　しかし，残念なことにこのような明るい機運に水を差すような事件が起ってしまいます．ライシャワー事件です．1964年3月24日，アメリカの駐日大使であったライシャワー（Edwin Oldfather Reischauer）がアメリカ大使館で19歳の日本人青年にナイフで太腿を刺されて重傷を負ったのです．ライシャワーを刺した青年が統合失調症（当時は精神分裂病と呼称）による通院歴があることが明らかになったことから，新聞各社は「異常少年」「当局精神異常と断定」「変質者」「野放し状態なくせ」など精神障害者が野放しにな

108

1 歴史的な視点から公衆衛生政策学を学ぶ

っていると批判する記事を多数書きました．このために政府および世論は精神障害者を社会から隔離する方向に動いていきます．

たとえば，朝日新聞は翌日の朝刊の「天声人語」で以下のように記述しています．

「春先になると，精神病者や変質者の犯罪が急にふえる．毎年のことだが，これは恐ろしい．危険人物を野放しにしておかないように，国家もその周囲の人ももっと気を配らねばならない．」（朝日新聞 1964 年 3 月 25 日朝刊「天声人語」）[7]．今では考えられないような論調ですね．

そして，与党自民党の治安対策特別委員会は「異常者施設増強の方針」を決議し，政府はこれに沿った精神衛生法改正を目指します．その後，ライシャワー事件については，警察の不手際も指摘され，政府は精神障害者への治安対策を盛り込んだ精神衛生法改正案を検討することになります．

そして 1965 年成立した改正精神衛生法では警察官・検察官・保護観察所長などによる通報・届出が強化され，さらに自傷他害が著しい精神障害者に対する緊急措置入院制度が新設されました．加えて，入院措置の解除については法的な手続きが必要となる改正も行われました．この改正案は，日本精神神経学会や厚生省の目指していたものとは異なるものでした．当時の厚生省の担当者は欧米のように，精神障害者を地域で診ることを原則とする地域精神医療を目指していたのです．しかし，世論がそれを許さなかったのです．このことは記憶されておくべきことです．

結局，精神医療関係者が抱いていた理念に基づく精神医療提供体制の整備は行われず，精神病棟による入院隔離が強化されることになりました．これにより精神病床は急増し，1960 年には 9 万床であった精神病床が，1970 年には 25 万床になります（図表 3-1）．ライシャワー事件を契機に日本は再び隔離型精神医療へと戻り，他の先進国とは異なる道を進むことになります．また，この時期精神病床が増加した理由としては，東京オリンピック開催のために都市部の路上生活者を収容する必要があったこと，炭鉱閉山に伴って問題となったヒロポン中毒（覚せい剤中毒）患者の収容が治安対策上必要だ

109

第3章　公衆衛生政策学をどのように理解するのか

図表3-1　日本の精神病床数の経時的推移

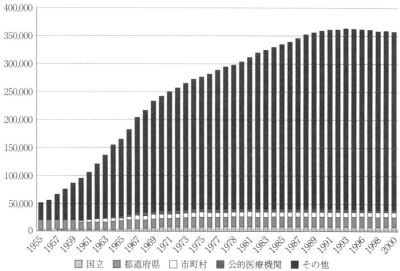

出典：日本訪問看護財団資料（2006）https://nippon.zaidan.info/seikabutsu/2006/00270/contents/0009.htm

ったという意見を聞くことがありますが，その真偽について，私は検証するデータを持っていません．

　いずれにしても，この入院至上主義的な精神医療の状況は1987年の精神保健法成立まで続きます．私は1985年に医学部を卒業して，2年間の臨床研修を受けました．この間そして臨床研修終了後，精神病院や老人病院で当直のアルバイトをしていました．当時の古い精神病院の状況は残念ながらたいへんひどい状況でした．私がアルバイトをしていた病院では，30名ほどの患者が1つの大部屋で畳の上で療養していました．1人の居住スペースは1畳ほどで，部屋の隅には簡単な衝立で仕切っただけの汲み取り式のトイレがありました．室内は尿尿臭と患者の汗の臭いが混ざった何とも言えない状況で，患者の寝具はお世辞にも清潔と言えるようなものではありませんでした．多くの患者は統合失調症の「枯れた」状態で，その後私が留学先で見学したフランスの精神医療であれば，十分在宅で療養できる人たちでした．私

は内科当直として，そうした病院で働いていましたが，診察した患者の多く
が「先生，ここから出してください」と訴えていたことを今でも覚えていま
す．また，多くの患者が，長期の多剤投薬の副作用で肝機能障害を起こして
いました．医療の質という面でも問題がありました．このあと説明するよう
に，いろいろな事件のあと，精神科医療の現場は大きく改善され，今はその
ような病院はほとんどなくなりました．補論で紹介しているあさかホスピタ
ルのように，国際的にみても優れた精神医療を実践している施設も増えてき
ました．しかし，2023 年に患者に対する虐待が明らかとなった滝川病院事
件のような事例が現在でも起こってしまうのが，日本の精神医療の現実でも
あるのです．

　日本の精神病院入院患者の人権問題に関して，国際的関心を集め，そして
その改革の契機になったのが宇都宮病院事件です．1983 年 4 月，食事の内容
に不満を漏らした入院患者が看護職員に金属パイプで殴打され続け死亡しま
した．また同年 12 月にも，見舞いに来た知人に病院の現状を訴えた別の患
者が，職員らに殴られ急死するという事件も起こります．ただし，これらの
事件は，この病院の閉鎖的な体質のために隠蔽され，当初は表ざたになるこ
とはありませんでした．しかし，1984 年 3 月 14 日に，朝日新聞朝刊がこの
問題を報道し，国内外から日本の精神障害者の人権問題が非難されることに
なります．私はフランス留学時にこの事件に関するフランスの新聞記事をま
とめたものを読む機会がありました．そこには「ナチスが精神障害者に対し
て行ったホロコーストが，現代の日本の精神病院で行われている」といった
趣旨の記事が書かれていました．日本でもこの問題は関心を集めましたが，
フランスのそれほどではありません．ここに彼我の人権問題に対する意識の
違いを感じます．ただし，福島の原発事故の後，フランスの風刺雑誌が，多
数の手を持つ人を原発事故と関連づけて報道していました．フランスの人権
主義にはご都合主義的なところもあります．

　いずれにしても，この事件をきっかけに，国連人権委員会などの国際機関
で，日本の精神保健や精神医療現場における人権問題が取り上げられ，世界

第3章　公衆衛生政策学をどのように理解するのか

中から日本国政府に対する非難が集まりました．その結果，1987 年に，精神衛生法が改正されて「精神保健法（現在は，精神保健及び精神障害者福祉に関する法律）」となり，精神障害者本人の意思に基づく任意入院制度や開放病棟を創設するなど，患者の処遇改善が図られることになります．

1-4　日本の精神医療に関する総括

　このように日本の精神保健行政は，何か問題が生じ，それに対する批判が大きくなると，それに応じて法律を変更するということを繰り返してきました．精神障害者の処遇はこうあるべきという理念があり，それを実現するために改革を行ってきたとは言えない実態があります．しかし，これは行政や医療界だけの責任ではありません．精神障害者の包摂を躊躇してきた日本社会全体の問題でもあるのです．

　私がよく知っている精神病院で次のようなことがありました．その病院の院長であるＳ先生は，精神障害者の社会復帰に熱心に取り組んでいる精神科医です．症状が軽快し，社会復帰が可能となった患者たちのために，Ｓ先生は病院近くのアパートを借り上げ，そこから患者が職業訓練に通うことができ，また買い物など地域で生活をしていくための拠点づくりをしようとしました．しかし，この試みは頓挫します．地域住民からの強い反対にあったのです．そこで，Ｓ先生は精神病院の敷地内にグループホームを作り，そこを拠点に軽快した患者の社会復帰のための活動を続けようとしました．しかし，この敷地内グループホームが，今度は精神障害者の人権を擁護する関係者から彼らを病院という檻の中に閉じ込めるものだといって非難され，これも頓挫します．理念を重視するあまり現実との折り合いをあまり考えない原理主義の弊害です．

　私はある委員会で精神障害サバイバーの方とご一緒したことがあります．この敷地内グループホームの問題について彼女が言った言葉が忘れられません．「病院の敷地内とか敷地外とか関係ないのよ．私たちは社会に開かれたドアが欲しいの！」その通りだと思います．医療制度改革にビッグバンはあ

112

1 歴史的な視点から公衆衛生政策学を学ぶ

図表 3-2 精神保健医療施策の展開戦略

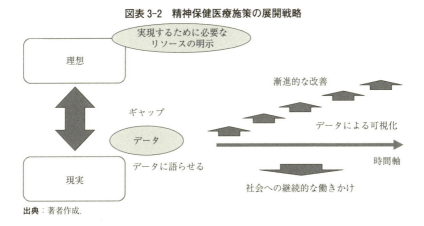

出典：著者作成．

りえません．理念を示したうえで，漸進的に改革を進めていくことが現実的です．精神医療の問題を解決するためには，社会全体の意識が変わらないとだめでしょう．総論賛成・各論反対の姿勢で，精神医療に関する問題の責任を医療者だけに押し付けていても解決は難しいのです．その意味でも補論 3-1 で紹介しているあさかホスピタルの事例はとても参考になりますし，日本の精神医療の可能性を示しているものだと思います．この国民全体の意識の変革に私たち社会学の研究者は貢献することを求められています．図表 3-2 はそれを概念的に示したものです．

　あるべき精神保健医療の姿について関係者間で合意することはそれほど難しくないと思います．しかし，それを実現するとなると，経済的条件，人的資源の状況，社会的条件などで，いろいろな困難に直面します．私たち公衆衛生学研究者の仕事は，理想と現実とのギャップについて可視化し，それを改善するためのシナリオを複数提示して，世の中に問いかけるということを，絶えず行い，漸進的な改善につなげていくお手伝いをすることです．データに語らせるということが大事なのだろうと思います．

　精神障害者の社会復帰についてもう 1 つだけ問題を指摘したいと思います．わが国の労働行政においては障害者雇用率が法律で決まっています．2024

113

第3章　公衆衛生政策学をどのように理解するのか

年4月現在で2.5％です．これを満たさない場合，当該組織の事業主はペナルティとして課金されます．この課金を回避するために，企業は精神障害者を含む障害者を雇用するのですが，そこから障害者雇用に特化した別会社と契約を結び，そこに障害を持った被用者を出向させるということをしている例が少なくないのです．障害者雇用に特化した会社は，そうした従業員をサポートする体制がしっかりしています．その意味で障害者にとって働きやすい環境なのですが，障害者の社会的包摂という理念からは外れています．私はここに違和感を覚えます．結局は社会的隔離が行われているわけです．

1-5　フランスのセクター方式

ここで日本の精神科医療を相対化して考えるために，フランスのセクター制度について説明してみたいと思います．

フランスの精神医療においては治療およびケア，そして社会復帰の継続性（la continuité des soins）を保障するために，セクターと呼ばれる治療単位が地理的に設定されています．「小区域を設定し，そこに精神科無料診療所（dispensaire）と呼ばれる外来診療と精神保健相談を行う機関を複数設け，入院が必要な場合は，その精神科無料診療所と連携する精神科病院あるいは一般病院の精神科病棟が対応する．そして，これらの対応は，外来診療，入院診療ともに小区域の精神科医療チームが行う」というシステムです．

このセクターはおおむね成人8万人，小児21万人を圏域としています．図表3-3はその概要を示したものです．セクターには精神科入院治療の中核施設のセクター中央病院があり，医師，看護師，セラピスト等から構成される精神科医療チームが，開業精神科医や開業一般医と協力関係のもと地域での外来診療や社会復帰を支えています．

このセクター方式は1950年代からパリ13区において精神科医であったフィリップ・ポーメル（Philippe Paumelle），セルジュ・レボヴィシ（Serge Lebovici），ルネ・ディアトカイン（René Diatkine）らによって実験的に開始され，「精神疾患のための県の組織・設備計画に関する1960年3月15日通達」

114

図表 3-3 フランスセクター方式に基づく地域精神医療の概要

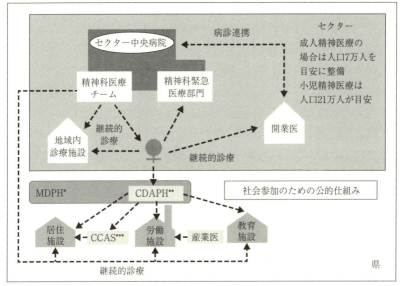

*：県障害者室
**：障害者の権利と自立のための委員会
***：市町村社会活動センター
出典：著者作成.

によって，徐々にフランス全土に拡大されたものです．その特徴は，薬物治療の進歩という精神医学における環境変化を受けて，精神障害者をできうる限り，その家族及び住み慣れた住環境から切り離すことなく，多職種による支援によって，地域で継続的にケアしていくことを基本原則としていることです．ポーメルらが開かれた精神医療を目指した背景には，第二次世界大戦のナチス占領下で 45,000 人にも及ぶ精神病院入院患者が餓死してしまったということへの反省があったと言われています．そして，この 13 区による取り組みは，現在もフランス精神医療の社会実験的存在としてパリ 13 区精神保健協会（Association de Sante Mentale du 13e arrondicement de Paris: ASM13）によって引き継がれています[8]．

図表 3-4 はセクターの医療機関を列挙したものです．入院施設としては古

第3章　公衆衛生政策学をどのように理解するのか

図表3-4　フランスセクター方式を構成する医療資源の概要

外来	完全入院	部分入院
自由開業精神科医 一般医 臨床心理士・心理療法士 病院の外来部門 公的保健・医療社会サービス 医療・心理センター 医療・心理・教育センター 　及び医療・早期社会活動センター 往診（セクター方式） 救急部門への往診	公的・民間病院への古典的入院 　（専門診療科またはそれ以外） 治療後の（リハビリテーション病 　棟への）入院 治療的アパート 在宅入院（精神科での利用は稀） 治療的受け入れ家庭 救急部門における精神科短期入院	デイケア ナイトケア 短時間治療的受け入れ 　センター* 治療的作業所

*グループでSST（Social Skill Training：社会生活スキルトレーニング. 社会生活を送る上で必要となる人間関係やコミュニケーションに関する技術・技能を身につけるための訓練）的な治療を行う. 通常, 病院に隣接して設置されている.

出典：Coldefy M et all: IRDES Dotation des secteurs psychiatriques en perspective avec le recours à la médicine générale et a la psychiatrie libérals d'Ile de France.

典的な精神病院に加えて，後治療センター（急性期後の薬物治療，リハビリテーションなどを提供します），治療的アパート（より一般的な居住空間に近い施設で，継続的な治療，リハビリテーションなどを受けながら，日常生活を送ります），在宅入院（患者の居宅で病院の医療チームが入院治療を行うものですが，精神科ではあまり一般的ではありません），治療的家庭受け入れ施設（研修を受けた家庭で，日常生活を送りながら継続的な治療やリハビリテーションを受けるものです），救急部門における短期入院（自傷等で救急センターに搬送された精神疾患患者を収容する病室です）があります．フランスの入院医療では完全入院（Hospitalisation à temps complete）と部分入院（Hospitalisation à temps partiel または Prise en charge à temps partiel）という用語がしばしば使用されます．完全入院というのは終日病院に滞在するもので，部分入院というのは1日のうちの何時間か病院の施設を使うものを指します．具体的には日帰り入院（作業療法等が中心のデイケア），夜間入院，部分治療的センター（精神分析や薬物治療などの治療的介入が主体となるもの）などがあります．夜間入院は夜だけ入院するもので，日中は就労支援施設や一般企業で働いている障害者の

116

1 歴史的な視点から公衆衛生政策学を学ぶ

方が多く利用しています．外来に関しては民間の精神科診療所，精神分析医，急性期病院の精神科外来，公的社会医療センター（≒無料診療所），医療・心理・教育センター及び初期社会医療センター（いずれもメンタルヘルスの問題を抱える小児に対する総合的施設），訪問診療，救急センターへの訪問診療などがあります．

　ここで注目すべき点は，セクター方式が始められた当時，アメリカをはじめとするアングロサクソン圏では，薬物治療の進歩に加え，反精神医学運動の高まりにより，脱施設化（deinstitutionalization）による地域精神医療体制の確立が目指され，精神科病棟の縮小がドラスティックに行われていたことです．このような世界的潮流を知りながらも，フランスは精神病院あるいは精神病棟を，地域精神医療の基幹センターとして位置づけたうえで，地域に入院外施設を充実させることで，地域精神医療を構築しようとしました．これにはフランスの精神医療の歴史的発展過程の影響があります．この経緯を知ることは日本の精神医療システムの今後のあり方を考えるうえで参考になるものと私は考えています．次にこれを説明しましょう．

　フランスの近代精神医療提供体制の根幹となっているのは 1838 年法です．これはピネルの弟子であったジャン・エティエンヌ・ドミニク・エスキロール（Jean-Étienne Dominique Esquirol）が中心となって策定したことからエスキロール法とも呼ばれます．この法律の特徴は精神病者を収容し治療するための施設の設置を各県に義務づけたこと，入院形態として家族等の意思による任意入院（本人の意思ではありません）や自傷他害の恐れがある際の県知事の職権による入院を定めたこと，そして恣意的な隔離収容を避け，個人の自由の保護を保証するために種々の手続きを定めていることです．19 世紀の法律としては画期的であった 1838 年法は，この間何回か修正は行われますが，1990 年 6 月 27 日法（La loi du 27 juin 1990 relative aux droits et á la protection des personnes hospitalisées en raison de troubles mentaux et á leurs conditions d'hospitalisation）が成立するまで，フランスの精神科入院医療の基本となっていました．それだけこの法律は当時としては先進的であったのです．

117

第3章　公衆衛生政策学をどのように理解するのか

　そして，1975 年法（Loi n° 75-534 du 30 juin 1975 d'orientation en faveur des personnes handicapées いわゆるフランス版障害者基本法）がフランスの精神医療が患者の社会復帰を促進する画期となりました．この法律によって，精神障害者（児）に対する社会施策は他の障害者（児）を対象としたものと一元化され，教育，就業，住居，生活などに対する支援が充実します．各県には（La Commission Technique d'Orientation et de Reclassement Professionnel: COTOREP 職業的オリエンテーションと再評価のための技術委員会）が組織され，そこで精神障害者（児）も，他の障害者（児）と同様に，障害のレベルや就業能力（児の場合は学習能力）が多職種で評価され，必要な支援が提供されます（現在，COTOREP は図表 3-3 で示した CDAPH になっています）．これによりセクター方式で必要とされていた社会への統合のための入院外組織が量的にも充実していきました．

　留学時代，私も国から派遣されるオブザーバーの 1 人として，この CO-TOREP の会議に参加していました．障害者・児の労働能力・学習能力を多職種の協議で評価し，適切な就業の場や学習環境を準備するフランスのやり方に感心しました．就業については，地域での保護雇用というのが原則で，障害者は定期的な評価を受けながら，その時の稼働能力に応じて，労働支援センター（労働能力 30％，以下同じ），保護工場（50％），職親（50％），普通雇用（80％以上）を動いていく仕組みになっていました．労働能力が高くなるにつれて収入は高くなるのですが，その内訳をみると労働者としての賃金が増加し，その分障害者手当は減額されるという形になっていました．職業や教育を通じた社会への包摂を進めることで，（精神）障害の社会的慢性化を予防するのだという説明をその時指導医から受けました．労働支援センターや保護工場には診察室があり，そこで精神に障害を持つ労働者は定期的にセクターの精神科医の診察を受けていました．また，産業医も定期的に，障害労働者の状況をチェックしていました．このような手厚い対応が公的な仕組みとして動いていることに，私はとても感動しました．

　しかしながら，時代の流れとともにエスキロール法には見直すべき複数の

118

課題が生じ，1990年6月27日法によって改正が行われます．この改正のポイントは3つあります．1つめは入院施設について本人の意思による自由入院のみの患者を受け入れる施設と，同意を伴わない入院患者と自由入院の患者の両方を受け入れる施設とを区別したことです．2つめはこれに関連して，入院形態も自由入院（Hospitalisation libre わが国の任意入院に相当），第三者の要求による入院（Hospitalisation sure demande d'un tier わが国の医療保護入院に相当）及び強制入院（Hospitalisation d'office わが国の措置入院に相当）に区分され，その必要な手続き等が明文化されました．3つめは精神障害で入院する患者の権利と保護，入院条件が，より人権に配慮する形で見直されたことです．ここでは施設長や医師，監督者の責務が規定されています．また，県単位で「精神医学上の入院に関する県委員会（Commission départementale des hospitalisations psychiatriques）」が組織され，そこで同意を伴わない入院の把握および分析が行われるようになりました．

　以上がフランスのセクター方式の概要ですが，もちろん，セクター方式には問題もあります．たとえば，本来の病者としての扱いがおろそかになる，という批判があります．私が監査に入った労働支援センターでの事例を紹介しましょう．労働支援センターは社会復帰施設ですが，企業体としての経営の健全性も求められます．そのため，経営者は，稼働能力の高い障害労働者をできるだけ確保しようとします．そうすると本来であれば，保護工場や職親，一般就労の場で働けるような障害者が，経済的待遇の悪い下位の職場に留め置かれることになります．職業支援の場は，障害者の社会的リハビリテーションの機能を持っていることが，無視されてしまうのです．さらに近年は保守系政権のもと，精神科医療に対する予算の制約が大きくなり，セクター方式が地域によっては回らなくなってきているところも出てきています．

第 3 章　公衆衛生政策学をどのように理解するのか

1-6　日本の精神医療制度改革への示唆

明確な理念の必要性

　病院を維持しながら，障害者施策としての一般化の過程を踏まえて，病院機能の周辺に社会復帰のためのサービスを充実させ，多職種で精神障害者の生活を地域で支えていくという，フランスのセクター方式は，その歴史的発展過程も含めて，日本の精神科医療の改善の参考になるのではないでしょうか？　アメリカやイタリアのような脱施設化は 1 つの理想ではあると思います．しかし，日本社会の文化的，歴史的特性を考えると，それを実現するハードルは高いと私は考えています．その阻害要因としては，医療職以上に地域住民の意識の問題が大きいように思います．もちろん，あさかホスピタルのように，地域住民の理解を得ながら，一部の病棟を閉鎖し，患者の地域でのケアを可能にした例もあります．しかし，そのためには時間をかけた取り組みが必要です．日本の精神医療は全体としては，病院に依存した医療を展開してきて，そして種々の問題に直面しながらも，多くの病院はケアの質改善のための努力をしてきたという歴史的経緯があります．これを無視したドラスティックな改革は現実的ではないでしょう．医療提供体制の改革にビッグバンはありえません．

　フランスで精神障害者施設の監査を行った際，指導官から言われた言葉があります．「高い理念をもちながらも，原理主義に陥らないことが重要である．そして，対策はその理念に向かって漸進的に行っていくしかない」．この際重要になるのは明確な理念です．その理念が示す状況と現実とのギャップをデータによって明らかにし，さらに継続的な調査や研究を行い，その結果をもとに社会に働きかけ，漸進的な改善を図っていくというのが，時間はかかりますが，実際的な方法です（図表 3-2）．患者や患者家族，そしてその支援者と精神医療界とが協働で日本が目指すべき精神医療福祉の理想を提示し，その要素をブレイクダウンし，その現状を記載する．そして，理想と現

実とのギャップとして認識される課題それぞれに何をすべきかという具体的なアクションプランを作成し，それを継続的に実施，評価，修正していくというPDCAのサイクルを地道に回していくことが必要なのです．私たち公衆衛生学の研究者は，客観的な立場からこのデータ作成を行っていくことが役割です．

　日本では精神医療福祉や老人医療福祉がスキャンダルベースで一般化され議論されてしまう傾向があります．そのようなスキャンダルとなるようなケースはもちろん言語道断です．しかし，精神医療の多くの現場ではS先生のような医療福祉関係者が，限られた資源で，工夫を凝らして，障害をもった方たちの社会復帰に努力しています．補論3-1で紹介しているあさかホスピタルは，国際的にみても非常に優れた組織です．そして，そのかなりの活動は，理事長である佐久間啓先生の高い理念のもと，組織の持ち出しで行われているのが現状です．質の高い精神医療福祉を実現しようとするのであれば，その努力に対する正当な社会的，経済的評価が必要です．メディアによるスキャンダルベースの報道は，社会正義である一方で，精神医療福祉に対する国民の不信感を増大させ，日本の精神医療福祉の発展を妨げてしまいます．社会的影響が大きいだけに，メディアの方々には問題事例を取り上げる際には，全体を俯瞰した報道をしていただくようお願いしたいと思います．もちろん，そのためには私たちのような社会医学の研究者が，メディアの方に適切な情報提供を行うことが必要です．その意味でも，日本の社会学者は，日本語の論文での情報発信をもっと重視すべきだと考えます．

精神医療福祉領域の地域包括ケアシステム

　国は現在，精神医療福祉においても地域包括ケアシステムの構築を目指しています．図表3-5はその概念を示したものです．これはフランスのセクター方式が目指しているものとほぼ同じであると私は考えています．では，これを実現するための政策ツールは何でしょうか．日本では地域の医療提供体制を計画するものとして，5年を時間単位とした地域医療計画が策定されま

121

第3章　公衆衛生政策学をどのように理解するのか

図表 3-5　精神科領域における地域包括ケアシステムの概要

- 精神障害にも対応した地域包括ケアシステムにおいて、精神障害を有する方等がかかりつけとしている精神科医療機関に求められる機能が取りまとめられている。
- 入院、入院外によらず、かかりつけ精神科医療機能を有する医療機関においては、かかりつけ精神科医療機能の発揮のほか、連携拠点機能や救急医療体制への参画が求められる。

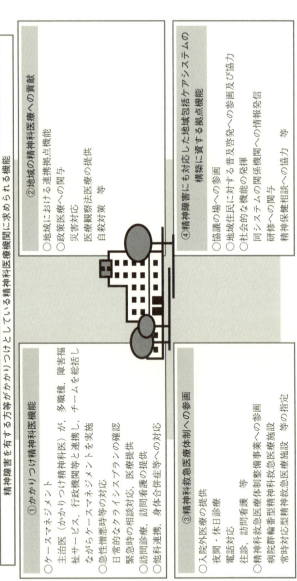

精神障害を有する方等がかかりつけとしている精神科医療機関に求められる機能

①かかりつけ精神科医療機能
- ケースマネジメント
  主治医（かかりつけ精神科医）が、多職種、障害福祉サービス、行政機関等と連携し、チームを総括しながらケースマネジメントを実施
- 急性増悪時等の対応
  日常的なクライシスプランの確認
  緊急時の相談対応、医療提供
- 訪問診療、訪問看護の提供
- 他科連携、身体合併症等への対応

②地域の精神科医療への貢献
- 地域における連携拠点機能
- 政策医療への関与
  災害対応
  医療観察法医療の提供
  自殺対策　等

③精神科救急医療体制への参画
- 入院外医療の提供
  夜間・休日診療
  電話対応
  往診、訪問看護　等
- 精神科救急医療体制整備事業への参画
  病院群輪番型精神科救急医療施設
  常時対応型精神科救急医療施設　等の指定

④精神障害にも対応した地域包括ケアシステムの構築に資する拠点機能
- 協議の場への参画
- 地域住民に対する普及啓発への参画及び協力
- 社会的な機能の発揮
  同システムの関係機関への情報発信
  研修への関与
  精神保健相談への協力　等

出典：令和3年3月18日「精神障害にも対応した地域包括ケアシステムの構築に係る検討会」報告書より抜粋、改変。

　　　　　　　　　　　　　　　1　歴史的な視点から公衆衛生政策学を学ぶ

す．この計画では一般的な医療を提供するための医療圏が設定されます．た
とえば福岡県では，身体科の医療については13の医療圏が設定されていま
す．具体的には，救急医療はこの二次医療圏で完結することが目指されてい
ます．他方，精神科医療は，多くの場合，都府県が基本的な医療を提供する
圏域として設定されています．私はこの地域医療計画の実行性を高めること
が，精神科領域の地域包括ケアシステムを構築するために不可欠であると考
えています．そのためにはいくつか解決すべき課題があります．

　第一のものは，圏域の見直しです．図表3-6は福岡県における精神病院と
精神科診療所の分布を示したものです．診療所が福岡市，北九州市，久留米
市という都市部に集中しているのに対し，精神病院は郊外（というよりも中
山間地域）に多く配置されています．これは日本の精神医療が隔離政策を基
本として行われてきたことの歴史的な結果です．そして，ライシャワー事件
の際の新聞報道にあるように，こうした隔離政策は社会の要請として行われ
てきたことを私たちは忘れてはなりません．今日の精神科医療における医療
資源の地理的配置の問題は，私たち日本人が総体として，それを求めてきた
結果でもあるのです．精神科医療に携わる関係者だけの責任ではありません．
この自覚を社会全体として持てるかどうかが，今後の日本における精神医療
福祉の発展に大きく影響すると考えます．報道される精神医療福祉のスキャ
ンダルの背景にある日本社会が持つ根本的な社会病理や人権意識の問題を解
決することが必要です．無関心であることは，差別することと同じくらい発
展の阻害要因になってしまいます．精神の問題にかかわらず，子供や外国人，
貧困に苦しむ人々，社会的なマイノリティなど社会的弱者に対する人権意識
をさらに高めることを日本社会は求められています．

　話がまた少し脱線してしまいましたのでもとに戻します．図表3-6に示し
た精神科医療資源の地理的配置の偏在のために，精神科医療にもひずみが生
じています．図表3-7はSCR（Standardized Claim Ratio　標準化レセプト比：
図表5-4参照）という指標で，それを示したものです．性年齢階級を調整し
ても，福岡市のような都市部では外来医療が多いにもかかわらず，入院や入

　　　　　　　　　　　　　　　　　　　　　　　　　　　　　　　123

第 3 章 公衆衛生政策学をどのように理解するのか

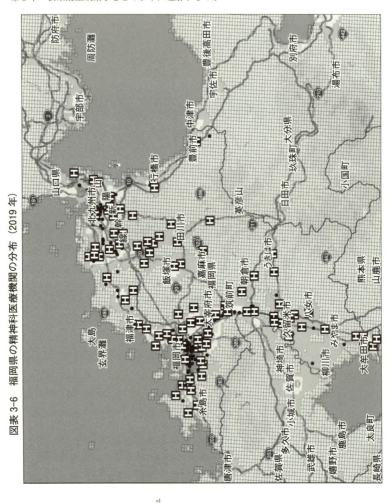

図表 3-6 福岡県の精神科医療機関の分布（2019 年）

ポテンシャルメッシュ
人口総数_周辺メッシュ　（人）
- 0–5953
- 5954–19629
- 19630–42653
- 42654–83138
- 83139–156951

H 病院
● 診療所

出典：著者作成.

1 歴史的な視点から公衆衛生政策学を学ぶ

図表 3-7 福岡県の精神科入院および在宅・通院医療の利用状況の地域差（2019 年）

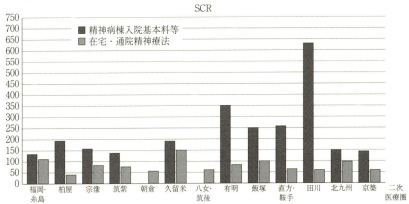

出典：SCR（内閣府）を用いて著者作成．

院に関連した社会復帰のための医療行為（作業療法やデイケアなど）が少ないですね．精神科医療福祉のバランスが悪いのです．この根底には，精神科においては入院医療と外来医療とが分断される傾向が強くなっていることがあると私は考えています．

図表 3-8 はある自治体のレセプトデータを用いて，統合失調症と診断され，抗精神科薬が処方されている人を追跡調査した結果です．4 年後に半分以上の人が，医療から脱落しています．統合失調症の患者さんの場合，治療開始後，失業してしまい，生活保護の給付を受ける状態になるためかと考えたのですが，そのデータを追加しても結果はあまり変わりませんでした．この背景には統合失調症の患者の症状が軽くなってきているというようなこともあるのかもしれません．私は，いろいろな機会で精神医療に関わることが多いのですが，関係者の話を伺っても，かつてのような破瓜型の統合失調症の患者は大幅に減少しているようです．統合失調症の患者へ処方される向精神薬は種々の副作用があります．頭にモヤがかかったような状態だったり，食欲亢進による肥満など，患者にとっては不快なものです．そのために症状が軽い患者については，向精神薬の処方が中止され，受診頻度も年に数回という

第3章　公衆衛生政策学をどのように理解するのか

図表3-8　レセプトデータで2015年度に統合失調症の診断名がついていた患者の追跡結果
医療サービスの利用状況

全年齢

経過月	対象者数	一般病棟入院	回復期入院	療養入院	精神入院	外来	訪問診療	訪問看護_医療	死亡
−12	53369	2.9	0.2	0.3	5.7	69.7	6.2	1.9	0.0
−6	53369	3.6	0.2	0.3	6.1	73.4	7.3	2.2	0.0
−1	53369	8.2	0.4	0.6	7.1	75.5	8.4	2.8	0.0
0	53369	12.4	0.7	1.0	10.6	88.4	9.7	3.5	1.4
3	51287	4.8	0.4	1.0	8.6	77.4	9.0	2.7	0.8
6	50228	3.9	0.1	0.8	7.5	74.1	8.7	2.6	0.6
12	48669	3.1	0.1	0.7	6.8	67.9	8.1	2.5	0.4
24	46318	2.5	0.1	0.6	5.6	58.6	7.1	2.4	0.3
36	44391	1.7	0.0	0.6	4.9	51.5	6.2	2.1	0.3
48	42822	1.5	0.0	0.5	4.3	45.8	5.5	2.1	0.2
								累積死亡	20.0

出典：松田晋哉（未発表資料）.

ことになっているのかもしれません．でも，問題はやはり起こってしまいます．その中で私がとくに問題であると考えているのが自殺です．第4章の疫学研究のところで，過量服薬による自殺企図のリスクに関する機械学習を用いた分析結果を紹介していますが，統合失調症の診断がついていることはいずれの分析でもリスクファクターの上位にあがっています．

　地域包括ケアシステムの構成要素の1つに予防があります．内因性精神疾患である統合失調症の発生を予防することは難しいですね．でも，統合失調症に罹患したことによる望ましくない事象である自殺企図や入院，社会からの排除を予防することはできます．フランスのセクター方式は，この統合失調症の社会的意味での慢性疾患化を予防する仕組みでもあるのです．精神科領域で地域包括ケアシステムを構築するのであれば，これらの望ましくない事象を予防するための具体的な対策が必要です．自殺対策としては地域全体への自殺予防キャンペーンのようなポピュレーションアプローチも必要です．加えて，そのリスクがある人たちへのハイリスクアプローチも必要です．その起点となるのは学校や職域であるかもしれません．でも，当該患者のメン

タルの状態を継続的に評価してくれるかかりつけ精神科医の存在が自殺予防のためにはより重要なのです．当該患者の人権に配慮しながら，だれがどのように継続的な見守りを行うシステムを作るのかを考える必要があります．そして，この見守りは，患者の状態に応じて入院医療や社会復帰のための支援が，適切に行われる仕組みでなければなりません．

　地域精神保健に関心を持たれている識者の中には，イタリアのように精神病院を廃止すべきという意見を述べられる方もいらっしゃいます．私はこの意見に賛成ではありません．私自身，自分がかかわった精神障害を持った方々の中から自殺者が出たことの反省を踏まえて，過度の精神的混乱のために自傷他害の恐れがある状態の患者については，一定期間，常時観察ができる状態で，適切な治療を行い，そうした危機を乗り切る環境が必要だと考えています．ただし，その療養環境の質は，そこで数週間生活することを前提としたものでなければなりません．この点については，多くの精神病院が配慮するようになっています．また，病院というよりは，フランスの治療的アパートメント（Apartement therapeutic）のようなものでもいいのかもしれません．図表3-6及び図表3-8の結果を見る限りにおいて．日本の場合は，入院治療の場と外来治療の場が，近年分断される傾向にあるように思います．フランスのセクター方式のような連続性のある仕組みが自殺予防の観点からも望ましいと私は考えています．

精神科かかりつけ医の重要性

　さて，次に地域包括ケアシステムの構成要素である医療について改めて論考してみたいと思います．精神科領域における病診連携推進の必要性についてはすでに述べました．精神科医ではない私がこのような指摘をするのは本当に不遜なのですが，日本の精神科医療は薬物治療に過度に依存しすぎていないでしょうか．診療報酬制度の建付けの悪さがそもそもの問題なのですが，精神療法をもっと評価すべきではないでしょうか．とくに，子供の診療においては，医薬品の処方よりも，丁寧な診察と精神療法が必要になることから，

第3章　公衆衛生政策学をどのように理解するのか

熱心に取り組んでおられる精神科医はしばしば1人の患児に対して1時間以上の診療を行っているのが現状です．とくに最近は愛着障害によるメンタルの問題を抱えた子供が増加しているため，その診療時間は長くなる傾向にあります．精神科医療は単に病気を見るだけでなく，その病気のために患者がどのような社会的不利を被っているかを把握し，それをSST（Social Skill Training）や作業療法，ソーシャルワーカーによる関係者への働きかけといった活動をアレンジすることで展開されていきます．こうした精神科領域の関係者の努力は，社会的，経済的に十分に評価されているでしょうか．精神医療福祉の現場で時に患者・利用者に対する不適切な処遇が生じてしまう背景に，こうした低い評価が関係してはいないでしょうか．愛着障害や適応障害に悩む子供や若者を見ていて思うのは，社会がそうした病理を作っているということです．精神科医療は，その傷病の性質上，長期間のかかわりが必要となります．その意味で，かかりつけ医が絶対的に必要な領域です．他方で，精神科の患者は，医療機関を渡り歩く傾向もあります．医療者が代わっても，システムとしてかかりつけ医的に対応できる仕組みが不可欠です．そのためのツールの1つが障害者手帳です．母子保健における母子手帳のように，この手帳を媒体としたかかりつけ医機能を保障する仕組みを考えることが必要だと考えます．

　フランスのセクター方式が機能している理由の1つに社会保障番号があります．フランスでは原則としてすべての住民が社会保障番号を持っているために，居住地や受診する医療機関が変わったとしても，保険者が継続的に被保険者の受療動向を把握することができます．また，16歳以上のすべての住民は自分のかかりつけ医を登録することが義務づけられており，かかりつけ医の側は，受け持ち患者の健康状態に関するサマリーを1年に1回作成することを義務づけられています．こうした登録制について，医療関係団体や患者団体は強く反対しています．総合診療医や内科医の数が，欧米に比較して足りない状況で，フランスのようなかかりつけ医の登録を行うことは実際的ではないと私も考えます．諸外国に比較して，眼科や耳鼻咽喉科，皮膚科，

128

整形外科，泌尿器科といった専門領域で開業している医師が，とくに都市部で多いことも踏まえると，日本医師会が主張しているように，面としてかかりつけ医機能を保障するという主張には妥当性があります．しかし，面として機能するためには患者情報を関係者間で共有する仕組みは必要でしょう．PHR（Personal Health Record）の活用に私は期待を持ったのですが，どうも状況は芳しくないようです．厚生労働省は医療情報プラットフォーム（図表1-14）を整備することで，医療機関間の情報共有を可能にすることを考えています．共通電子カルテの開発もアジェンダにはあります．その実現に期待したいと思うのですが，医療情報プラットフォームは厚生労働省医政局，介護保険関連情報は厚生労働省老健局，予防接種やがん検診，母子保健関連情報は総務省，オンライン資格確認はデジタル庁という縦割りの状況で，有効な情報共有が可能になるかについては不安もあります．本節で扱っている精神医療福祉は，まさにこれらの領域に横断的に関わります．精神科における活用を検討することで，本来の目的の実現に向けての具体的な道筋がより明確になるように思います．

精神科保健医療と障害者福祉制度との連結

さて，地域医療計画が精神科医療体制の適正化に資するツールになるための2つめの課題は，障害者福祉制度との連結です．日本の障害者基本法は2004（平成16）年の改正によって，身体障害だけでなく，知的障害や精神障害も含むものとして一般化されました．これにより精神障害者に対しての福祉サービスが拡充しました．教育，職業訓練，雇用，住まいといった生活課題について，障害の如何にかかわらず普遍的なサービスが提供できるようになったのです．フランスの障害者基本法と同じよう体系になったと言えるかもしれません．

しかし，現状では種々の問題が指摘されています．まず教育の問題です．メンタル面で問題を抱えた子供たちに，日本ではフランスのCDAPHのような体系的な対応ができているでしょうか？　当該児童の能力の評価が不十分

第3章　公衆衛生政策学をどのように理解するのか

なまま安易に特別支援学級に配置されていないでしょうか．また，当該児童の職業適性等についての十分な評価と，それにあった教育が提供されているでしょうか．愛着障害に起因するメンタル問題を抱える児童は学童クラブや放課後デイケア等で適切な支援を受けることができているでしょうか．愛着障害を持つ児童・生徒は，家庭環境に問題を持っていることがしばしばです．親の暴力や貧困などのために，学校給食以外は満足な食事を摂れない子供が少なからずいることも事実です．このような子供たちに，子ども食堂のようなボランタリーな支援に頼りきっていていいのでしょうか．地域に総合的な支援の場が必要です．これは児童に限ったことではありません．長期間治療を続けている精神障害者の方たちは，現役世代であっても収入を得るための仕事に就けていないことがままあります．そのために食事や住む場所の確保が難しくなっている方も少なくありません．また，精神障害のゆえに，地域社会に溶け込めず，孤立している人も少なくありません．補論で紹介しているあさかホスピタルは，そうした行き場のない精神障害児・者を無料で受け入れる場所を院内に作っています．そこでは，あさかホスピタルのOB・OG（関係者はそのように呼ばれていました）である高齢者が集まり，無料でふるまわれる食事を摂り，そしてスタッフも交えて談笑していました．また，在宅の子供たちも集まって，同様に食事を摂り，スタッフや友人との会話を楽しんでいました．この状況を見ていた私に理事長の佐久間啓先生は次のように説明してくれました．

　「症状が落ち着いた慢性期の患者さんたちが地域で生きていくことになることが理想です．でも，現実には，この国の精神科医療の歴史的帰結として，長期間入院を強いられていたために，地域で生きていく生活力のない高齢患者が多いのも事実なのです．彼らにとって，病院は通い慣れた安心できる生活の場所でもあるのです．大事なことは精神病院が持っている精神障害者を支える機能を地域に開放していくことなのだと思います．彼らのように地域で安心できる場所がない人たちが，夕方だけでもいいから，ここにやってきて，友達や顔見知りのスタッフと談笑し，食事をとって帰っていく，そうし

た地域に開かれた安心できる場所になることが精神病院には求められています」

　あさかホスピタルは，日本の他の先進的な精神病院がそうであるように，サテライトのクリニックや福祉施設をもち，さらにレストランやパン工房，農場といった精神障害者の雇用の場も積極的に作っています．そして，若い患者については，かつてのような長い入院医療を行うのではなく，医学的に適切な，より短期の入院治療の後，外来医療や作業療法に移行し，さらに上記のような就業場所の提供を行っています．こうした努力は国内の多くの精神病院が行っており，フランスのセクター方式に近いような総合的な精神科医療福祉が可能になってきているのです．

　ここで，最近問題となった民間の障害者福祉事業者による不適切なケア事例のことを考えてみたいと思います．営利的な事業体のすべてがそうだと言うつもりは決してありません．しかし，しっかりとした理念のない営利的な事業者が単独で障害者福祉を行うことのリスクをこの事例は明らかにしたと私は考えています．精神病院が医療福祉社会活動の複合体となり，民間の事業者ともネットワークを形成して，精神科領域の地域包括ケアシステムを作ることが，日本のこれまでの精神科医療の歴史を踏まえたとき，実際的なのではないかと考えます．これは日本的なセクター方式です．フランスの病院では，病院の理事会に，患者及び患者家族の代表や地域の行政の代表者が入り，適切な病院運営を行っているかを監督しています．ドイツでも民間病院が過度に営利的な経営に走らないよう，病院がある自治体の関係者が理事会のメンバーになることが多いようです．日本も理事会の構成をこのようにすることで，精神科医療の適切な実施を担保できるようになるのではないでしょうか．

精神障害者の就労支援

　最後に，精神障害者の就労支援について私の考えを述べてみたいと思います．私がフランスの障害者基本法の対象になり，フランス政府から必要な支

第 3 章　公衆衛生政策学をどのように理解するのか

援を受けたことは第 1 章で述べました．保健省の公衆衛生監督医候補生とし
て働くにはフランス語が不自由である私に対して，フランス政府はフランス
語の個人授業という支援をしてくれました．しかし，これは 3 か月間の期間
限定で，そのあとは自立してやっていくことを求められました．この自立を
求める姿勢は，精神障害児・者に対しても同様です．必要な医療や社会的支
援を受けるということは，各自の障害のレベルに応じた自立への努力を求め
られるのです．その意味で冷たい部分があることも確かです．たとえば，私
が監査を行った障害者施設では，入居していたケア付き住宅を勝手に退去し
た利用者が何人かおり，その後の所在もよくわからない状況になっていまし
た．労働施設の管理者は家族に連絡は行っていましたが，それ以上の対応は
していませんでした．なぜならば，それは自立しているはずの彼らの自己責
任だからです．フランスでは障害者や生活困窮者に対して，手厚い給付があ
ります．しかし，それを給付することは，その状況にあった自立を求めるの
です．たとえば，フランスにおける生活保護制度は Revenue Minimum d'In-
sertion（RMI）といいますが，給付を受けるためには，対象者の心身の状況
に応じて，社会復帰（＝RMI から離脱）するための努力をすることを求めら
れます．Insertion（包摂）されるためには，自治体の準備した種々の職業訓
練や小さな仕事（petit travail 公園や公的施設の清掃業務，教員補助としての小
学生の学習支援，など）に参加することが義務なのです．もちろん，彼らを支
援するボランティアベースの地域活動も数多くあり，これらも地域保健医療
計画の枠組みで行われます．具体的には，毎年，ヘルスプロモーションや障
害者あるいは貧困者支援のための地域活動の公募があり，多くの NPO が企
画書を ARS（Agence Régionale da la Santé 地方医療庁）に提出します．事業
計画が資金計画も含めて評価され，認可された団体には複数年の予算が付き
ます．ただし，毎年その活動は評価の対象となり，目標としている実績がな
いものは，当局から改善を指導され，場合によっては事業がそこで中止とな
ります．ここで興味深いのは NPO の形態です．日本のような非営利民間法
人もあるのですが，それ以上に多いのがアソシアション（Association）＊とい

132

う組織です．このような民間団体の活用について，私が師事した Chambaud
教授は，それを保健民主主義（La democratie sanitaire）の理念によるものだ
と説明してくれました．国の財政や人的資源に限りがあり，かつ問題が多様
化している以上，各地域の公衆衛生上の課題に，地域の住民自らが，その解
決のために努力する民主的な地域を作ることが求められている，というのが
Chambaud 教授の説明でした．考えてみると，オランダでは work sharing を
進める過程で，多くの国民が地域の有償ボランティアに参加するようになり
ましたし，イギリスでもキャメロン首相の時には ray person の活用が「新し
い偉大なコミュニティ」の名のもとに導入されました．日本でもこのような
形での地域住民の力を活かす方法を検討すべきではないでしょうか．障害者
福祉の領域では「障害者が街に慣れる．街が障害者に慣れる」という言葉が
あります．日本全国にあるあさかホスピタルのような先進的な取り組みを行
っている病院の周辺に，NPO などがつながりながら，精神障害においても
このような文化ができることが，日本版のセクター方式を確立するために不
可欠だと考えます．フランスの地域医療計画ではアソシアションのような
NPO の活用についても具体的に記載されています．日本の医療計画もその
ような柔軟かつ実効性のあるものになるとよいと思います．

> ＊アソシアション（Association）：フランスには，アソシアション（Association）
> と呼ばれる，趣味やレジャーを一緒に行う同好会的な色彩の強い非営利団体が
> あります．地域における公衆衛生活動実践の多くもアソシアションによって行
> われています．同好会的な色彩が強く，設立手続きも書類提出のみの非常に簡
> 単なものです．フランス全土で数十万組織が存在すると考えられていますが公
> 的な統計はありません．活動領域は教育・訓練，健康・高齢者・家族・社会の
> 活動，商業・経済活動・雇用・消費，住宅・生活・環境，漁・釣り，文化・観
> 光・国際交流，若者・レジャー，スポーツ，多様な社会活動の9分野に分けら
> れていて，多彩で柔軟な組織となっています．

2　現場を見学する

第1章で日本の公衆衛生医学の主な担い手は地域医療の第一線で活躍され

第3章　公衆衛生政策学をどのように理解するのか

ている臨床家であることを紹介しました．したがって，「生きた公衆衛生」を学ぶためにはそうした地域公衆衛生活動の実際を見学することが一番です．残念ながら医学部の卒前の講義及び実習，そして卒後の臨床研修や大病院での実践のみで，わが国の公衆衛生上の課題を実感することは難しいでしょう．なぜならば，大学での講義や実習，そして研修は急性期医療に偏りすぎているために，世の中のリアルな医療介護の状況とはずれてしまっている可能性が大きいからです．日本は急速な少子高齢化の過程にあります．それがこれからの日本の医療・介護界にどのような影響を及ぼすのか，それを知るためには，地域医療の現場，とくに少子高齢化が進んでいる地方の現場を，自分の目で見ることが役に立ちます．

　高齢化の進んだ地域の一般病床には多くの高齢患者が入院しています．図表3-9を見てみましょう．これは西日本の1自治体の医療介護レセプトを個人単位でつないで，脳梗塞，股関節骨折，心不全，肺炎（誤嚥性肺炎以外），誤嚥性肺炎で急性期病院に入院した65歳以上の患者について，入院半年前の医療介護サービス利用状況と主な傷病の有病率を見たものです．半年前の状態で，脳梗塞の約30％，股関節骨折，心不全，肺炎の約50％，誤嚥性肺炎の約70％で，それぞれ患者はすでに何らかの介護保険サービスを使っていることがわかります[9]．結果として，急性期病棟では，食事介助等で援助が必要な高齢患者が急増しています．こうした患者を現状の看護配置基準でお世話することが難しくなっています．また，私が行った分析では，高齢患者の場合，入院を必要とするような傷病に罹患すること自体が要介護度の悪化につながることが明らかになっています[10]．以上の結果は急性期病棟でのADLケア体制が不十分であることを示唆しています．こうした状況を踏まえて，日本慢性期医療協会の前会長である武久洋三先生は，急性期病院におけるリハビリテーション職及び介護職の配置基準を診療報酬において設定することを提言されています[11]．私もその提案に賛成です．

　他方，介護の現場では，複数の慢性疾患を持った高齢者の医学管理の在り方が問題となっています．入院につながるような傷病，たとえば肺炎や脳血

134

2 現場を見学する

**図表 3-9 65 歳以上の脳梗塞，股関節骨折，心不全，肺炎の急性期病院入院症例における
入院前後のサービス利用状況**

（西日本の 1 自治体データ：2014 年 10 月〜2016 年 3 月　DPC 対象病院入院症例）

	入院 6 か月前				一般病床入院 1 か月後			
	介護保険利用	介護施設入所	一般病床	回復期病床	療養病床	介護保険利用	介護施設入所	累積死亡
脳梗塞（1,734 名）	32.5%	5.4%	68.7%	21.9%	1.8%	19.4%	5.4%	1.1%
股関節骨折（1,493 名）	54.5%	5.8%	78.4%	37.6%	3.7%	24.0%	7.5%	0.1%
心不全（1,192 名）	45.0%	6.9%	70.1%	0.5%	3.0%	33.6%	6.8%	3.3%
一般肺炎（1,798 名）	47.3%	7.6%	56.1%	0.8%	3.4%	38.6%	7.5%	2.9%
誤嚥性肺炎（1,585 名）	73.4%	21.5%	66.9%	0.9%	5.9%	45.3%	17.4%	5.0%

医療と介護の複合化を踏まえたサービス提供体制の
在り方を検討すべきではないか？

出典：松田ほか（2019）.

管障害，心不全などを予防するためには，そのリスク要因である高血圧，糖尿病，心房細動など慢性疾患の医学的管理が不可欠です．その基本は薬物治療です．しかし，医療保険と介護保険とが別々に制度化され，必ずしも 2 つの制度間の整合性が取れていない現状のために，介護の現場での医学的管理が難しくなっています．こうした問題を現場の関係者は認識しているのですが，医学や看護学の卒前教育の中でそうしたことはあまり触れられません．医療系の卒前教育や大学病院における臨床はどうしても急性期の研究的な側面が強くなりがちです．そして，それは現場の状況と乖離していきます．医療システムは臨床医学の社会への提供の具体的な形です．したがって，そのニーズとサプライとの整合性が重要なのです．その意味でも，これから日本の医療介護を担う若い人たちには，大学での勉強の他に，夏休みなどを使って，いろいろな現場を見て，そして現場関係者と患者あるいは利用者の声を聴いてほしいと思います．

　学生時代に訪問したあるハンセン病施設で，入居している高齢者から「私たちのような不幸な人間をこれからは作らないよう，あなたたち若い医学生に期待したい」と言われたことが，私の心の中にずっと残っています．20歳前から 70 歳を過ぎるまで，外界と遮断された人生を送るということを想

135

第3章　公衆衛生政策学をどのように理解するのか

像してみてください．それは自分で選んだ生き方ではありません．法律に基づいて国から強制的に措置されたのです．この不条理さを，もし自分が同じ立場だったら受け入れることができるでしょうか？　医療や介護の現場を多くみていただきたいと思います．そこで提供されているケアは，もし皆さんがそれを必要とするようになった時に，受けたいと思えるケアでしょうか？利用者の尊厳に配慮したものになっているでしょうか？　仮に，皆さんが受けたくないと思うようなケアが提供されていた場合，その原因はどこにあるのでしょうか？　単純にケアを行っている人の資質のせいにできるような問題でしょうか？　やりたいと思っているケアをできないような状況があるのではないでしょうか？　それは人手不足だったり，社会の無理解だったり，経済的処遇の悪さだったり，いろいろな原因があると思います．単に問題を表面的に指摘するのではなく，その問題の背景にどのような要因が関係していて，それらを解決するためには何が必要なのかを，医療介護福祉専門職の立場から複眼的に考える人であってほしいと思います．

　私たち医療職・介護職は多くの場面で人の不幸に向き合う職種です．それだけに高い倫理感や公共心が求められるのだと思います．そして，そうした思いは，若い時期に，医療介護の現場でいろいろなことを実際に見聞きすることで育まれます．頭の中だけで考えていても，体現化は難しいのです．これから医療介護を担う若い人たちには，ぜひいろいろな現場の見学をしていただきたいと思います．

3　社会科学・人文学の本を読む

　公衆衛生学をはじめとする社会医学は医療の社会への適用方法を考える学問であると述べました．そうであるならば，公衆衛生学を学ぶ者，そしてそれを現場で実践する医療者は，社会そのものに関する理解を深めることを求められます．公衆衛生の地域における実践を地域医療の第一線でされている医師として私が尊敬している方々に片山壽先生と方波見康雄先生，そして新

田國夫先生がいらっしゃいます。片山先生は広島県尾道市で，方波見先生は北海道奈井江町でご尊父の開設した診療を引き継ぎ，地域医療に貢献されています。新田先生は，東京都国立市で診療所をされています。3人の先生に共通しているのは地域に対する強い責任感です。プライマリケアから訪問診療，そして看取りまで，昼夜をいとわず，患者さんに寄り添った医療をされています。科学者たる医師であるために，当たり前の習慣として新しい医療知識・技術の獲得や開発にも熱心であるのですが，それと同時にお3方とも哲学や文学，宗教学など幅広く人文・社会科学領域の勉強もされています。しかも，それは単なる座学ではありません。患者さんの死やご自身の体調のことなどを重ね合わせながら，深い思索を重ねるという実学でもあるのです。方波見先生はご著書でこうした思索がご自身の臨床力と人間力を高める糧になっていることを述べられています[13]。診察風景も見学させていただきましたが，90歳を超えられているとは思えない活力で，慈愛に満ちた診療をされている姿に感服いたしました。

　私もできる限り多くの社会科学・人文学の本を読むようにしています。診療という現場のない私の場合，片山先生や方波見先生，新田先生のように臨床現場での経験をもとに思索の深化をすることはできませんが，幅広く物事をみることができるようにすることで，思い込みによる誤った分析はかなりの程度防げているのではないかと思います。

　また，小説を読むこともいいですね。優れた小説はその時代の社会が抱えている課題を鋭く切り出します。それを読者として追体験することは医療職・介護職・福祉職としての人間理解力をきっと高めてくれると思います。

　国家試験の出題量が膨大になり，卒前教育で学ばなければいけないことが増えている医療関係の学生の皆さんが，こうした領域の本を読むことに使える時間は私たちが学生の頃に比べると格段に減少していると思います。しかしながら，専門として学ばなければならないことが多いだけに，それを社会に適用する際に必要となる教養的な知識を積極的に吸収していただきたいと思います。それは知識に幅をつけてくれます。幅が広がれば，それだけ応用

第 3 章　公衆衛生政策学をどのように理解するのか

力もつきます．読書とそれに基づく思考の深化をご自分のライフスタイルに
してもらえればと思います．

　方波見先生と片山先生の医療に対する考え方は，御著書に詳しく説明され
ているので，関心のある方は参照してください[12),13)]．

4　数学と統計学を学ぶ

　私は数学が好きです．データ分析を生業にすることを選ぶくらいですから，
まあ当然と言えば当然なのですが……．私が学生の頃，私の出身大学では教
養科目で出欠をとる講義はあまりありませんでした．数学はまったく出欠を
取らない科目でしたので，いつの間にか線形代数も基礎解析学も受講してい
る学生が私を含めて 2，3 人，ひどい時には私 1 人という状況になりました．
ほぼ個人授業的なものになり，数学好きの私にとっては最高の環境だったの
ですが，他方でいつももったいないなという思いを持っていました．平均的
に言って，理系でもっとも数学ができる高校生が医学部に入学するわけです．
そうであるにもかかわらず，多くの医学生が，入学を契機に数学を継続的に
学ぶことをやめてしまいます．

　たとえば，私が研修医をした医局では，研修医が論文等をまとめて研究発
表をするという Duty がありました．私はベイズ定理を用いた遺伝性疾患の
診断に関する医学判断分析の事例と脈波のフーリエ解析による要素分解の話
をしたのですが，私の期待とは裏腹に（私は感心されると思っていました……），
教授，准教授（当時は助教授）の先生の不興を買ってしまいました．指導医
の先生からも「やっちゃったねぇ」と呆れられました．ただ，当時としては，
数学は医学部でそれほど重視されていなかったので，仕方のない状況だった
と思います．

　しかし，情報技術が進歩した現在は，医療が扱う情報に関して革命といっ
てもいいようなことが進行中です．レセプトや電子カルテで，テキスト情報
だけでなく，画像や音声情報が大量に蓄積されてきました．そして，このビ

138

ッグデータを分析する技術が飛躍的に発達しているのです．ベイジアンネットワークや時系列アソシエーション分析などの手法を用いて，時系列での因果関係の推論が飛躍的に容易になりました．私は，最近の研究で機械学習の手法を用いた将来の高齢者医療費の推計及びシミュレーションのプログラムを開発したのですが，30 歳の時に prolog で人工知能の公衆衛生学への応用を考えていた（その後，当然のように挫折……）ころとの，あまりの状況の違いに深い感慨を覚えます．この分野は，さらに発展するでしょう．若い方々には，ぜひこの分野への関心をもっと持ってもらいたいと思います．情報処理技術を正しく使うためには，基本的な数学の理解は不可欠です．大学の教養レベルで使う標準的な数学の教科書をしっかり読み，面倒くさいかもしれませんが演習問題を解いてください．その際，Matlab や Mathematica などの数学用ソフトが使える環境にある方はそれを使ってみてください．応用力が付きます．ちなみに，私は Mathematica を使っています．それともう 1 つ，皆さんはこのようなビッグデータを扱う環境がとても整備されている時代に生きているという幸運を理解していただきたいと思います．R や Python のライブラリーには機械学習等の高度な分析を行うためのプログラムが用意されています．それらは無料であり，しかもかつてと違って，その利用にそれほど高スペックのコンピュータは要りません．皆さんが普段使っているＰＣで十分対応できます．加えて，プログラムの解説や練習用のフリーのデータもネット上で提供されています．ぜひ活用していただきたいと思います．

　統計学的分析は，公衆衛生学における研究においては必須事項ですので，このテーマについては補論 1 で改めて説明してみたいと思います．

5　海外で学ぶ

　最近は，AI を用いた翻訳ソフトが発展し，外国語を学んだり，外国に留学することの意味が，以前ほどはなくなっていると主張される方が少なくありません．ビジネスレベルでの乾いたコミュニケーションであれば，それで

第3章 公衆衛生政策学をどのように理解するのか

事足りるのかもしれません．でも，本当にその国やその国の人を理解しよう
とするのであれば，その国の言葉を学び，そしてそこで暮らすという経験が
必要だと私は考えています．背伸びが大好きだった高校時代の私は，わかり
もしないのにベルグソン（Henri-Louis Bergson）を読み，たいした感受性も
ないのにランボー（Arthur Rimbaud）やボードレール（Charles-Pierre Baude-
laire）の詩集を読んでいました．アナトール・フランス（Anatole France）に
『エピクロスの園』というアフォリズムの著作がありますが，断片的に覚え
たいくつかの言葉を訳知り顔で友人たちに話したりしていました．高校時代
の古い日記を読むと，そこかしこに赤面物の記述があります．若いというこ
とは，愚かでもあるのです．少し自分というものがわかってきた大学生の頃
に，一連の本を読んでみたのですが，やはりよくわかりません．異なる翻訳
者の本を読んでみると，そもそも訳が違います．その時はそれで終わってい
たのですが，フランスに留学して，それらの本のいくつかについて作品の原
著を読んでみました．フランス語がだいぶできるようになっていたころでし
たので，今度はそれなりに内容が理解できました．でも，それを正確に日本
語にできるかというと，できないのですね．どのような言葉に置き換えても
ニュアンスが違うのです．

　第1章でも説明しましたが，フランス語に関しては，私の場合，少し特殊
な事情があります．給費留学生としてフランスに来たのですから，日本にい
たときもそれなりにフランス語は勉強しました．でも，フランスの大学校に
通うようになって，日本でのフランス語の勉強の仕方ではだめだということ
に気づかされました．フランス語を日本語に翻訳して理解していてはだめな
のですね．私がフランスの障害者基本法の対象になってしまった話は前述し
ました．そして，公衆衛生監督医見習いとして勤務するにはフランス語能力
が低いというハンディキャップを持っている私を雇用してしまったフランス
保健省は私にそのハンディキャップを克服する手段を提供してくれました．
それは「週3日の，フランス人元国語教師による個人授業」でした．かくし
て，月，水，金の夕方，私は大学校の講義室で，退職した小学校教師である

M女史の個人授業を受けることとなりました．まず，M女史は私に仏日及び日仏辞書を使用することを禁止しました．手渡されたのはRoberの辞書です．フランス語をフランス語で理解することを求められました．個人授業は約3か月続きました．週末の会議録のテープ起こしの仕事もあって，私のフランス語力は随分と向上しました．日本で読んでいた翻訳本の原著を読み始めたのはそのころです．ニュアンスや思考の仕方がよくわかるようになりました．その国の文化を理解するというのはそういうことなのだろうと思います．そして，その理解を深めるためには，その国の歴史や文化を知る必要があります．私は外交官ではありませんが，外交力というのは，そのような異文化のニュアンスも含めた理解があってはじめて発揮できるのではないかと考えています．

　日本の医療制度改革では，しばしば欧米の制度が引き合いに出され，同じような制度を導入すべきとの意見も出されます．最近もかかりつけ医制度をめぐって，そのような，私には少し乱暴に思えるような議論がされています．私自身，医療制度の国際比較研究をしていますが，外国の制度を，そのまま日本にもってくることは無理だと考えています．ではなぜ外国の制度を研究するのか．それは，日本の制度を相対化することで，その課題を明らかにし，日本の制度の歴史的経緯も踏まえながら改善案を検討することにあると考えています．グローバルスタンダードに沿うことが必要だという熱い議論を時々聞きますが，それぞれの国の制度には歴史的要素や文化・宗教的要素が強く反映されますので，医療制度でグローバルスタンダードというのは難しいと思います．私がフランスで参加させてもらったEU統一後の医療保険制度に関する研究でも，制度の一元化ではなく，異なる制度が併存することを前提として，その相互互換性をどのように制度化するのかという点が焦点でした．結果をどのように活用するとしても，分析対象とする国の社会的・文化的条件を理解することが比較制度分析を行う上では，前提条件になります．

　ここで昨今の技能実習生問題についても触れておきたいと思います．アジアの時代といわれて久しいですね．建前上，技能実習生制度は，日本の優れ

141

第 3 章　公衆衛生政策学をどのように理解するのか

た（？）技術をアジアに広げるために行われていることになっていますが，本音は安価な労働力の確保ですよね．だから，不適切な人材紹介業者の介在を許してしまい，不幸な案件も起こってしまっているわけです．もちろん，これは日本に限ったことではなく，欧米諸国でも同じようなことは数多く起こっています．

　アジアの時代といいながら私たちは他のアジア諸国の文化や歴史をどのくらい理解しているのでしょうか．歴史的に関係の深い中国については，私たちは子供のころから多くのことを学びます．世界史の授業では中国史に多くの時間をかけますし，国語の授業でも漢文を学びますね．また，三国志など，日本人は中国を題材にした歴史小説を好んで読みます．最近は韓流ドラマの流行もあり，韓国の歴史や文化に興味を持つ人も増加しています．では，それ以外の国々の歴史や文化に対する私たちの関心のレベルはどうでしょうか．フランスに行かれる機会があれば，ルモンドやフィガロといった全国紙を買って読まれてみてください．毎日，見開き 1 面を使ってアフリカの政治情勢などの記事が掲載されています．アフリカからの移民が多いということもありますが，フランスは社会としてアフリカとの関係を重視しているのです．もちろん，それは旧植民地と宗主国という関係に根差すものであり，すべてが肯定的にとらえられるものではありません．しかし，私の ENSP の同級生の多くが，アフリカの国で，普通に医療者として働いていた経験があり，それぞれの国の歴史や文化，社会制度にも精通していました．

　さて，日本の関係者はアジアの他の国について十分な理解をしたうえで，日本の優れた（？）介護技術をアジアの国に広げるために，介護分野での技能実習生制度を運営しているのでしょうか．日本で学んだ介護技術を，帰国後，彼ら・彼女たちはどのように自国で展開することを，日本の関係者は想定しているのでしょうか．これらの問いにきちんと答えられなければ，介護や医療，看護の分野で，日本がアジアの関係者からリスペクトされる存在にはならないでしょう．

　アジアの時代というのであれば，もっと日本人がアジアに出向き，そこで

学ぶ，生活するということをしていかないとだめなのだろうと思います．ち
なみに，今，私は介護の国際化に関する研究を行っています．この内容につ
いては第4章を参照してください．

ただし，最近の海外の大学におけるMPH（Master of Public Health 公衆衛
生学修士）のコースの授業料の高騰を踏まえると，安易に若い先生たちに海
外留学を勧めることにも躊躇します．給費留学生などの試験に受かれば学費
が免除され，生活費ももらえるので，比較的経済的には楽になりますが，そ
れは狭き門です．その意味でも，アジアの大学のMPHのコースはおすすめ
なのかもしれません．また，英語を公用語としない国の給費留学生になるの
も面白いかもしれません．方法論的なことは，どこでも学べる時代になった
ので，あえて英語以外の言葉の環境に飛び込むのもいいかもしれませんね．

6 現実を直視する

公衆衛生学を学ぶ，あるいは実践する上で重要なことの1つは「現実を直
視する」姿勢を持つことです．日本には，実際には起こっている問題なのに，
法律上ないことになっているために放置されている重要な課題がたくさん存
在しています．皆，見て見ぬふりをしているのです．医療や介護，福祉の分
野でもそのような問題がたくさんあります．私たち公衆衛生の研究者・実務
者はそうした問題をきちんと記述し，その対策案とともに社会に問いかけて
いくことが求められています．ここでは，そのいくつかの課題を取り上げて
みたいと思います．

6-1 学校保健

最近読んだ記事で，学校健診時の校医によるわが子への保健指導の内容に
怒った市議が，その校医の先生に「医者をやめてしまえ」と恫喝し，その方
が校医を辞退したというのがありました．学校側は後任の校医の確保に苦労
しているようです．第2章で紹介したように，日本の学校医制度は，地域で

第3章　公衆衛生政策学をどのように理解するのか

開業している医師の地域公衆衛生活動の一環として運営されています．短時間で多くの子供たちの健康診断を行うのが主な業務となっており，正直，なり手が少ないのが現状です．とくに地方では，なり手を探すのが困難な状況になっています．耳鼻咽喉科や眼科の校医については，都市部でも確保が難しくなっています．校医を務める医師たちは，ボランティア的に地域貢献を行っているのです．しかし，このボランティア的な枠組みで行っている制度の維持が難しくなっています．ここで日本の学校保健の課題を考えるための参照事例としてフランスの学校保健制度を紹介してみたいと思います．

【フランスの学校保健制度】

　私はフランスで公衆衛生監督医候補生の職務として，学校保健制度の在り方を検討するミッションにも参加しました．当時，フランスでは学校保健を国民教育省と保健省のどちらの管轄で行うことが望ましいのかという議論がありました．背景には肥満，性行為感染症，薬物乱用，喫煙，飲酒，望まない妊娠，適応障害などの問題が大きくなっていることがありました．それまでの健診を主体とした学校保健から，より児童生徒の健康管理・ヘルスプロモーションに力を入れたものに重点を移すべきだという問題意識がそこにはありました（学校医学を意味する Médicine scolaire から学校保健を意味する Santé scolaire に用語も変更されました）．フランスでは学校医は専門職です．学校保健を専門とする医師が文部科学省に雇用されており，彼らが，学校看護師やソーシャルワーカーとチームを組んで，複数の担当する学校の学校保健業務を行っています．学校医になるためには文部科学省が実施する試験に合格した後，私が学んでいた ENSP（現在は École des Hautes Études en Santé Publique: EHESP）において，その職歴に応じて6か月から18か月の研修を受けることを義務づけられています．学校医は学校長の管理下には入らず独立した地位が保証されています．学校看護師は校区（academie フランス全土で30）レベルで実施される試験に合格した後，大学校区（rectrat フランス全土で18）の顧問看護師による研修を2，3回受け，担当する学校で勤務しま

144

す．学校看護師は学校長の指揮下に配属されます．日本の養護教諭と同じような立場ですが，日本の養護教諭の方が専門性は高いと思います．ソーシャルワーカーは学校長の管轄下ではなく，国民教育省の学校区に所属し，担当の小学校（1人1か所が原則）と複数の中学校及び高校を担当します．

　学校医の主な職務は健診，健診で健康問題が発見された児童生徒のフォローアップ，職業高校における適性評価，慢性疾患を持った児童生徒に対する学校環境への受け入れ態勢の計画，障害を持つ児童生徒に対する学校環境への受け入れ態勢の計画，学習障害や行動障害を持った児童生徒に対する学校環境への受け入れ態勢の計画，学校保健上の課題が生じた際の学校長・学校看護師からの招請による学校訪問など多岐にわたります．ここで健診について日本との違いを説明すると，法定健診は6歳（小学校入学時）の学校医によるものと，12歳（中学校入学時）の時の学校看護師によるものの2回のみです．

　では，このような専門職としての学校医による仕組みがうまく回っているかというと，これが危機的な状況になっているのです．フランス医学会（Academie Nationale de Médicine：ANM）が2017年に出した報告書には，学校医として働く医師は年々減少しており，2000年に1,400人いた学校医が2016年には1,000人となり，今後，約300人いる60歳以上の学校医の定年退職によって，学校保健の状況はより厳しいものになるとあります[14]．このように学校医が減少している要因として，もっとも重要なのは，学校医が専門医として社会に認知されておらず，その経済的評価も低いこと，そして彼らの活動の効果を測る指標が設定されていないこと，などがあると指摘されています．前述のようにフランスにおいてもわが国と同様，学校現場における医療職の関与が必要な事案が増加しており，学校保健体制の再構築が喫緊の課題になっているようです．学校医および学校看護師の不足のために，小学校入学時の健診受診率は71％，中学校入学時の健診受診率は57％にとどまっています．学校区によってはまったく実施されていないところもあると報告されています．

第3章 公衆衛生政策学をどのように理解するのか

　日本の学校保健の在り方については，学校保健の専門医を創設するという議論も時々ありますが，フランスの事例を見ると，地域医療の枠組みの中で学校保健を行っていく日本の今のやり方の方が，児童生徒に対してより公平ですし，また実際的だろうと思います．ただし，この仕組みがそのままでよいのかというと改善点は多いのが実情です．まず，健診です．学校保健法上，学校健診は6月30日までに終了させないといけないわけですが，そのために多数の児童生徒を短時間で診察するという流れ作業的な健診になってしまっています．私もパートタイムで学校健診の手伝いをしたことがあるのですが，医療者としてその有効性に疑問を持ちました．行動障害や発達障害，いじめなどによるメンタルの問題が増えている状況を踏まえると，もう少し時間的余裕をもって診ることができる方が望ましいのではないでしょうか？学校保健統計の作成スケジュールとの兼ね合いもあるのでしょうけれど，学校健診の目的を踏まえた上で，その実施方法について再検討が必要だと考えます．加えて，やはり学校健診に携わる地域の先生方への報酬についても再考が必要です．学校健診を引き受けられている先生方からは，お金の話はほとんど出てこないのですが，第三者として現状を見ると，学校医の業務に対する経済的評価は低すぎます．最近，少子化対策に関する議論が熱を帯びていますが，生まれる子供を増やす政策とともに，今いる子供たちに対する政策をもっと充実させるべきでしょう．

　他方，フランスの学校保健の取り組みから日本が学ぶべき点も数多くあります．第一のものは，現実に起こっている問題を直視して，健康教育を行っていることです．10代の望まない妊娠は日本でもフランスでもあります．性暴力もあります．フランスの中学校や高校では避妊に関する健康教育が普通に行われています．また，地域の保健所のような機関では，10代の若者に対してピルやコンドームなどの避妊具を無料で提供しています．第二に教育を受けるための医学的な観点からの支援を学校医が行っていることです．精神や行動に問題がある，あるいは心身の障害を持つ児童生徒については，セクター方式のところで紹介したように，MDPHの場で，学校医も参加し

146

6　現実を直視する

てその児童・生徒にあった教育プログラムが検討され，その後のフォローアップも行われます．こうした努力の成果もあり，2016 年の報告では，全国で 279,000 名の障害児が通常の教育環境で，他の児童生徒と学ぶことができています．日本はこのような体制が，一部の先進地域を除くと整備されていないですね．

　ところで，フランスの義務教育では留年があります．その理由となる教科としては国語（フランス語）が多いようです．私が学校保健の調査のために訪問した学校で，日本では義務教育で留年することはほとんどないという説明をすると，その学校の校長は大変驚いていました．「社会で生きていくためには，他人の意見を理解できること，自分の考えを紙に書き，言葉で述べ，そして他人と議論できることが必要でしょう．その能力を身につけさせることが，義務教育の役割です．日本では，その能力を決まった期間だけで，すべての子供が身につけることができているのですか？　信じられない」．彼はこう述べました．そのとおりですね．日本では，その学年で身につけなければいけないことが身についていなくても，新しい学年歴が来れば自動的に進級します．進級するにつれ，内容は難しくなっていきますから，途中でつまずいた子はそれ以降の授業についていけなくなります．こうした子供たちを安易に特別支援学級に押し込んでいないでしょうか？　また，放課後の学童クラブで放置していないでしょうか？　このような状況になってしまう子供たちは，貧困や育児放棄といった問題を抱えていることが少なくありません．彼ら，彼女たちに対して，ソーシャルワーカー等による支援は十分行われているでしょうか？

　私が暮らしていたレンヌ市では，健康都市（la Cité santé）を実現するために，子供を取り巻く環境の改善に取り組んでいました．その中の 1 つに，学習困難児に対する学習支援がありました．教師免許は持っていないのですが，応募要件を満たした地域住民（多くは定年退職した高齢者）でしたが，教員補助として小学校に勤めていて，個別対応が必要な児童の学習指導を行っていました（もちろん補助教員になるためには，適性の評価や必要に応じて研修を受

147

第3章 公衆衛生政策学をどのように理解するのか

けないといけません).^注 学校が地域に開かれているのです．こうした取り組みを日本でも採用すべきではないでしょうか？ 十分な学習支援が受けられないために学習困難児のレッテルを貼られ，通常の学習環境，生活環境から排除されているように見える日本の状況は改善されなければなりません．特別支援学級や学童クラブの関係者の方々の努力が足りないわけではありません．関係者の方々は本当に大変な努力をしていることを私も知っています．その努力が報われるように，社会全体として，仕組みを見直し，そこにもっと資源を投入するべきでしょう．省庁の縦割り行政の弊害が出ていないでしょうか？ それぞれの法的枠組みから硬直的に物事を考えるのではなく，現場で問題を抱えている児童生徒への対応として何が必要なのか，そのためには現行の仕組みで何が障害になっているのかという視点から議論をし，必要な制度見直しをしていく柔軟な姿勢が必要だと考えます．

　日本の学校保健でもう1つフランスから学ぶべき点は，職業教育との連動です．フランスでは職業高校に進んだ生徒に対する適性検査に学校保健の関係者がかかわります．農業高校や工業高校の場合，その実習過程で，有害物質に暴露したり，安全面で配慮が必要な作業につくことが稀ではありません．そのような業務への適性の評価や労働安全衛生に関する教育の提供は不可欠です．フランスでは産業保健に関わることに関しては，職業高校や障害者施設においても産業医の管理が入ります．就業にあたって労働契約を結ぶことが一般的な欧米社会では，そのような契約に関する教育や情報提供にも配慮されています．それがないと労働搾取の被害者になってしまう可能性があるからです．職業別労働組合が一般的である欧米では，労働組合がそのような役割を部分的に担っていますが，企業別労働組合が一般的な日本では，非正規労働者に対して十分な対応ができていません．事実として，低学歴の若者が非正規労働につく確率が高いことを踏まえれば，労働契約や社会保険について，義務教育の過程でわかりやすく教えることも必要でしょう．フランスではこうした観点から，学校保健に関連して「健康と市民生活のための教育委員会 Le Comité Education pour la Santé et Citoyenneté（CESC）」が中学校及

び高校において 2005 年に創設されています．この委員会では暴力や危険な
行動の防止のための教育，困難な状況にある両親への支援などが，学校保健
との関連で検討され，対策につなぐ仕組みになっています．市民になるため
の教育が，学校保健との関連で中学校及び高校で行われていることに注目し
たいと思います．日本にもこのような仕組みが必要だと考えますが，その前
提として諸外国に比較して閉鎖的な学校環境の改善と公教育への投資の増額
が必要だろうと思います．余裕のない環境では，良い教育はできないと考え
ます．全世代型社会保障制度の実現のために不可欠なことであると考えます．

注
　そのほかにも子供の健全な発達のためには，健全な家庭環境が必要だという視
点から，両親に対する支援も行われていました．たとえば，家庭生活の健全なリ
ズムという概念があります．それは，朝，食事を一緒にとり，そして親は仕事に，
子供は学校に通う．仕事や学校が終われば，また一緒に夕食をとる，というよう
なものです．そのため，レンヌ市では，健康都市事業の一環として，失業してい
る親のために，公共機関での仕事（清掃や土木事業，図書館や役場での事務作業
など）を提供するという支援策を行っていました．

6-2　性行為感染症

　図表 3-10 は日本における性行為感染症の報告数の経時推移を示したもの
です[15]．性器クラミジア症，淋菌感染症は平成 13 年にピークとなり以後減
少しています．ただし，近年性器クラミジア症の報告数が再び上昇傾向にあ
ります．そして，近年もっとも注目されているのが梅毒の報告数の急増です．
このような時系列での変化の背景には，性に関する意識の変化，外国人観光
客の増加などいろいろなものがあります．そして，その何割かは売春・買春
行為が絡んでいると考えて間違いないでしょう．日本だけでなく，ほとんど
の国で売春・買春行為は違法行為であり，発覚すれば刑事的処罰の対象とな
ります．公序良俗や人権の在り方を考えれば，こうした行為は禁止されるの
は当然です．ただ，ここでこの問題への対応が先進国で 2 つに分かれます．
非合法だけれども，存在することは事実なので，それに対する公的な対応を

第3章 公衆衛生政策学をどのように理解するのか

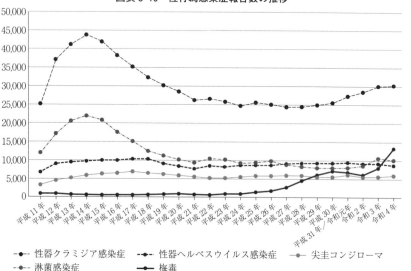

図表3-10 性行為感染症報告数の推移

出典：文献15をもとに著者作成．

行う国と，非合法なものは存在しないものとして警察行政としてのみ対応する国です．フランスやオランダは前者，日本は後者です．

わかりやすいのはオランダですので，オランダの対策をここでは紹介しましょう．オランダでも売春・買春は違法です．公序良俗に反する行為ですし，人権侵害にもつながりうるものとして認識されています．でもそれを辞めることができない人もいます．そこでオランダでは，売春・買春は非合法であるとしながらも，それを管理下に置くことで，性行為感染症の蔓延や売春・買春が絡んだ人権問題が生じないようにしています．アムステルダムなどにある「飾り窓」がそれです．飾り窓で働く女性や男性は，保健当局に登録し，その管理下におかれます．定期的な検査や健康教育，カウンセリングなどを受けながら，健康被害を受けないようにすると同時に，できるだけ早期に他の職業に移れるようなサポートも受けます．ここで働く男女の多くは，貧困や移民といった社会経済的な問題をもともと抱えているからです．行政の取

り組みとしてそれを行っているのです．同様のことは，薬物対策でも行われ
ています．強い麻薬への依存を避けるために，弱い薬剤の配布が行われます．
また，この流れでマリファナの使用も認められています．注射器の回し打ち
によるＢ型肝炎やHIVの感染を予防するために，新しい注射器の配布も行
われています．人間の弱さを前提として，プラグマティックな対策をこれら
の国では採用しています．

　公衆衛生の研究者としては，このような売春・買春や薬物乱用がない社会
が望ましいと考えています．しかし，現実にはこれらの問題は大きなものに
なっており，そして，それはしばしば貧困や失業，移民，闇社会といった社
会問題と関係しています．もう「社会に存在しないもの」として対処するこ
とには限界が来ています．これらの問題は社会での経験がまだない，あるい
は浅い子供たちや若者を巻き込んでしまいます．そして，彼ら・彼女たちの
未来を奪っていきます．目をそらしてはいけないでしょう．実際にあるもの
として，かつ彼ら・彼女たちが処罰の対象となることありきで対応するので
はなく，社会に包摂される（social inclusion）ための仕組みづくりが必要では
ないでしょうか．法に縛られる行政がそれを直接行いにくいのであれば，そ
のような活動を支援するNPOへの人的・物的・財政的支援を拡充すること
で対応することでもよいでしょう．

6-3　母子保健

　最初に指摘しておきたいのは，日本の母子保健制度は世界でもっとも優れ
た仕組みであると評価されていることです．実際，日本の母子保健制度で利
用されている母子健康手帳は，世界中の多くの国に採用され，それらの国々
の母子保健水準の向上に役立ってきました．親が妊娠を届け出ることで交付
される母子健康手帳に従って，産前産後の母子の健康管理が地域医療と連動
して継続的そして体系的に行われる仕組みは本当に素晴らしい仕組みだと思
います．では，この仕組みが戦後の日本で大きな成功を収めた大きな理由は
何でしょうか？　私はその１つは日本人女性の識字率の高さであると考えて

います．母子健康手帳が機能するためには，妊娠を届け出るということが当たり前に意識されており，そして交付された母子健康手帳に書かれた内容を正しく理解する力が親にあることが前提となります．図表 2-10 に示したように母子保健の水準を表す指標の 1 つである乳児死亡率と国の経済的豊かさを示す 1 人当たり GDP の間には，きれいな負の相関関係があるのですが，識字率が高いベトナムやキューバは，その低い 1 人当たり GDP にもかかわらず，乳児死亡率が低くなっています．

　日本の母子保健制度の仕組みは今も素晴らしいものです．しかし，その適切な活用のための前提が揺らぎ始めています．その主たる原因は貧困です．学生時代，ネパールの医師から貧困症候群という概念を教えてもらいました．図表 3-11 はその概要を示したものです．貧困が原因となって，低い就学率，高い児童労働率，早い結婚と多産，貧困と低学歴ゆえの衛生知識の不足による高い感染症率と結果としての高い乳児死亡率，それがまた貧困につながり循環し，固定化していくというものです．現在の日本で，同じことが起こっているように思います．この貧困の問題に私たち社会医学の研究者はもっと積極的に取り組むべきでしょう．そして，新しい貧困症候群の犠牲になる子供たちの発生を防ぐための社会インフラを実装するべきです．

　私は身内に小学校の教師をしている者がいます．彼から教えてもらったことでショックを受けたことがいくつかあります．1 つは，給食だけが満足な食事である児童が相当数いて，その子供たちが夏休みなどの長期休暇の際に空腹で苦しむということでした．その子供たちのために，その学校では長期休暇中に，そうした子供たちのためのお弁当を教員がボランティアで準備していたのだそうです．また，関東では外国籍の子供がクラスに何人かいるのが普通です．日本語が不自由な両親のために，役所での手続きなどに親よりは日本語ができる子供たちが駆り出されます．授業を休みがちになる彼ら・彼女たちはそのうち授業についていけなくなり，学校生活からドロップアウトしてしまうことが少なくないのだそうです．母国語と日本語のバイリンガル人材として将来活躍してくれるかもしれない子供たちの才能を，日本はみ

6 現実を直視する

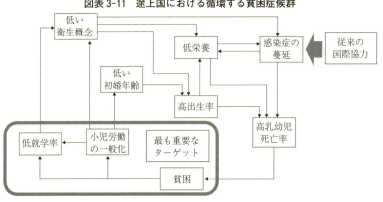

図表3-11 途上国における循環する貧困症候群

日本における社会格差の拡大や階級の固定化をどのように考えるのか？
出典：著者作成.

すみす失ってしまっているのではないでしょうか．日本語が不自由な外国人労働者とその子供たちが，日本にはたくさんいるのです．でも，その子供たちに対する母子保健・学校保健を含めた社会的支援はあまりにも少ないように思います．合法，非合法にかかわらず，このような外国人居住者は今後も増え続けるでしょう．こうした現実を直視して，日本の公衆衛生施策を見直す必要があると考えます．

このように法的には存在しないことになっている公衆衛生上の問題がこの国には確かにあるのです．私たち社会医学の研究者は，こうした問題を直視する必要があります．そして，諸外国の対応策についても研究し，日本における対応策を考えるための基礎資料を作ることを求められています．この国には「先送り」という悪弊があります．高度経済成長の頃は，何か問題が起こっても，それを先送りすることで，その後に成長した経済力の中で解決することがある程度は可能でした．しかし，今の日本はもう先送りで問題が解決できるような社会経済環境ではないのです．目の前にある問題の解決に今取り組まなければ，将来，それはもっと大きく，そして複雑な問題として対

第3章　公衆衛生政策学をどのように理解するのか

応しなければいけなくなるでしょう．将来の世代にツケを回さない覚悟を現在の現役世代である私たちは持たなければならないのだと考えます（来年65歳になる私が，自分を現役世代と位置づけることに若干の違和感はありますが……）．

引用文献

1) 岡田靖雄：日本精神科医療史，医学書院，2002.
2) 小俣和一郎：精神医学の近現代史——歴史の潮流を読み解く，誠信書房，2020.
3) ブルクハルト・ブリュックナー／村井俊哉，川島隆監修・訳，服部裕之，山本啓一訳：入門 精神医学の歴史，日本評論社，2023.
4) フロイト／高橋義孝・下坂幸三訳：精神分析入門，上下，新潮文庫，1977.
5) 小此木啓吾，河合隼雄：フロイトとユング，講談社学術文庫，2013.
6) ロバート・F. シュミット／内薗耕二訳：神経生理学，金芳堂，1988.
7) 朝日新聞，1964年3月25日朝刊，天声人語
8) ASM 13: Histoire de l'ASM 13 https://www.asm13.org/fr/histoire-de-lasm-13
9) 松田晋哉，村松圭司，藤本賢治，大谷誠：DPCデータからみた介護施設・福祉施設からの入院の現状分析，病院，78(12)：914-920，2019.
10) 「自立支援に資する介護等の類型化及びエビデンスの体系的な整理に関する研究」令和3年度総括報告書（厚生労働科学研究費補助金・長寿科学政策研究事業（研究代表者松田晋哉），令和4年3月31日．
11) 武久洋三：こうすれば日本の医療費を半減できる，中央公論新社，2017.
12) 方波見康雄：生老病死を支える——地域ケアの新しい試み，岩波新書（新赤版 992），2006.
13) 片山壽：父の背中の地域医療，社会保険研究所，2009.
14) ACADÉMIE NATIONALE DE MÉDECINE: La médecine scolaire en France, https://www.academie-medecine.fr/wp-content/uploads/2017/10/Rapport-m%c3%a9decine-scolaire-rapport-r%c3%a9vis%c3%a9-version-12-10-2017-1.pdf
15) 国立感染症研究所感染症疫学センター：感染症発生動向調査事業年報 https://www.niid.go.jp/niid/ja/allarticles/surveillance/2270-idwr/nenpou/12553-idwr-nenpo2022.html（公開データをもとに著者作成）

第4章　公衆衛生政策研究における疫学の活用

　内科の医師は内科診断学という技術で患者の診察をし，治療方針を決めていきます．公衆衛生学者にとって内科診断学にあたる技術が疫学と，その基礎としての統計学です．ここからの説明は，私の個人的な見解がかなり入りますので，読者の皆さんは，そのすべてを真に受けずに「批判的」に読んでもらえればと思います．疫学は統計学を使いますが，統計学そのものではありません．端的に言えば疫学はデザインの科学です．分析疫学の場合は，明らかにしたい仮説を検証するために適切なデータと分析手法を選択し，その結果について因果関係を論考します．研究デザインとしては，症例対照研究やコホート分析などがあります．ただし，本節での説明は，基本的にそうしたデザインを説明するというよりは，記述疫学の重要性について述べてみたいと思います．その理由ですが，これは私の個人的な偏った見方かもしれませんが，いわゆるビッグデータという悉皆性の高いデータが活用できるようになった現在の状況では，従来以上に記述疫学の重要性が高まっていると考えるからです．記述疫学の結果をもとに，複数のモデリングを行い，その妥当性についてビッグデータを用いて機械学習的な手法で検証していく．そして，因果関係の推論についても，関心のある因果関係のパス以外の変数を調整して行っていくというよりは，ベイジアンネットワークのような形で全体の関係性を解釈する手法が今後重要になっていくのではないかと考えています．これもまたまったくの私見ですが，複雑な要因が相互に関係している現象における因果関係を推論するには，全体を生態系としてとらえて分析することが適切ではないかと考えるからです．ただし，これは私が人類生態学や管理工学的手法の学習から，疫学的なことをやるようになったという経緯のためにそのように考えがちなのかもしれません．本節ではこのような問題意

第 4 章　公衆衛生政策研究における疫学の活用

識で私の考える疫学的手法の活用について説明したいと思います．なお，統
計学については補論を参照していただければと思います．また，疫学全般に
ついては，中村好一先生の『基礎から学ぶ楽しい疫学　第 4 版』(医学書院，
2020) など，良書がありますので，それを参照していただければと思います．

1　なぜその問題を研究するのか？　社会医学の視点からのリサーチクエスチョン

　公衆衛生学者が疫学的分析を行うためには，社会課題について問題意識が
あることが前提となります．本節では，精神科領域についての分析を紹介し
ますが，その理由をまず説明したいと思います．第 1 章で私が公衆衛生学に
前向きに取り組むようになったきっかけとしてフランス留学があることを紹
介しました．フランス留学時代は，フランス保健省の見習い公衆衛生監督医
として，いろいろなことを学ばせてもらったのですが，私がとくに興味を持
ったテーマの 1 つが精神保健医療でした．というよりも，より広く障害者保
健医療福祉と言った方がいいのかもしれません．私はフランスなど諸外国の
制度がすべて日本より優れていると主張するような外国礼賛者ではありませ
ん．「アメリカでは……」，「イギリスでは……」といった海外事例の紹介を
もとに日本の制度の課題を列挙する研究者を，業界用語では「出羽守」と呼
ぶらしいですが，そのような「守」でもありません．どの国の制度にも長所
と短所があります．そして，そのような制度は，その国の社会文化経済条件
の中で，明示的・暗示的なものも含めて国民の選択として作られてきたもの
です．文化に優劣がつけられないように，制度に優劣をつけることはできま
せん．

　ただ，第 2 章でも説明したように，こうしたことを踏まえながらも，フラ
ンスの制度と比較したとき，日本の精神保健医療の仕組みには多くの解決課
題があると，若い見習い公衆衛生監督医であった私は痛感していたのです．
それにはいくつか伏線があります．すでに説明したように，フランスに留学

156

1 なぜその問題を研究するのか？　社会医学の視点からのリサーチクエスチョン

する前，私は精神科病院の日当直のアルバイトをしていました．福岡の山間にあるその精神病院には統合失調症や薬物中毒の患者たちが長く入院していました．ほとんどの人たちは，もう症状が落ち着いていて，適切な支援策さえあれば退院できるのではないかと思っていました．しかし，実際には20年以上，病院に入院している彼ら・彼女たちは一般社会で生きていくための社会的スキル（social skill）が圧倒的に足りず，また彼ら・彼女たちが経済的に自立していくことを可能にする就業機会も圧倒的に不足していました．住む場所の確保もままならないのです．私が尊敬する精神科医であるS先生は，そうした社会復帰可能な元精神疾患患者のために，町中のアパートを借り上げたりしたのですが，住民の強い反対にあい，そこから撤退しなければならない状況に追い込まれています．日本における精神保健医療において，社会参加の仕組みが不十分であることは明らかです．しかし，それは精神保健医療サービスを提供する側だけに責任があるのではなく，日本社会全体の問題でもあるのです．精神保健医療については，皆さん，その改革に対して総論では賛成してくれます．しかし，その具体的対策である居住施設や授産施設を地域に作るとなると，途端に「各論」として反対します．私も身近な地域でそれを経験しました．志のある人の善意が，受け入れられないのですね．医学というよりは，医学の社会に対する適用の仕方という制度の問題であることは明らかでした．

　また，精神病院に長く入院している患者には，長期間の多剤服薬で肝機能障害を持っていたり，運動が不足しがちな環境で，栄養バランスが崩れ糖尿病に罹患している人が少なくありませんでした．そのような患者を内科のアルバイト医として診察している過程で，精神疾患に罹患した人は，丁寧な身体科的医療を受けることができているのだろうか，精神科医療と身体科医療は十分な連携体制を構築できているのだろうかという疑問を持つようになりました．これもまた制度の問題です．

　こうした問題意識のために，いつか精神保健医療の制度改革に資することができるような分析をしなければならないと考えながらも，他の研究課題に

第4章 公衆衛生政策研究における疫学の活用

時間をとられてしまい，今日にいたるまで十分な検討ができずにいました．このことを公衆衛生学の研究者として，私は非常に恥じています．これも私個人の勝手な思い込みによるものですが，私は公衆衛生施策の基本型は母子保健と障害者保健だと考えているからです．現実問題として，日本の母子保健と障害者保健は，学習障害や行動障害に悩む子供の増加などに代表されるように，多くの問題を抱え込んでしまっています．私は産業医もしているのですが，メンタルヘルスに悩む労働者の数はとても多くなっています．ストレスチェックなどのプログラムも導入されましたが，眼に見えるほど明らかな効果が上がっているようには見えません．社会問題は，その社会の脆弱な箇所で顕在化します．私は母子保健と障害者保健に今の日本の脆弱性を感じています．これら2つの問題はいずれも貧困問題にも関係します．

2 自殺研究

このような状況下で，精神科に関する公衆衛生学的研究をやらなければならないという問題意識をもちながらも，手がつかずにいた私ですが，ある日，フランス留学に際してさまざまなご助言をいただいた本橋豊先生（元・秋田大学医学部公衆衛生学教授）から，自殺対策について，フランスの事例研究をしてもらえないかというお誘いを受けます．以前，フランスの精神医療制度の総論を書いていたのですが，それをお読みいただいていたようです．自殺対策レアールという公的公募研究の枠組みがあるのですが，それにフランスの自殺対策の調査を行う研究を申し込んだところ，幸いにも採択され，現地調査を行う機会をいただきました．フランスには Observatoire National du Suicide（ONS 全国自殺観察機構）という組織があり，学際的な自殺予防対策を行っています．具体的には，自殺念慮に関連するバイオマーカーの研究や，SOS Amitie, SOS Suicide Phenix, PHARE Enfants-Parents, Suicide Ecoute などの民間団体（わが国の「いのちの電話」に相当）に寄せられた電話の会話記録やSNS などの記載内容を人工知能によって分析し，自殺企図の予兆を把握する

158

2 自殺研究

ことなどが試みられていました．私はこのビッグデータを用いた自殺企図の予兆の把握に興味を持ちました．そして，自殺の現状について DPC とレセプトデータを用いて研究することはできないかと考え，その研究を始めることとしました（幸いにもこの研究も自殺対策レアールの課題として採択していただけました）．

わが国における自殺数が 30,000 人を超えたことを踏まえて，平成 18 年 10月 28 日に自殺対策基本法（平成 28 年 4 月 1 日改正）が制定され，種々の対策がとられることになりました．そして，その一環として DPC 調査においても自殺企図に関する項目が，各施設が厚生労働省に電子的に提供する様式 1（退院サマリー）に含まれることになっていたのです．

そこで，私はまずこの DPC データを用いて，自殺企図の記述疫学的研究を行ってみました[1]．その結果を示したのが図表 4-1 から図表 4-3 です．

図表 4-1 に示したように，3 年間で合計症例数は 65,535 人でした．死亡率には大きな差があり，縊頚は 50%，飛び降り・飛び込みが 30% と高い値を示している一方で，過量服薬は 3 年間で症例数が 23,314 件ともっとも多いのですが，死亡率は 0.9% ともっとも低くなっていました．

図表 4-2 は年齢階級別にみた自殺企図手段別の割合を示したものです．13-65 歳は過量服薬が，7-12 歳と 65 歳以上はその他が多いというように，年齢によって自殺企図手段に有意の違いが観察されました（p<0.001: χ^2 検定）．

図表 4-3 は男女別にみた精神疾患の種類と自殺企図手段の関係を示したものです．男性では何らかの精神疾患のある者は 39% でした．とくに，過量服薬（72.1%），刃物等による自傷（手首自傷を除く）（68.7%），服毒（61.2%），手首自傷（59.3%）では有病率が 50% を超えています．自殺企図手段と精神障害との関係をみると飛び降り・飛び込みでは F2 統合失調症（17.4%），F3気分障害（15.4%）がもっとも多くなっています．そして F3 気分障害は縊頚（20.3%），服毒（32.8%），過量服薬（40.3%），刃物等による自傷（手首自傷を除く）（33.6%），手首自傷（30.9%）でもっとも多い有病率の高い傷病となっ

159

第 4 章　公衆衛生政策研究における疫学の活用

図表 4-1　自殺企図手段別の件数と死亡率（2014-2016 年度 DPC データ）

	縊頚	飛び降り・飛び込み	服毒	過量服薬	刃物等による自傷（手首自傷を除く）	手首自傷	その他	合計
症例数	7,539	5,011	2,640	22,314	2,949	2,371	22,711	65,535
死亡率	51.4%	31.4%	9.2%	0.9%	6.1%	3.0%	5.8%	11.4%

出典：松田（2022）.

図表 4-2　年齢階級別にみた自殺企図手段別割合（2014-2016 年度 DPC データ）

自殺手段	7-12歳	13-15歳	16-18歳	19-29歳	30-39歳	40-64歳	65-74歳	75-84歳	85-110歳	合計
1 縊頚	9.5	10.1	7.5	7.4	9.5	12.0	14.2	14.4	14.4	11.5
2 飛び降り・飛び込み	8.2	17.4	13.6	11.6	9.5	7.7	5.0	3.5	1.9	7.7
3 服毒			2.3	3.2	3.8	4.1	4.9	4.9	4.7	4.0
4 過量服薬	8.6	40.7	53.8	55.2	49.0	37.9	14.4	11.0	9.7	34.1
5 刃物等による自傷（手首自傷を除く）			2.2	3.7	4.7	5.8	4.5	3.8	2.9	4.5
6 手首自傷	4.0	7.1	5.7	4.7	4.1	3.4	3.1	2.5	2.3	3.6
7 その他	68.7	19.4	14.9	14.3	19.6	29.1	54.0	60.0	64.1	34.7
合計	453	1,167	2,052	10,219	8,916	21,341	9,161	8,160	4,066	65,535

χ^2 検定：$p<0.001$

出典：松田（2022）.

ています.

　女性もほぼ同様の傾向ですが, 精神疾患のある者の割合が 54.6％と非常に高くなっています. 自殺企図手段別に精神障害のある割合をみると, 刃物等による自傷（手首自傷を除く）(77.4％), 過量服薬 (75.0％), 手首自傷 (71.9％), 服毒 (69.1％), 飛び降り・飛び込み (57.7％) では有病率が 50％を超えています. 自殺企図手段と精神障害との関係をみると F3 気分障害が縊頚 (25.1％), 飛び降り・飛び込み (27.0％), 服毒 (42.1％), 過量服薬 (43.4％), 刃物等による自傷（手首自傷を除く）(41.8％), 手首自傷 (36.0％) でもっとも多い有病率の高い傷病となっています. 縊頚と飛び降り・飛び込みは死亡率が高いため, 精神疾患の有無の把握が不十分である可能性があり, したがって, 本当の有病率はもっと高いと考えられます.

図表4-3　自殺企図手段別にみた精神疾患の有病率（男女別 2014-2016年度 DPC データ）

男性

精神疾患	1. 縊頚	2. 飛び降り・飛び込み	3. 服毒	4. 過量服薬	5. 刃物等による自傷（手首自傷を除く）	6. 手首自傷	7. その他	合計	p値
F0 器質性精神障害	30.9	42.3	61.2	72.1	68.7	59.3	16.0	39.0	<0.001
F1 精神作用物質使用	2.8	2.3	5.6	2.5	4.7	3.8	2.7	2.9	<0.001
F2 統合失調症	1.8	1.9	5.8	10.9	6.0	7.0	1.9	4.4	<0.001
F3 気分障害	5.0	17.4	13.4	15.6	20.9	14.3	3.7	9.4	<0.001
F4 神経症	20.3	15.4	32.8	40.3	33.6	30.9	6.3	20.1	<0.001
F5 身体的要因関連	5.3	7.9	11.0	14.5	14.2	12.4	3.1	7.6	0.055
F6 人格障害	0.3	0.4		0.2	0.8		0.1	0.2	<0.001
F7 知的障害	0.2	1.0	1.1	1.5	1.0		0.2	0.6	<0.001
F8 発達障害	0.5	2.0		0.8	1.4	1.8	0.3	0.5	<0.001
F9 小青年行動情緒障害	1.1	1.3	2.2	2.6	1.8	1.5	0.6	1.2	<0.001
Total	4,270	2,316	1,130	6,181	1,673	734	11,609	27,913	

女性

精神疾患	1. 縊頚	2. 飛び降り・飛び込み	3. 服毒	4. 過量服薬	5. 刃物等による自傷（手首自傷を除く）	6. 手首自傷	7. その他	合計	p値
F0 器質性精神障害	39.5	57.7	69.1	75.0	77.4	71.9	21.4	54.6	<0.001
F1 精神作用物質使用	3.1	1.7	5.6	2.1	3.7	2.3	3.3	2.7	<0.001
F2 統合失調症	0.9	1.6	4.1	6.6	3.4	3.0	1.0	3.7	<0.001
F3 気分障害	6.6	21.0	16.4	14.5	20.4	15.9	5.7	12.0	<0.001
F4 神経症	25.1	27.0	42.1	43.4	41.8	36.0	8.8	30.0	<0.001
F5 身体的要因関連	8.0	11.5	11.3	18.7	19.0	21.1	4.0	12.7	<0.001
F6 人格障害	1.0	0.7	0.9	1.5	1.4	3.6	0.9	1.3	<0.001
F7 知的障害	1.7	3.0	2.7	5.7	4.1	4.6	0.7	3.5	<0.001
F8 発達障害	0.5	1.2		0.8	1.6	1.8	0.5	0.7	<0.001
F9 小青年行動情緒障害	0.9	1.5	1.5	2.2	1.2	2.3	0.4	1.1	<0.001
Total	3,269	2,695	1,510	16,133	1,276	1,637	11,102	37,622	

出典：松田（2022）.

第4章　公衆衛生政策研究における疫学の活用

　これまでの研究では，自殺企図を行う者のほとんどが精神的な問題を抱え
ていることが明らかになっていますので，本研究で示されている有病率は過
少推計である可能性は否定できません．ただし，DPCデータは生存例を含
めた自殺企図症例の詳細を分析できる，国際的にみても貴重なデータです．
症例がDPC対象病院に入院した者に限定されるという悉皆性の問題はあり
ますが，それでも十分大きなビッグデータであり，日本の自殺の現状を表し
ていると考えることに問題はないでしょう．

　さて，自殺に関しては，過去の自殺企図歴が自殺死亡の重要な要因になる
ことが明らかになっています．とくに，自殺企図手段としてもっとも多い過
量服薬については，死亡率が低いことから，その再度の自殺企図予防のため
に十分なフォローアップを行うことが必要です．そもそも過量服薬について
は，処方された抗不安薬や精神科医薬品によるものが多いことがOkumura
らによって明らかになっています[2]．そうであるならば，これらの医薬品の
処方状況をレセプトを用いて時系列で追跡することで自殺企図の予兆を把握
することが可能かもしれません．この仮説を検証するために，東日本の1自
治体のデータベースについて2014年4月から2019年3月までの間に，DPC
対象病院に薬物中毒（DPC上6桁＝161070）で入院した患者について，その
前後1年間の医療機関の受診状況，傷病の状況，処方薬剤の状況を分析して
みました．経時的な変化については，自殺企図による受診前後を1-3か月，
4-6か月，7-9か月，10-12か月に区分し，それぞれの期間における医療機
関の受診回数，処方薬の状況（たとえば，薬効分類上3桁が112（催眠鎮静剤，
抗不安剤）および117（精神神経用剤）の処方量）の変化を分析しました[3]．

　図表4-4は男性について，薬物中毒で入院した患者（精神疾患の診断あり）
について入院前の4半期ごとの外来通院日数を全体及び年齢階級別にみたも
のです．全体及び41-65歳では，過量服薬で入院する月に近づくにつれ，有
意に外来通院日数が有意に増加していました．他の年齢階級でも増加傾向は
観察されましたが，統計学的に有意ではありませんでした．

　図表4-5は女性について，薬物中毒で入院した患者（精神疾患の診断あり）

162

2　自殺研究

図表 4-4　過量服薬で入院する前の 4 半期ごとの外来通院日数
（東日本の 1 自治体のレセプトデータ，男性，N＝720）

年齢階級	対象者数	10-12 か月前	7-9 か月前	4-6 か月前	1-3 か月前	p 値[*]
全体	720	3.8 (0.2)	3.9 (0.3)	4.3 (0.3)	4.6 (0.3)	<0.001
6-18 歳	34	2.1 (0.7)	1.9 (0.6)	2.9 (0.8)	2.8 (0.8)	0.341
19-40 歳	185	1.9 (0.3)	2.2 (0.3)	2.3 (0.4)	2.5 (0.3)	0.071
41-65 歳	258	2.9 (0.4)	2.7 (0.4)	3.4 (0.4)	3.7 (0.5)	0.009
66 歳以上	243	6.5 (0.5)	6.8 (0.6)	7.0 (0.6)	7.5 (0.6)	0.092

＊繰り返しのある分散分析（Greenhouse-Geisser：球面性の仮定がなりたたないため）

図表 4-5　過量服薬で入院する前の 4 半期ごとの外来通院日数
（東日本の 1 自治体のレセプトデータ，女性，N＝1,410）

年齢階級	対象者数	10-12 か月前	7-9 か月前	4-6 か月前	1-3 か月前	p 値[*]
全体	1410	5.2 (0.2)	5.3 (0.2)	5.4 (0.2)	6.2 (0.2)	<0.001
6-18 歳	51	1.3 (0.4)	1.3 (0.4)	1.8 (0.4)	2.5 (0.5)	0.01
19-40 歳	481	3.0 (0.3)	3.5 (0.3)	3.9 (0.3)	4.8 (0.3)	<0.001
41-65 歳	451	4.4 (0.4)	4.4 (0.4)	4.6 (0.4)	5.1 (0.4)	0.006
66 歳以上	427	8.8 (0.5)	8.7 (0.4)	8.4 (0.4)	9.3 (0.4)	0.065

＊繰り返しのある分散分析（Greenhouse-Geisser：球面性の仮定がなりたたないため）

図表 4-6　過量服薬で入院前の 4 半期別薬効 3 桁 112（催眠鎮静剤，抗不安剤）の処方量
（東日本の 1 自治体のレセプトデータ，男性，N＝720，処方量は錠剤数）

年齢階級	対象者数	10-12 か月前	7-9 か月前	4-6 か月前	1-3 か月前	p 値[*]
全体	720	32.6 (2.0)	35.5 (2.9)	36.8 (2.3)	37.4 (2.2)	0.028
6-18 歳	34	0.4 (0.4)	2.9 (2.9)	1.8 (1.8)	0.0 (0.0)	0.492
19-40 歳	185	22.3 (3.6)	32.0 (8.7)	29.4 (5.0)	33.0 (5.1)	0.136
41-65 歳	258	38.6 (3.5)	38.7 (3.5)	42.7 (3.8)	43.3 (3.6)	0.130
66 歳以上	243	38.5 (3.6)	39.2 (3.6)	40.9 (3.9)	39.8 (3.5)	0.643

＊繰り返しのある分散分析（Greenhouse-Geisser：球面性の仮定がなりたたないため）
出典：図表 4-4 ～ 6 とも松田（2023）.

について入院前の 4 半期ごとの外来通院日数を全体及び年齢階級別にみたものです．全体及び 66 歳以上以外の年齢階級で，過量服薬で入院する月に近づくにつれ，外来通院日数が有意に増加していることがわかります．とくに 40 歳以下では 10-12 か月前に比較して 1-3 か月前では 1 日以上の伸びが観察されています．

　図表 4-6 は薬物中毒で入院した男性患者（精神疾患の診断あり）について入院前の 4 半期ごとの薬効 3 桁 112（催眠鎮静剤，抗不安剤）の処方量を全体

163

第 4 章　公衆衛生政策研究における疫学の活用

図表 4-7　過量服薬で入院前の 4 半期別薬効 3 桁 112（催眠鎮静剤，抗不安剤）の処方量
（東日本の 1 自治体のレセプトデータ，女性，N＝1,410，処方量は錠剤数）

年齢階級	対象者数	10-12 か月前	7-9 か月前	4-6 か月前	1-3 か月前	p 値*
全体	1410	39.7 (1.6)	42.6 (1.7)	45.7 (1.7)	50.0 (1.7)	<0.001
6-18 歳	51	2.4 (1.6)	8.1 (5.2)	15.1 (5.9)	15.1 (5.2)	0.004
19-40 歳	481	30.2 (2.5)	34.5 (2.9)	41.1 (3.1)	47.0 (3.0)	<0.001
41-65 歳	451	53.2 (3.3)	56.1 (3.3)	55.8 (3.3)	60.9 (3.3)	0.017
66 歳以上	427	40.6 (2.6)	41.5 (2.8)	43.8 (2.8)	46.1 (2.9)	0.008

＊繰り返しのある分散分析（Greenhouse-Geisser：球面性の仮定がなりたたないため）
出典：松田（2023）.

及び年齢階級別にみたものです．全体では過量服薬で入院する月に近づくにつれ，有意に処方量が増加しています．ただし，年齢階級別にみると有意の差は観察されませんでした．

図表 4-7 は薬物中毒で入院した女性患者（精神疾患の診断あり）について入院前の 4 半期ごとの薬効 3 桁 112（催眠鎮静剤，抗不安剤）の処方量を全体及び年齢階級別にみたものです．全体及びいずれの年齢階級でも，過量服薬で入院する月に近づくにつれ，有意に処方量が増加していることがわかります．10-12 か月前に対する 1-3 か月前の伸び率を見ると 6-18 歳が 6.3 倍（15.1/2.4），19-40 歳が 1.6 倍（47.0/30.2），41-65 歳が 1.1 倍（60.9/53.2），66 歳以上が 1.1 倍（46.1/40.6）となっていて，若年層ほど処方量は少ないが伸び率が大きいことがわかります．

この研究では薬物中毒で入院した精神疾患を持つ患者において，入院前に処方量が増加する傾向にあることが確認されました．とくに，6-18 歳の女性では入院前に処方量が急増していました．ただし，処方の絶対量は中高年層に比較して若年層では少ないという特徴もあります．

以上の結果は，精神科医薬品の処方量をモニタリングすることで，自殺企図の兆候を把握できる可能性を示しています．とくに，若年女性では処方量のモニタリングを行うことが有効であるように考えられます．

3 機械学習による追加分析

　さて，情報分析技術の発展により，ビッグデータの解析もずいぶんとやりやすくなりました．とくにマーケティング分野での機械学習を用いた購買予測手法の進歩は私たち医療介護情報を扱う研究者にも大きな刺激を与えてくれます．そこでこれまでの内外の研究結果をもとに，レセプトから把握できる情報で，自殺企図の発生を予測するモデルが機械学習で作れないか，検討してみました．ここではオーソドックスな手法である CHAID [注1] とランダムフォレスト [注2] を用いて分析した結果を示してみます [4]．

　分析に用いた資料は，東日本の 1 自治体の 2014 年 4 月から 2021 年 3 月までの，国民健康保険，後期高齢者医療制度，生活保護のレセプトです．このデータから 2015 年 4 月から 2016 年 3 月までの間に神経症の診断がある過量服薬による入院患者を抽出しました．これらの対象者について，初回入院時の F0，F1，F2，F3，F5 ～ F9 の診断の有無，経過観察期間中の月（1 月，2 月，……，12 月），経過観察期間中の月が誕生月を含む前後 1 か月，経過観察期間中の月が休暇後（4 月，9 月，1 月），初回入院時の年齢階級（6-18 歳，19-39 歳，40-64 歳），薬効分類 112 の処方量の 3 か月移動平均の 3 か月連続の増加の有無，薬効分類 117 の処方量の 3 か月移動平均の 3 か月連続の増加の有無，薬効分類 112 または 117 の処方量の 3 か月移動平均の 3 か月連続の増加の有無をレセプトから把握し，過量服薬による再入院の有無を予測するモデルを CHAID とランダムフォレストによって作成しました．過量服薬による再入院は，データ量として非常に少ないため，CHAID については過量服薬による再入院データを増やすバランシングを行いモデル構築を行っています．ランダムフォレストについては階層を 5，作成する樹形図を 50 として推計を行いました．

　図表 4-8 は 65 歳未満の女性 134 名について CHAID の結果を示したものです．最初の分岐は休暇後の月か否かとなっています．休暇後の月の場合，過

第4章 公衆衛生政策研究における疫学の活用

図表4-8 CHAIDによる過量服薬による再度の自殺企図に関連する要因の分析結果 65歳未満，女性，N＝134

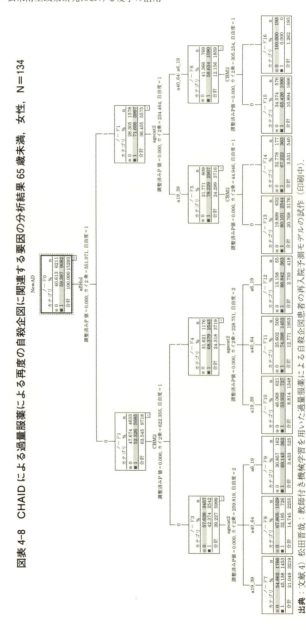

出典：文献4）松田晋哉：教師付き機械学習を用いた過量服薬による自殺企図患者の再入院予測モデルの試作（印刷中）．

量服薬による入院に区分される割合は71.695％とルートにおける59.387％から大きく増加していることがわかります．休暇後の月である分岐の次の層は年齢階級で分岐され，19-39歳で入院に区分される割合は78.229％に増加しています．その他の年齢階級では入院に区分される割合が58.634％とルートの割合とほぼ同じ値です．最初の分岐が休暇後の月でない群については，誕生月が当該月を含んで前後1か月以内の群で入院に区分される割合が69.379％と増加し，さらに入院有の割合は次の階層で年齢階級が6-18歳で86.842％，40-64歳で74.398％に増大しました．先ほど紹介した私の研究で，過量服薬による自殺企図患者で観察された直近での精神科薬の処方量の増加は[5]，このCHAIDによる分析では分岐に関連する要因としては採用されませんでした．

　図表4-9はランダムフォレストによる分析の結果，重要度が高いと判定された変数について，重要度別に並べたものです．もっとも重要度が高い変数は初回入院時にF2（統合失調症）の診断があることで，次いで4月であること，F6（人格障害）の診断のあること，誕生月を含む前後1か月であること，8月であること，F1（依存症）の診断のあること，年齢階級が40歳から64歳であること，2月であること，12月であること，1月であることとなっていました．AUCは学習データで0.992，テストデータで0.989，ジニ係数は学習データで0.984，テストデータで0.978とモデルの適合度は高いと判断されます．

　どうでしょうか．機械学習よるビッグデータの分析には大きな可能性がありそうですね．もちろん検出された変数に関する因果関係をどのように推論するかという課題はあります．その変数には，実は因果論的な意味はなくて，単に因果論的に関連している変数と他の要因を介して連動しているだけかもしれません．私が若いころ，ある学会で発表された研究を紹介しましょう．その頃は，まだ肝硬変の生物学的原因としてはB型肝炎ウイルスくらいしかわかっていませんでした（C型肝炎は，そのころはまだウイルスが発見されておらずnonAnonB肝炎と言われていました）．ある研究者がミカンの県民1人当た

第4章 公衆衛生政策研究における疫学の活用

図表 4-9 ランダムフォレストによる過量服薬による再度の自殺企図に関連する要因の分析結果

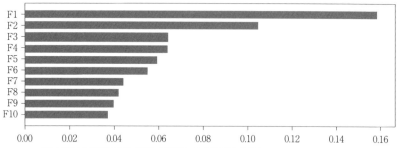

65歳未満,女性,N = 134.

F1：初回入院時にF2（統合失調症）の診断があること
F2：4月であること
F3：初回入院時にF6（人格障害）の診断のあること
F4：誕生月を含む前後1か月であること
F5：8月であること
F6：初回入院時にF1（依存症）の診断のあること
F7：年齢階級が40歳から64歳であること
F8：2月であること
F9：12月であること
F10：1月であること

出典：松田晋哉：教師付き機械学習を用いた過量服薬による自殺企図患者の再入院予測モデルの試作（印刷中）．

り消費量と肝硬変の罹病率との関連に関する生態学的研究を発表しました．両者の間には明確な正の相関が観察されたことから，その研究者の方はミカンの消毒に使われる薬剤が肝障害につながっているのではないかということを考察されていました．でも，実際の因果関係はそれではなく，ミカンの県民1人当たり消費量はその生産地で多く，その生産地は西日本が優位で，それらの地域はB型肝炎のキャリアが多い地域でもあったわけです．実際，当時のデータでもB型肝炎ウイルスによる肝炎の有病率を変数に加えると，ミカンの消費量と肝硬変の罹病率の相関は消えてしまいました．ミカンの消費量という一見奇妙な変数も，それが有意である以上，真の変数と何らかの関連があるはずです．それを考察するのが，研究者の役割なのだと思います．

機械学習で得られる結果からは因果関係は議論できないという意見を時に聞くことがありますが，それは必ずしも正しくないと私は思います．データに偏りがない限り，得られた結果には，何らかの隠された意味があるはずです．それを探るのが研究者の仕事なのだと思います．

4　分析結果を踏まえた政策提言の作成

　以上の結果を踏まえて，自殺予防のための政策提言を行うことが，公衆衛生学者としての次の仕事になります．ただし，それは実行可能性及び有効性を担保したものでなければなりません．また，他の研究者の分析成果などもレビューしながら論考を行うことも求められます．そうでないと独りよがりな論考になりかねません．

　では，レセプトを用いたモニタリングシステムの可能性について考えてみたいとも思います．本分析でレセプトで予兆を把握することの可能性は示されましたが，レセプトの場合，発行から保険者が把握するまで2か月以上のタイムラグが生じてしまいますので，実効性の点で問題があります．今後，わが国では電子処方箋が一般化していくことになりますが，この情報を用いれば，処方量の変化についてリアルタイムに近い形で把握することが可能になります．実際，電子処方箋をオンライン資格確認システムと連結して，処方状況をリアルタイムに近い形で把握できるようにして救急や災害時に役立てようというプロジェクトが始まっています．したがって，向精神薬等の処方情報を，個人情報の保護に配慮しながら，メンタルヘルス上の問題を抱えている患者の診療や処方にあたる医師や薬剤師に，必要に応じて提供を行えるような仕組みを，現在国が構築を急いでいる医療情報プラットフォーム上に作ることは自殺予防のために有用であると考えられます．自殺死に関連する要因としては，誕生月，長期休暇後が心理的要因として有意に関連していることは Matsubayashi らの研究によって明らかにされています[6]．誕生月情報などは非保険者台帳と紐づければ把握できますので，これらについても関

第4章　公衆衛生政策研究における疫学の活用

係者に注意を喚起する情報を自動的に出す仕組みが作れそうですね.

　ただし，日本の現行の精神医療については，上記のような仕組みが有効で
あるための前提条件に課題があります．日本の精神科医療のあり方を，自殺
対策という点から考えたとき，私が問題だと考えることの1つが，身体科と
精神科の連携が不十分であることです．自殺企図症例のほとんどは，救急部
門のある身体科の病院に運ばれ，そこで救命的な治療を受けます．しかし，
そのほとんどがベースに精神科疾患を併存していることを考えれば，生存例
について，救急治療の段階から精神科が介入し，その診断に基づいて継続的
な精神科医療につないでいくことが望ましいでしょう．日本では，救急部門
を持つような総合病院における精神科医の配置が圧倒的に不足しています．
いわゆる総合病院精神科問題です．厚生労働省もこの問題に無関心であった
わけではありません．総合病院における精神科医の配置を促進するために，
リエゾンチームに対する加算，救急部門で精神科的対応を行った場合の加算
などを設けてきました．しかしながら，精神科を持つ身体科の病院はなかな
か増加しません.

　では，そもそも自殺企図症例を受け入れた身体科の病院で精神科的な対応
を行うことは，その後の自殺企図の予防に効果があるのでしょうか？　DPC
データを用いて，このリサーチクエスチョンの分析を行ったものにKanehara
らの論文があります[6]．この論文では，過量服薬で自殺企図を行った生存症
例について，傾向スコアマッチング[注3]を行って精神科的対応の，その後の
過量服薬による自殺企図に予防的な効果があるか否かを検討しています．具
体的には，精神科的対応の実施を目的変数として，精神疾患の有無等を目的
変数としたロジスティック回帰分析を行って精神科対応実施の確率を求め，
この確率でマッチングを行って，精神科対応の効果を検証しています．その
結果，行った群の再入院率は7.3％，行わなかった群の再入院率は9.1％で，
前者で有意に再入院率が低下することが示されています（オッズ比は0.79）.
ただし，この研究では，著者らも述べているように同じ病院に入院している
か否かしか把握できないという解釈上の制限があります．そこで，私は東日

170

4　分析結果を踏まえた政策提言の作成

図表4-10　過量服薬による自殺企図での入院時における精神疾患診
　　　　　療体制加算算定の有無別にみた過量服薬による再入院の
　　　　　有無に関する傾向スコアマッチングによる分析結果

精神疾患診療体制加算	過量服薬による再入院		症例数
	なし	あり	
算定無	91.0%	9.0%	268
算定有	89.6%	10.4%	268

P = 0.599（X² 検定）

図表：松田（未発表資料）.

本の1自治体の協力のもと，DPC レセプトとそれ以外の医科レセプトを連結して，同様に過量服薬による自殺企図症例について PS マッチングを行って，最初の入院時の精神科的対応の有無が，その後の過量服薬による入院を予防する効果があるか否かを検証してみました．図表4-10 はその結果を示したものです．残念ながら，精神科的介入を行える体制の有無は，過量服薬による自殺企図の再入院予防には有意な効果を示しませんでした[7]．

　理屈から考えれば，精神科的な対応を行うことには予防効果があるはずです．したがって，この結果は精神科的対応を行うことの意義を否定するというよりは，現行の精神科的対応の内容に課題があることを示している可能性が高いと私は考えています．たとえば，退院後に当該患者がその継続的管理のために精神科に適切に紹介されているかを検証しなければなりません．予備的な分析の結果では，この連携に問題がありそうです．病院と診療所，身体科と精神科が十分に連携していないのです．

　また，今回の分析ではデータの制約のために，過量服薬による自殺企図以外は正確に把握できないという問題があります．したがって，過量服薬以外の自殺企図については予防をしている可能性もあります．このリサーチクエスチョンに応えるためには，DPC レセプトではなく，DPC 調査の様式1の情報をレセプトに紐づけて分析する必要があります．すでにそれが可能な状況になっていますが，NDB の利用については，同時期に1課題に限ってそれを申請できるというルールがあるために，今回はこの分析ができませんで

171

第 4 章　公衆衛生政策研究における疫学の活用

した（実はこの研究をしていた同時期に NDB を用いて高齢者の傷病別入院医療費の推計を市町村単位で行うためのツール開発の研究をしていました）．これについては，今後の検討課題だと考えています．

5　まとめ

　自殺企図及び自殺死に関連する要因の研究は数多く行われています．しかしながら，それには多くの個人要因，環境要因が関係しているため，分析モデルによって，さまざまな要因が有意に関連するものとして挙がってきます．どの要因を採用するにしても，自殺企図を行った人をフォローアップする仕組みがあれば，ある程度は再度の自殺企図・自殺死を防ぐことができます．患者のプライバシーに配慮して，かかりつけ医（かかりつけ医療チームと言った方がよいかもしれません）が，情報を共有し，処方量の変化，長期休暇後や誕生月の前後といったタイミングなどに注意しながら，その人をフォローできる仕組みが必要です．もちろん完全なものではありませんが，フランスのセクター方式は，そのような対応ができる仕組みではないでしょうか？

　チームによる継続的管理が必要なことを示す研究をもう 1 つお示ししましょう．図表 4-11 は私の教室の准教授をしている村松圭司先生が，メンタルヘルス上の問題で休職した人が，復職後に再度休職する要因についてレセプトと勤怠管理のデータを紐づけして分析した結果を示したものです[8]．産業医と主治医である精神科医の情報共有のもと，継続的に精神科でフォローされている労働者で有意に再休職のリスクが低減しています．メンタルヘルスに起因する繰り返される休職は，企業にとって経済的損失になりますが，それ以上にその労働者の生活基盤を不安定なものにしてしまいます．フランスのセクター方式は，精神疾患によるハンディキャップの慢性化を防ぐ仕組みであると，私の指導医は教えてくれました．産業医と精神科医の連携による労働からのドロップアウト防止も，そのような社会的慢性化を予防するものではないでしょうか．もちろんこれはメンタルヘルスで悩む労働者の自殺予

5 まとめ

図表 4-11 精神科疾患の長期休職リスク

長期休職リスク	OR	95% CI		p
精神科療法	0.4	0.1	0.9	0.027
性別	1.6	0.9	2.8	0.116
年齢	1.0	1.0	1.0	0.160
入院	0.8	0.3	2.4	0.652
内服なし	2.6	1.1	6.3	0.035

内服なしの定義
薬効分類 112 or 117 の処方がないこと
　112 催眠鎮静剤, 抗不安剤
　119 その他の中枢神経系用薬

精神科療法あり　　　　0.4 倍
精神神経用剤投与なし　2.6 倍

出典：Muramatsu. et al.（2019）.

防にもつながります.

　また，同じような構図がメンタルヘルス上の問題を抱える児童・生徒に対応する小児精神科医，臨床心理士，養護教諭，学校医の間にも構築されると，フランスの MDPH のような機能を果たせることになります. その意味でもフランスのセクター方式のような継続性・総合性のある地域精神保健医療体制が日本においても実現できるとよいと私は考えています.

　疫学的分析を根拠の1つとして，このような政策提案まで行うのは，研究者としての領域を超えているという批判を私は時に受けることがあります. 研究の中立性を損なっているのではないかという批判です. それはその通りだと思います. しかし，私は公衆衛生医師でもあります. エビデンスをもとに社会に働きかけ，状況の改善のための議論のきっかけを作ることは，臨床医が患者の治療に当たる際のガイドライン向けの資料を作ることと同義であると考えています. ガイドライン（＝公衆衛生施策）のコンテンツとして採用するかどうかは，政策決定者の専権事項です. 自分や他の研究者の研究結果をもとに，政策パッケージの提案まで行うのが，公衆衛生学研究者の役割ではないかと私は考えています.

　いずれにしても，このような疫学的な分析は非常に面白いものです. 分析をしていると，次々と新しい疑問が出てきます. それを1つずつ検証しなが

第 4 章　公衆衛生政策研究における疫学の活用

ら，問題の構造を明らかにしていく過程が疫学的研究の醍醐味だと私は考えています．私がこの分野の研究者になったころは，分析手法は比較的単純なものが多く，またコンピュータもそれほど高スペックではなかったので，ある意味わかりやすい時代でした．しかし，その後，管理工学や計量経済学，計量心理学等で開発されてきた手法が，医学研究にも応用されるようになり，疫学的手法は随分と高度になりました．そして，現在は機械学習やベイジアンなどの手法が使われるようになってきて，疫学研究はにわかに応用数学的なものになってきています．私の友人（有名な疫学研究者です）は「松田先生，僕たちはよかったですね．難しい数学を使わなくても，何とか研究者として逃げきれますね（＝退官するということでしょうか？）．今の若い人たちは，可哀そうですね．難しい数学を学ばないといけない」と言います．

　そうでしょうか．私は今の若い人たちがうらやましくて仕方ありません．ビッグデータだけでなく，補論で説明しているように，少数例についても，ベイズ統計を使って面白い分析ができるようになっています．しかも，そのためのデータもふんだんにあるし，学ぶための教材も本などの紙に書かれたものだけではなく，動画も含めてネット上に数多くの素晴らしいものがあります．本当に勉強のしがいがある時代になっていると思います．受験のために一生懸命勉強した数学や物理が役に立つのです．医学研究で使う手法の多くは教養課程の数学が理解できていれば十分使いこなすことができます．この本を読んで，疫学的な分析に興味を持った方はぜひ，数学的な理解にもチャレンジしてください．絶対に役に立つと思います．

　ただし，重要なのは社会を見る目です．疫学的分析結果は，今研究対象としている現象の一面を表現しているだけです．その結果を社会全体の中に位置づけて，できるだけ客観的に論考することが必要です．その際にコンセプトメーキングの技術が役立ちます．これについては補論 3-5 を参照してください．

　さて，散漫な記述になってしまいましたが，社会医学研究者にかかわらず，医療介護職にとって疫学的知識はとても重要です．論文を正しく読むために

174

5 まとめ

は疫学的知識がないとだめですよね．そして，何よりも疫学的知識を持った臨床医の方であれば，ご自身の日々の臨床活動などで蓄積したデータや公開データを使って，生涯にわたって研究を行うことができます．北九州市にある私の教室に 10 年近く，神奈川県の藤沢市から週に 1 回，研究をするために通われていた増沢成幸先生という方がいらっしゃいました．神奈川県の医療や介護に関する種々のデータを使って，開業医としてのご自身の問題意識に基づいて地域医療に関する疫学的研究をされてきました．すでに横浜市立大学で医学博士号は取得されているのですが，増沢先生は 60 歳を過ぎてから制度研究を志されました．そのきっかけは，増沢先生が神奈川県医師会の理事として地域医療構想を担当されたことです．データ分析から明らかとなる地域の課題が，大学関係者をはじめとする地域の医療職の方々に理解されないことに強い問題意識を持たれたのです．増沢先生は神奈川県の医療介護の状況について，分析を行い，その結果を学術誌に発表することで，ご自身が感じている問題意識を，神奈川県内の医療関係者に伝えようとされました．そして，実際に増沢先生の論文は横浜市立大学が発行している横浜医学という雑誌に 3 本掲載されました．まだまだ，多くの研究をされたいと希望されていたのですが，病に倒れ，今年の春にご逝去されてしまいました．若すぎる死でした．いったんは回復され，教室にも来られるようになっていたのですが，残念でした．亡くなられた後，奥様とお話をさせていただいたのですが，増沢先生は私の教室に通って研究をすることをとても楽しんでいたと奥様はおっしゃられていました．病のために閉院する前は診療後の時間や休日を使って統計学的な分析を行い，閉院後は時間さえあればパソコンに向かっていたそうです．増沢先生のそうした強い思いに私が十分に応えてきれていたのか，と今自省しています．一緒にやりかけていた分析が 2 つあります．この 2 つを論文化することが私の宿題になっています．増沢先生とのお付き合いの中でわかったことがあります．現場で感じる問題意識を，データで明らかにしていく過程は，知的にとても面白いのです．そして，その分析結果が論文として世の中に出ることは，やはりうれしいのです．当教室に来てか

175

第4章　公衆衛生政策研究における疫学の活用

ら，増沢先生は EZR という無料の統計ソフトの使い方を学ばれました．そ
れを用いて分析することが，増沢先生にとってはとても楽しい知的作業だっ
たようです．毎週，自宅で行われてきた分析結果を私に熱心に説明してくだ
さった増沢先生の姿を忘れることはできません．増沢先生との交流を通して，
地域公衆衛生の実践者である医療者にとって，疫学は自分の職業生活を豊か
にする基本的な教養の1つになりうると，今私は考えています．

注

1　CHAID（CHi-squared Automatic Interaction Detector）：CHAID はディシジ
　ョンツリーの手法の1つです．設定した従属変数と独立変数1つずつとで2変
　数に関連性があるかのカイ2乗検定をそれぞれ行い，もっともカイ2乗値が大
　きい（＝検定による期待値と実際の観測値との差が大きい）変数の組み合わせ
　で分割をさせるということを繰り返す手法です．結果の説明がしやすいので，
　よく用いられる手法の1つです．

2　ランダムフォレスト（Random Forest）：ランダムフォレストは複数のディシ
　ジョンツリーを作成し，その結果を複合的に解釈し（アンサンブル学習），分類
　に関連する要因を抽出する手法です．具体的には，元データからブートストラ
　ップでN個のグループを作成し，そのN個のグループについてそれぞれディシ
　ジョンツリーで学習させます．そして，得られた学習結果から多数決やあるい
　は平均を求めることで予測結果を導き出すという手法です．

3　傾向スコア・マッチング（propensity score matching：PSM）：疫学研究では
　ランダム化比較試験（randomized controlled trial：RCT）がもっともエビデン
　スレベルの高い研究とされます．しかし，一般臨床や地域保健の研究では，倫
　理面や費用面などの理由で行うことができないことが多いですよね．観察研究
　で得られたデータにおいて，対象者の交絡因子を症例群と対照群との間でできる
　だけそろえ比較が行うために考案された方法が傾向スコア・マッチング（pro-
　pensity score matching：PSM）です．
　　疫学研究においては，多くの場合，性・年齢は交絡因子となりますので，そ
　れらの影響を除くために対象者の性・年齢を合わせます．これがマッチングで
　すね．しかし，臨床研究では，それ以外にがんのステージやその他の重症度な
　ども交絡因子になります．また，必要な検査データなどもない場合がレセプト
　を使った研究では起こります．ここで，本研究の例で考えてみましょう．本研
　究では，自殺企図で入院してきた患者に対して，精神科的介入を行うかどうか
　（行わない＝0，行う＝1）が説明変数です．そこで使うのが傾向スコアです．精
　神科的介入を受けやすい患者背景をスコア化してスコアをそろえます．傾向ス
　コアは精神科の介入（行わない＝0，行う＝1）を従属変数，患者背景因子を独

立変数として，ロジスティック回帰分析を行い，確率として算出します．傾向
スコアには年齢，基礎疾患，施設ダミーなど交絡因子になる患者背景を入れま
す．スコアは 0 〜 1 で算出され，0 は精神科的介入なし，1 は精神科的介入を受
けやすい患者背景となります．算出した傾向スコアでマッチングを行うわけで
すが，本分析例では「最近傍マッチング」といって，傾向スコアの差が 0.100 に
収まっている 2 人をペアにするという方法を採用しています．医学研究で用い
られる SPSS や Stata などの統計パッケージには PSM は搭載されていますので，
マニュアルに従って行えばよいと思います．

引用文献

1) 松田晋哉：令和 3 年度革新的自殺研究プログラム「DPC データによる我が国
の自殺の現状に関する研究」報告書．令和 4（2022）年 3 月．

2) Okumura Y, Sakata N, Takahashi K, Nishi D, Tachimori H: Epidemiology of
overdose episodes from the period prior to hospitalization for drug poisoning
until discharge in Japan: An exploratory descriptive study using a nationwide
claims database, Journal of Epidemiology, Vol. 27(8): 373-380, 2017.

3) 令和 4 年度革新的自殺研究プログラム「DPC およびレセプトデータを用いた
自殺企図者の医療機関受診状況の分析」報告書．令和 5（2023）年 3 月．

4) 松田晋哉：教師付き機械学習を用いた過量服薬による自殺企図患者の再入院予
測モデルの試作，アジア太平洋ヘルスサポート学会年報，第 9 巻（印刷中）．

5) Matsubayash T, Ueda M.: Suicides and accidents on birthdays: Evidence from
Japan, Social Science & Medicine, Volume 159: 61-7, 2016.

6) Kanehara A Yamana H, Yasunaga H, Matsui H, et al., Psychiatric intervention
and repeated admission to emergency centres due to drug overdose, *BJPsych
Open* 1: 158-163, 2015. doi: 10.1192/bjpo.bp.115.002204

7) 松田晋哉：未発表資料．

8) Muramatsu K, Fujino Y, Kubo T, Otani M and Matsuda S Relationship between
treatment and period of absence among employees on sick leave due to mental
disease, *Industrial Health*, Vol. 57(1): 79-83, 2019. DOI https://doi.org/10.2486/
indhealth.2018-0055

第5章　ソーシャルデザインの科学と実践としての
　　　　公衆衛生学

　さて，いろいろと書いてきました．あらためて公衆衛生学とは何なのか考えてみたいと思います．高校の同窓会などで「松田って医学部行ったんだよね．何を専門にしているの？」と聞かれることがよくあります．これに答えるのが，意外と面倒くさいのです．とりあえず，臨床医ではないことを説明し（まず，ここで怪訝な顔をされます），いわゆる分子生物学などの基礎医学研究でないことも説明し，医療システムの在り方を研究している旨を説明します．だいたい，このあたりで皆さん私に対する関心を失います．齢をとって，健康問題が出てきたときに，あわよくば無料の相談相手として私の利用を考えていたクラスメートは「こいつは役に立たない」と判断して，同じく医者になって開業している別のクラスメートのところに移動します．

　このような待遇を受けて，私も考えます．公衆衛生学をやっている私の専門は何なのだろうと．この疑問は50歳くらいまで私を悩ませてきました．それを救ってくれた概念が「ソーシャルデザイン」です．ソーシャルデザインとは「社会問題を解決するために，社会の仕組みを見直して新しく変えること」です．私がやってきた，そしてやっている研究そして実践はヘルス領域での「ソーシャルデザイン」なのだと，今は1人で合点しています．以下，私がこれまでやってきたこと，そして今やっていることを少しだけ紹介したいと思います．多少，自画自賛的な要素も入っていますが，そのあたりは笑ってご容赦いただければと思います．

1　DPC プロジェクト

　DPC プロジェクトのことは第1章で紹介しましたが，ここではどのよう

179

第5章 ソーシャルデザインの科学と実践としての公衆衛生学

な問題意識でこのプロジェクトを行ったのかを説明したいと思います．この研究をやるうえで，もっとも影響を受けた考え方は第2章で説明した Plan Juppé です．バブル経済崩壊後の経済状況と進行する少子高齢化を考えたとき，世代間の所得移転に基づいている日本の社会保障制度が持続可能なのかという強い危機感を私は持っていました．一研究者にすぎない私がそのような壮大な問題意識を持つこと自体，不遜なことではあるのですが，そのことに対するきちんとした議論がされていないことに1人で憤っていました．公的保険制度の下での自由開業制，社会保険制度を採用している他の国と比較したときの低い保険料率，それを補うべき税収の不足など，このままの状況を続けていけば制度が破綻するのではないか，そんな危機感を抱いていたのです．しかし，当時の議論，これは今でもそうですが，支払い側や財政当局は医療費に無駄があると主張します．他方，医療側は財源が不足していると主張し，両者の議論はかみ合いません．これは私が留学していた頃のフランスの状況によく似ていました．その当時，フランスではあちこちで，病院の医療者が処遇改善を訴えてデモやストライキをしていました．何が第一の問題なのか？ フランス政府は医療の現状を知るための客観的な情報がないことが問題であると認識していました．そのために，医療者から傷病と紐づけられた医療行為に関する情報を集めようとしましたが，これがうまくいきません．なぜならば，フランスでは，患者と話し合いのうえで治療方針を決めるのは専門職としての医師の裁量権の範囲であり，また医師の自由の1つであるという伝統的な考え方があります．そのために，保険者との関係では，かかった費用を患者が保険者に直接請求するのが当然で，そこに詳細な医療情報を記載することは，患者個人のプライバシー保護の観点からも望ましくないというのがフランスの医師団体の主張でした．ですから，フランスのいわゆるレセプトには傷病名の記載がありません．私がフランスにいた1990年代前半はたとえばレセプトには診断名や行われた医療行為の詳細情報はなく，KC50（外科の行為50点分）という記載があるのみでした．病院に対する支払いも当時は総額予算制で，その額は前々年度にどれだけの医療行為を行

ったかという支出に基づいて決められる仕組みになっていました．何に対してどのような医療行為を行ったのかがわからない状況では必要な財政規模がわかりませんし，また医療資源を計画的に配分することもできません．

　この状況を改善するために，フランスではアメリカで開発された診断群分類を取り入れ，病院医療の活動内容を透明化し，それに基づいて予算配分額を決める仕組みを導入することにしたのです．この基本的枠組みになったのが1991年の病院改革法でした．病院の医療内容を情報化・透明化するために，すべての病院に医療情報部門（Division d'Information Médicale: DIM）が創設され，病名がICDで，医療行為がフランスの医療行為分類であるCdAM（Code de l'Activité Médicale）で収集されることになったのです．そして，この情報をもとにフランス版のDRGであるGHM（Groupes Homogènes de Malades）が開発されました．病名と紐づけられた医療行為の詳細を病院ごとに明らかにすることで，客観的な情報に基づいて各病院への総額予算の決定と，さらに，これが重要なのですが，各病院が当該地域で果たさなければならない機能を地域医療計画（SROSS）に具体的に記載する仕組みが導入されたのです．透明化された情報（Informatisation et Transparence 情報化及び透明化原則）に基づいて，当局と病院が地域の安心を保障するために果たすべき責任を明確にし（Responsabilisation 責任化原則），その実行を当局と病院が契約する（Contratulalisation 契約化原則）仕組みが導入されたのです．これを1996年の改革でより明確に法律上に位置づけ，医療計画と医療支出伸び率目標とをリンケージしたのがPlan Juppé なのです．さらに，この時期にラングドック＝ルシヨン地方（Languedoc-Roussillon）で，GHMごとの原価を計算する研究が行われ，この結果に基づいて各GHMの相対係数（1点当たり単価のようなものです）が決められました．

　公的保険制度のもとで，自由開業制が保証されている日本も，Plan Juppé 的な改革が必要なのではないかと私は考えました．日本の医療提供体制は，支払い側，提供側どちらかだけに問題があるというようなものではありません．国民が今のレベルの医療サービスを望むのであれば明らかに財源は足り

181

第5章　ソーシャルデザインの科学と実践としての公衆衛生学

ません．他方で，医療提供体制に改善すべき点があることも明らかです．た
とえば，医療資源の地域間，診療科間の配分の悪さです．また，諸外国に比
較して高すぎる外来受療率も，適正受診という観点からは問題でしょう．こ
れらの問題を関係者の合意のうえで解決するためには，医療に関する情報を
透明化し，それをもとに議論し，関係者がそれぞれの責任に応じて改善策を
合意していくしかありません．

　では，入院医療の情報化をどのように行っていくのか．ここで課題となる
のが，ベースとしての情報化のレベルです．幸いなことに，わが国には診療
報酬請求のためのレセプト作成コンピュータ（通称レセコン）が，少なくと
も急性期病院では一般化していました．しかも，そこには病名と行った医療
行為が，患者の性，年齢といった基本情報とともに記録されています．また，
病名についても故・開原成允先生（東京大学名誉教授）と大江和彦先生（東京
大学教授）のご努力で，ICD に対応した標準病名集が作成されていました．
フランスのように，各病院に医療情報部門の設置を義務づけなくても，診療
情報を集める情報基盤はすでにできていたのです．私たちの研究班はこの情
報基盤を活用して日本版の診断群分類である DPC のコード体系を作成する
ことにし，そしてそれは成功しました．また，レセコンをベースにしたため
に，支払いシステムへの対応もスムーズにいきました．

　私たち研究班における DPC 開発の一番の目的は，フランスと同じように
透明化された情報をもとに，各地域の医療提供体制の現状を明らかにし，各
病院が自分たちの地域における位置づけを知り，そして必要な機能選択を行
うことを推進することでした．そのためには，DPC 制度で厚生労働省が収
集しているデータを記述疫学的に整理し，施設名とともに公開する仕組みを
実装することが必要でした．当時の状況として，病院団体からは当然それを
躊躇する意見が出されました．でも，DPC データの有効性を高めるために
避けては通れない道でした．私たちのこの難しい要望を，意外なほどあっさ
りと当時厚生労働省で DPC の担当をされていた幹部の方々が受け入れてく
れました．このデータ公開によって，地域医療計画に関連した分析は随分と

182

1 DPC プロジェクト

進んだように思います.

　次節で地域医療構想を説明しますが, このプロジェクトでは各施設が何を, どのような設備と人員体制で, どれだけ行っているのかが, 施設名とともに公開されています（病床機能報告）. これも DPC 制度における実施設名による情報公開という前例があったために可能になったのだろうと思います.

　DPC を使ってどのようなシステムのデザインをしたかについては, 図表 1-10 に示した通りです. これを実現していくために, 私たちはいろいろな工夫をしました. DPC の仕組みが社会実装されるためには, そのためのデータ作成がスムーズに行われる必要があります. その初期のキーパーソンとして私たちが重視したのが実務を担当する病院事務職と経営者です. 病院事務職の方々に対しては, 彼ら・彼女たちが DPC 情報を作成するだけでなく, その情報を使って病院マネジメントに役立つ指標を作れるようになることを考えました. その目的のために各地で行われたのが第 1 章で説明した DPC セミナーです. あわせて分析の方法論に関する論文や書籍も多数執筆しました. 病院経営者に対しては, 制度に参加することが経営的に不利にならないようにするために, 同じような診療行為を行う限りにおいて前年度収入を保証する調整係数を導入しました. そして, この調整係数があることで, 病院側が医療資源の投入に関して無駄をカットすると, その差額が当該年度の利益になる仕組みとしたのです. あわせて病院別のアウトプットデータが公表されたことで, 経時的に入院医療の標準化が進んだと思います.

　さらに, 病院機能の評価軸を収集したデータを用いて作成し, それを係数化することで地域医療計画の整合性を考えながら, 病院機能の分化を図ることを目指しました. DPC を用いた医療提供体制の改革については, うまく行った部分もあればそうでない部分もあります. たとえば, その規模や入院患者の状況から考えて地域で果たすべき役割ではなく, DPC による支払いに誘導されて, 多くの一般病院が急性期志向になってしまい, それが地域医療構想における急性期・回復期のバランスの悪さにつながってしまった可能性は否定できません. また, 機能評価係数を高めるために不適切な情報作成

183

第 5 章　ソーシャルデザインの科学と実践としての公衆衛生学

が行われている例があることもわかっています．このような問題点に対応するための仕組みづくりが今後の課題です．

　DPC データが適切な病院機能の分化と連携に役立つようになるためには，その情報を用いた地区診断の方法論の開発が必要です．これについては私も研究を続けています．その成果の一部を補論 3-3 で紹介していますので，お読みいただければと思います．ただし，今のままの DPC 体系では不十分です．図表 1-10 に示したように，急性期入院以外の医療・介護も記述できるような DPC 分類の精緻化を行っていくことが必要です．そして，そのような情報を用いて，各地域の医療介護のニーズ及びサービス提供体制を記述し，適切な経済的評価方法の開発を行う方法論が開発されなければなりません．そのためのヘルスサービスリサーチの実践が求められています．

2　地域医療構想

なぜ地域医療構想が必要になったのか

　さて，DPC によって DPC 事業に参加している病院（データ提出加算をとっている施設も含みます）の状況は明らかになりましたが，それ以外の病院の診療内容はわかりません．地域医療は急性期医療だけで成り立っているわけではありません．当然，回復期や慢性期の入院医療，そして外来医療の状況を把握する必要があります．DPC の開発を行っていた当時，DPC 研究班のメンバーで電子レセプトの標準化・一般化に関する検討も行っていました．DPC 事業では，すでに DPC 事業に参加する病院については，行った医療行為に関してレセコンに記録されている情報を提出することを義務づけていました（これを EF ファイルといいます）．当初，DPC 対象病院のレセコンのフォーマットはバラバラだったのですが，2 年間の猶予期間を設けて，レセコン内に記録する医療行為および医薬品などの情報は，厚生労働省の標準レセ電算マスターにすることを義務づけたのです．これをベースとして，すべての医療機関から提出される電子レセプトが厚生労働省の標準レセ電算マスタ

184

ーに対応する仕組みになったのです．そして，それを集計したのが National Database（NDB）です．

こうした医療情報側の標準化が進む過程で，医療政策に関して大きな議論が起こります．きっかけとなったのはいわゆる看護配置基準の7：1問題です．以前から，日本の病院医療については，諸外国に比較して平均在院日数が長すぎることが問題となっていました．そして，経済状況の悪化もあり，この長い平均在院日数が日本の医療費の無駄遣いにつながっているという論調が強くなっていました．これに対して，医療界からは患者のケアを担当する看護師の数が急性期病院では足りないことが，その理由の1つであるという反論がされ，急性期を担う病院については7：1の看護配置基準が導入されることになったのです．この病棟の入院基本料は高く設定されたため，多くの病院が看護師集めに奔走することになりました．そして，実際に地方から都会の病院に看護師が引き抜かれるということが起こりました．その結果，病床基準別の病床数をみると，7：1がもっとも多く，その下の10：1，13：1，15：1といった急性期後を引き受ける一般病床数が極端に少なくなり，日本の病床の分布がワイングラスのような形になってしまいました（図表1-12）．支払い側や財政当局はこれに猛反発します．厚生労働省としても想定外の結果になりましたので，その対応策を検討する委員会が設置されます．地域医療ビジョン検討会です．高齢社会において，どのような機能別病床構成が望ましいのかがここで議論されました．高齢社会においては，高度急性期，急性期を担う病床に加えて，急性期以後を担う病床も重要になる，ただし，その必要数は傷病構造，年齢構造の地域差や，地域間の患者移動の状況によっても異なるだろうから，これらの条件を勘案した機能別病床数の推計が必要だという話になりました．そして，この推計を私たちの研究班で行うことになったのです．

機能別病床数の考え方

厚生労働省の担当者からいただいた宿題は「地域ごとの人口構造及び傷病

第 5 章　ソーシャルデザインの科学と実践としての公衆衛生学

図表 5-1　機能別病床数推計における区分点（C1, C2, C3）設定の基本となった医療資
源投入量（中央値）の推移の分析結果
（入院患者数上位 255 の DPC の推移を重ね合わせたもの）

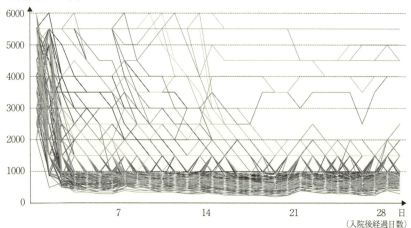

C1：高度急性期と急性期の区分点，C2：急性期と回復期の区分点，C3：回復期と慢性期の区分点
出典：厚生労働省，地域医療構想における病床機能別病床数の考え方（2016）．mhlw.go.jp/file/05-Shingikai-12201000-Shakaiengokyokushougaihokenfukushibu-Kikakuka/0000129669.pdf

構造の特性と地域間の患者移動を踏まえたうえで，病床機能別の患者数を推計してほしい」というものでした．機能別というのは高度急性期，急性期，回復期，慢性期の 4 区分です．厚生労働省としては，この 4 区分をどのように考えているのですかと尋ねたところ，それも含めて研究してほしいということでした．急性期や回復期というのは時間的な概念も含みますので，最初は在院日数で区分することを考えたのですが，同じ疾患でも在院日数が地域や医療機関によってバラバラなのです．全国一律の傷病ごとの在院日数を使うことも考えたのですが，それをやると高齢化の進んでいる地方の病院が厳しい状況になるため，医療関係者の了解は得られないだろうということになりました．あれこれと考えているときに，ふと，別の会議で石川ベンジャミン光一先生が作ってくれていた資料のことを思い出しました．図表 5-1 がそれです．これは DPC ごとに入院後の時間経過とともに，出来高換算のコス

2　地域医療構想

ト（入院基本料とリハビリテーションは除外）がどのように変化していくかを示したものです．いずれの傷病もそのタイミングは異なりますが，600点前後で屈曲点があることがわかります．急性期を「状態が不安定で，日々医療行為が行われている時期」と考えれば，1日当たり点数が減少していくフェーズである期間，すなわち屈曲点の前の期間になります．そして，DPC制度の対象になっている一般病床には慢性期の患者はほとんどいないと想定されることから，多くの患者が退院する時期の点数を回復期と慢性期の区切りと設定しました．

　その上で（ここからが地域医療構想における患者数推計の肝なのですが），NDBのデータを用いて，すべての入院レセプトを1入院のレセプトに加工し，それにDPCロジックを適用して，療養病床以外のレセプトをすべてDPCデータ化しました．これができたとき，私は大いに興奮しました．なぜだかわかりますでしょうか？　前節で説明したDPCの一般化の可能性を示すことができたからです．実は，これは図表1-10にも示したようにDPCの開発を始めたときから考えていたことでした．諸外国の動向を観察していると，どの国も急性期入院で始まったDRG（診断群分類）を回復期や慢性期，精神科に応用するだけでなく，外来も含めた地域全体の医療ニーズを把握するツールとしての開発に着手し，フランスやイギリス，オーストラリアでは部分的にその活用を開始していました．しかし，それらの国の分類は急性期，回復期，慢性期，精神科でそれぞれ違うロジックと分類体系になっていました．高齢化の進行は急性期から慢性期までの複合ニーズの増大を意味しますから，このような異なった分類体系で対応することには無理があります．なぜそうなってしまったのかというと，諸外国で診断群分類開発の基本となったアメリカのDRGに内在する構造的問題があるのです．それは諸外国の診断群分類は手術を優先させて分類体系を作っているというロジック上の特性です．回復期や慢性期，精神科，外来といった領域は手術行為があまり発生しないので，それで分類を作ろうとすると行き詰まってしまうのです．DPCの開発にあたっては，諸外国の診断群分類の比較研究をやっていましたので，私たち

187

はこの問題に当初から気づいていました．そして，それを回避するために病名を優先する分類体系を構築することにしたのです．そして，このDPCの特性のゆえに，すべての入院をDPCに展開することが可能になったのです．

　少しDPCの一般化の説明が長くなってしまいました．地域医療構想の話に戻ります．DPCでは患者居住地の郵便番号を記載することになっていますので，これがわかれば地域間（ここでは市町村間）の移動がわかります．地域保険である国民健康保険と後期高齢者医療制度のレセプトについては，所属する保険者が地理的に特定できますので，地域間の移動状況がわかります．問題は職域健康保険です．保険者のある住所を使うことはできませんよね．東京に本社のある会社の社員は全国にいることが一般的ですので，保険者の所在地情報を使うことはできません．これについては，職域健康保険の入院患者は，同性・同年代で同じDPCの地域保健の入院患者と同じ地理的条件であると仮定して地域間の移動を計算することとしました．これに労災保険と生活保護，そして正常分娩の補正を行って，図表5-2に示したようにDPC別に病床機能別の患者数を推計しました．この数を当該年度（ここでは2015年）の性年齢階級別人口で除することで，性年齢階級別・DPC別・病床機能別の入院受療率を求めることができます．これに推計年度の当該地域の性年齢階級別人口をかければDPC別・病床機能別の患者数が推計できることになります．病床数はこの数を病床稼働率で割れば求められますね．

　さて，この推計に関しては，いろいろな批判をいただきました．1つは入院受療率の経時的変化を反映していないというものです．事実から言うと，入院受療率の経時的変化の影響の検討は研究班レベルではやりました．ただ，これをそのまま当てはめると，現状と比較して必要病床数が大幅に低く推計されるということで，当面それを公表するのはやめようということになりました．しかし，これについてはそれぞれの地域で検討できるように工夫をしました．このことを説明してみましょう．

　そもそも病床稼働率とはどのように計算されるかというと

病床稼働率＝延べ入院日数／（病床数合計×365）×100（％）

2　地域医療構想

図表 5-2　将来推計の方法

DPC 別・病床機能別・性年齢階級別・患者住所地別・医療機関住所地別受療率
（1 日当たり，生保・労災・自賠責等の補正後）

×

推計年度の患者住所地別・性年齢階級別人口（社人研データ）

＝

推計年度の DPC 別・病床機能別・性年齢階級別・患者住所地別・医療機関住所地別患者数
（1 日当たり）

÷

病床利用率（高度急性期＝75％，急性期＝78％，回復期＝90％，慢性期＝92％）

＝

推計年度の DPC 別・病床機能別・性年齢階級別・ 患者住所地別 ・ 医療機関住所地別 病床数
（1 日当たり）

人口構成・傷病構造・受療動向の地域差を反映させた病床数推計	患者住所地別病床数	医療機関住所地別病床数

DPC データの郵便番号と国保及び長寿の保険者情報を用いて，性年齢階級別，DPC 別の二次医療圏間の移動量を推計

hokarea	cocdarea	dpc10	sex	agegr	急性病床 TC 後
0101	0101	010010xx01	0	60	0.102647136
0101	0101	010010xx01	0	70	0.062728805
0101	0101	010010xx01	0	75	0.088390589
0101	0101	010010xx01	1	40	0.119754992
0101	0101	010010xx01	1	55	0.031364403
0101	0101	010010xx01	1	65	0.034215712
0101	0101	010010xx01	1	70	0.005702619
0101	0101	010010xx97	0	75	0.014340597
0101	0101	010010xx97	1	50	0.002868119

出典：著者作成．

です．この式を展開してみましょう．

右辺＝平均在院日数×患者数／(病床数合計× 365)×100（％）

＝平均在院日数×入院受療率×人口／(病床数合計× 365)×100（％）

これを変形すれば

病床数合計∝平均在院日数×入院受療率×人口／病床稼働率

第 5 章　ソーシャルデザインの科学と実践としての公衆衛生学

あるいは

病床数合計×病床稼働率（＝必要病床数）∝平均在院日数×入院受療率×
人口

となります.

　これらの式の意味するところは，平均在院日数と入院受療率を低下させる，
また人口が減少すれば必要病床数は減少するという当たり前のことです.
　実は，これらの式を前提にして，それぞれの地域の医療資源の状況を確認
しながら，当該地域で平均在院日数はどの程度が望ましいのか，入院受療率
の動向はどうなるのかなど，複数のシナリオを準備して，当該地域の将来の
医療提供体制（機能別病床数を含む）を議論していただくのが，地域医療構
想の目的であると私は考えていました.　推計はしょせん推計にしか過ぎない
からです.
　しかし，数字というのは怖いですね.　推計結果が，金科玉条のように絶対
視され，そして独り歩きしてしまいました.　個人的な見解ですが，急性期病
床や回復期病床といった一般病床の数は，ニーズの変化に対応することで，
自然に落ち着くところに落ち着くと思います.　たとえば，病床稼働率が80%
を切る状況で一般病床を経営的に維持することは，外部からの補助金が得ら
れる公的病院を除けば難しいでしょう.　公的病院も，近年の財政状況を考え
ると，現状のまま公的資金を受け続けることは難しくなると考えるのが合理
的であると思います.　したがって，一般病床については，ニーズの変化に応
じた合理的な経営を行うことで，自然と適正な数になるのだろうと予想して
います.

地域医療構想における慢性期の考え方
　他方，慢性期はそういうわけにはいきません.　私は慢性期を以下のように

考えています.

慢性期＝慢性期病床＋介護施設＋在宅

慢性期の患者は慢性期病床，介護施設，在宅のいずれかでケアされています．そして，この3つの配分をどうするかは，その地域の医療介護資源の状況に依存します．私はこの配分をデータに基づいて具体的に議論することが地域医療構想における検討でもっとも重要なことであると考えています．以下，この点について具体例で検討してみましょう．

厚生労働省は，多くの地域において2040年以降に訪問診療のピークが来ることと予想しています（図表5-3）．そして，新しい地域医療構想では，各地域で訪問診療の提供量を増やすための方策について検討することが求められています．しかし，問題はそれほど単純ではありません．なぜならば，訪問診療の提供量は地域における代替施設，在宅人材，在宅支援機能，緊急時対応機能，住まい，入院機能の状況に依存するからです[1]．慢性期医療の対象者は療養病床，介護施設，在宅医療の3つの枠組みのいずれかでケアされますが，この3つのサービス提供組織は，いずれも単独では存在しえず，相互のネットワーク形成を必要とします．そして，ネットワークの在り方は地域条件に依存するために，慢性期を支える病院が期待される役割は地域によって異なるものになります．以下，この点についてSCR[2]とAJAPA[3]および NewCarest[4]を用いてその考え方を示してみましょう．なお，AJAPAとNewCarestの利用方法については，産業医科大学医学部公衆衛生学教室のホームページを参照してください．

ここでSCRについて説明しておきます．SCRはStandardized Claim Ratio（標準化レセプト比）の略で，SMR（Standardized Mortality Ratio　標準化死亡比）と同じ概念で図表5-4に示した式で計算される指標です．健康保険組合連合会のデータ分析委託を受けた際に，私たちの研究班で考えた指標です．現在は，藤森研司先生がNDBを用いて計算をしてくれており，その結果が

第5章　ソーシャルデザインの科学と実践としての公衆衛生学

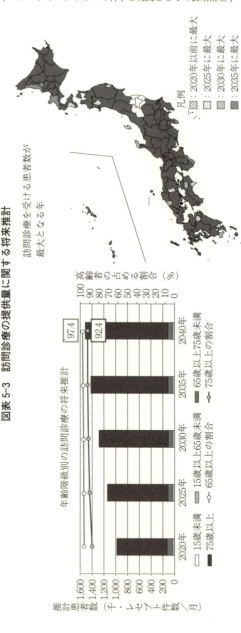

図表 5-3　訪問診療の提供量に関する将来推計

受療率：NDB データ（2019 年度診療分）、住民基本台帳に基づく人口（2020 年 1 月 1 日時点）を基に受療率を算出。
推計方法：NDB データ（※1）及び住民基本台帳人口（※2）を基に作成した 2019 年度の性・年齢階級・都道府県別の訪問診療の受療率を、二次医療圏別・年齢階級別の将来推計人口（※3）に機械的に適用して推計。なお、福島県については、東日本大震災等の影響により、市町村別人口がないことから推計を行っていない。
※1　2019 年度における在宅患者訪問診療料（Ⅰ）及び（Ⅱ）のレセプトを集計。
※2　2020 年 1 月 1 日時点の住民基本台帳人口を利用。
※3　国立社会保障・人口問題研究所「日本の地域別将来推計人口（平成 30 年推計）」（出生中位・死亡中位）を利用。
出典：厚生労働省

192

2 　地域医療構想

図表 5-4 　年齢調整標準化レセプト出現比（SCR）

$$SCR = \frac{\Sigma 性年齢階級別レセプト実数}{\Sigma 性年齢階級別レセプト期待数} \times 100.0$$

$$= \frac{\Sigma 性年齢階級別レセプト数 \times 100.0}{\Sigma 性年齢階級別人口 \times 全国の性年齢階級別レセプト出現率}$$

・年齢階級は原則 5 歳刻みで計算
・100.0 を全国平均としている

SCR: Standardized Claim Ratio

この値が 100 より大きいということは，当該機能に相当する医療が性年齢を補正しても全国より多く提供されていることを意味し，100 より小さければ全国より提供量が少ないということを意味する．

出典：著者作成．

内閣府のホームページと藤森先生の tableau のサイトでダウンロードあるいは閲覧することができます．この値が 100 より大きければ，当該地域では性年齢階級を調整しても，その医療行為が全国平均より多く行われていることを意味し，100 より小さければ，少なく行われていることを意味します．

　分析例として取り上げるのは，ある県の 2 つの地域（A 医療圏と B 医療圏）です．

　図表 5-5 は A 医療圏（県庁所在地のある中核地域）の人口構造の変化と傷病別入院および患者数の推計（2010 年を 100 とした相対値）を AJAPA で行った結果を示したものです．A 医療圏では人口は減少するのですが 75 歳以上の後期高齢者，とくに女性が増加するため，入院需要は 2030 年くらいまで増加し，以後減少傾向となります．外来需要は 2020 年以降すでに減少局面となっています．入院需要に関しては，2030 年まで肺炎，骨折，脳血管障害，その他心疾患（主に心不全）の増加が大きくなることが予想されています．

　図表 5-6 は A 医療圏における介護需要を NewCarest で推計した結果を示したものです．2015 年の要介護度別のサービス利用状況が続くとすると，その必要量は 2040 年まで急増し，その後減少局面に入ります．とくに施設介護の必要量が対 2015 年で 60％増加することが注目されます．令和 6 年度

第5章　ソーシャルデザインの科学と実践としての公衆衛生学

図表 5-5　A 医療圏における人口推計と傷病別入院患者・外来患者の変化

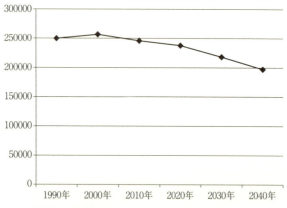

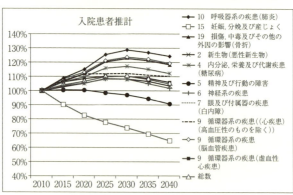

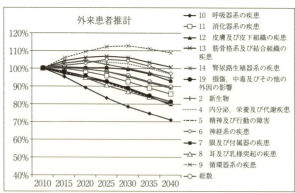

2　地域医療構想

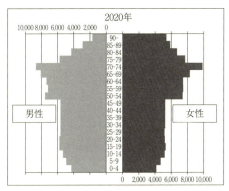

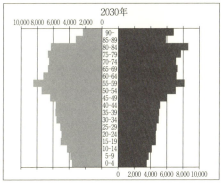

出典：AJAPAを用いて著者作成.

におけるA医療圏の中核自治体の介護保険料の基準額は年額78,600円となっています．本人が住民税課税者で前年の合計所得金額が1,000万円以上の第13段階の被保険者は基準額の2.4倍の188,700円，本人が住民税課税者で前年の合計所得金額が200万円以上300万円未満の第8段階の被保険者は基準額の1.5倍である117,900円になっています．介護保険財政を考えると，2040年までにこれだけの施設サービスを増加させることは難しいと考えられます．したがって，A医療圏においては厚生労働省が推奨しているように在宅ケアのキャパシティを増大させることが求められます．

このためには，A医療圏においては訪問診療を増やすことが必要です．

195

第5章 ソーシャルデザインの科学と実践としての公衆衛生学

図表5-6 A医療圏の要介護高齢者数及びサービス種別ニーズの推計

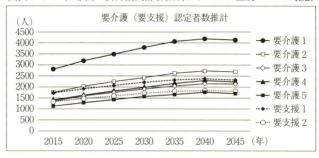

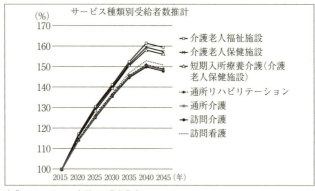

出典：New Carestを用いて著者作成．

　図表5-7に分析対象地域のSCRを示していますが，これをみると，A医療圏では在宅医療を提供する基盤としての診療所の外来機能が十分あり，また現時点で全国平均よりも訪問診療を行っていることがわかります．今後，この提供力をさらに大きくすることが求められるわけです．訪問診療を受けている患者は，しばしば肺炎や心不全の悪化，あるいは尿路感染症など，入院治療を必要とする急性期イベントを発症します[5]．また，終末期には，当初，在宅での看取りを希望していた本人や家族も，痛みや呼吸不全に伴う苦しみのために，入院での看取りを希望する場合も少なくありません．一般的に，在宅医療はそれを支える入院機能があって安定します．したがって，A医療圏においては，在宅や介護を支える病棟の整備，令和6年度の診療報酬の改

図表 5-7　A医療圏及び B 医療圏における SCR の値

二次医療圏	初再診料	一般病棟入院基本料等	療養病棟入院基本料	有床診療所入院基本料	回復期リハビリテーション病棟入院料	地域包括ケア入院医療管理料	往診等	緊急往診加算等	在宅患者訪問診療料等
A 医療圏	99.1	109.7	61.5	60.4	142.3	144.5	101.2	63.7	104.0
B 医療圏	75.2	62.2	0.0	80.1	0.0	231.2	143.9	181.9	116.5

二次医療圏	救急搬送診療料	在宅患者訪問診療料往診料（看取り加算）	訪問看護指示料	介護施設 SCR	サ高住 SCR	ショートステイ SCR	訪問看護 SCR	通所サービス SCR	訪問介護 SCR
A 医療圏	63.1	43.3	140.3	152.1	101.3	114.4	143.7	123.5	133.7
B 医療圏	324.4	68.7	86.9	172.3	58.4	157.7	66.1	145.6	47.9

出典：内閣府（介護 SCR は筆者が独自に推計）.

第 5 章　ソーシャルデザインの科学と実践としての公衆衛生学

定との関連も踏まえれば，地域包括医療病棟の整備が必要となります．さらに，要介護高齢者については，肺炎や心不全の悪化，尿路感染症などの急性期イベントを起こし，入院治療を受けるような状況になることが，要介護度の悪化につながることを私たちは報告しています[6]．したがって，要介護高齢者に好発する上記の傷病については，初期にその兆候を把握し，病態が重くなる前に治療することが，要介護度の悪化を防ぎ，また医療介護財政にも良い影響を与えることになります．このためには，補論で紹介している函館市のように，医療介護関係組織が ID-Link などの情報共有基盤を用いて，個々の患者・利用者の状態に関する情報共有をリアルタイムで行える仕組みが不可欠となります[7]．このような体制をいかに具体化するかが，この地域の地域医療構想調整会議の重要な検討事項になります．

　図表 5-8 は B 医療圏（過疎地域）の人口構造の変化と傷病別入院および患者数を AJAPA によって推計した結果（2010 年を 100 とした相対値）を示したものです．人口は減少しますが 75 歳以上の後期高齢者，とくに女性の数は 2040 年まである程度維持されます．ただし，全体としては入院および外来ともに患者数が減少傾向にあることが分かります．

　図表 5-9 は B 医療圏における介護需要を NewCarest で推計した結果を示したものです．高齢者の人口も減っていく B 医療圏では介護需要も 2020 年をピークに減少傾向となります．B 医療圏には広い山間地域があり，その谷間の集落に高齢者が分散して住んでいます．この B 医療圏について，私は，現地の訪問調査を行っています．限られた医療資源にもかかわらず，半数の医療機関は訪問診療を行っていることに驚きました．中でも民間の医療介護複合体である C 病院はサテライトの診療所も含めて，積極的に在宅医療を行っています．各科の専門医が勤務しているのですが，地域の複合ニーズに応えるためにいずれの医師も総合診療的な役割を担っていました．このため，B 医療圏では初再診料の SCR が 75.2 で，外来機能が低下しているにもかかわらず在宅患者訪問診療の SCR が 116.5 と全国より高い値を示しています．また，B 医療圏では介護施設の SCR が 172.3，ショートステイの SCR が 157.7

198

と非常に高い値になっています. この理由はなぜかと言うと, この地域では診療所を含めて医療資源が乏しく, また療養病床がないために, 慢性期のケアを必要とする高齢者の主たる受け皿が介護施設になっているのです. そして, 在宅医療の提供量の不足を補うために, 介護施設のショートステイを積極的に活用し, 慢性期のケアを必要とする高齢者の地域での療養を保障しています. B医療圏のような地域において, 訪問診療の提供量を増やすことは難しいでしょう. また, 療養病床を作ることもできません. そうすると, この地域では, 医療介護複合体であり, かつ地域包括ケア病棟を持つC病院をハブ施設として, 介護施設の入所機能およびショートステイ機能を活用しながら在宅高齢患者の支援を柔軟に行っていくことが適切な選択肢になると思います.

この地域の介護老人福祉施設の入所者は高齢化が進んでおり, 医療的視点から栄養管理や排泄ケアなどを必要とする者が多くなっています. そのためC病院では, 他法人のものも含めてこれらの施設とオンラインで利用者情報を共有し, また介護施設関係者を対象とした栄養管理や褥瘡ケア, 口腔ケア, リハビリテーションなどに関する研修会を積極的に行っています. このような取り組みを行うことで, 介護施設の医療対応力を高め, 結果として医療ニーズの高い在宅高齢患者のショートステイを行うことが可能になり, それが限られた資源での在宅医療の維持につながっているのです. このように医療介護資源が乏しい地域ではC病院のような機能を持った病院を中核とした医療介護の連携ネットワークを構築することが必要です. 地域医療介護総合確保基金はこのような機能を維持強化するために使用されるべきでしょう.

さて, このB医療圏における地域医療構想の検討の場に, 私も参加させていただいたことがあります. 圏域内の自治体の首長の方々も参加されていました. その日のメインテーマはプライマリケアにおける連携体制の構築でした. モニターに映された地図上に, 診療所がマッピングされ, そこには診療所医師の年齢と現在および10年後の当該診療所の患者数が記されていました. 人口の高齢化が進んでいる地域は医療関係者の高齢化も進んでいます. 現在,

第5章　ソーシャルデザインの科学と実践としての公衆衛生学

図表 5-8　B 医療圏における人口推計と傷病別入院患者・外来患者の変化

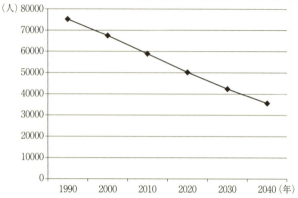

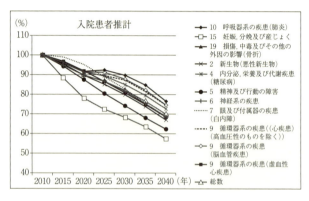

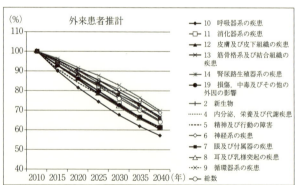

200

2 地域医療構想

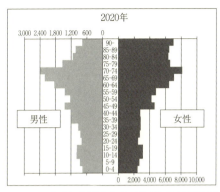

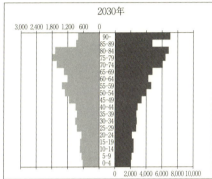

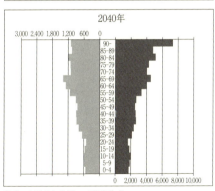

出典：AJAPA を用いて著者作成.

第5章 ソーシャルデザインの科学と実践としての公衆衛生学

図表5-9　B医療圏の要介護高齢者数及びサービス種別ニーズの推計

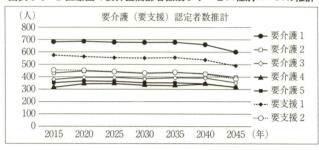

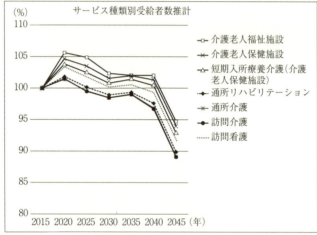

出典：New Carest を用いて著者作成.

75歳のD診療所長は，10年後には引退している可能性が高いのですが，当該診療所には10年後も100名程度の患者が通院することが予想されており，これらの患者の診療をいかに継続するかが具体的に議論されていました．そして，もっとも近隣にあるC病院（といっても20km離れているのですが……）が週に2回，医師を派遣し，午前中の診療を行うという提案がされていました．このような具体的な検討ができている地域はどのくらいあるのでしょうか？　私は非常に感銘を受けました．関係者の方々は，現状と予想される未来を冷静に受け止め，それに対する準備を関係者の合意のもとで

進めているのです．このような形が，地域医療構想の研究に参加させていただいたときに私が考えていたものでした．議論の行い方のマニュアルのようなものも本として出しました．また，いろいろな地域でデータ活用の方法について，説明させていただきました．Ａ医療圏とＢ医療圏のある県にも何回も足を運んでいます．この県で私は，自治体職員や保健所の関係者を対象とした研修会も何回か行っています．過疎地域を多く抱えるこの県の関係者は，皆さん，問題意識を共有していますし，何とかしようという具体的な取り組みを積極的に行っています．地域医療構想に限らず，街づくりはこうした地域の当事者の方々が，どれくらいそれに真摯に取り組むかによって決まってくるのだと思います．おそらくこの県の人口が劇的に増えることはなく，今後も人口減少と高齢化はある程度のところまで進むでしょう．しかし，今の努力が実を結び，住みやすいコンパクトな地域が県内の各地に拠点としてできるのではないかと私は期待しています．鍵となるのは医療・介護と教育です．医療・介護の体制が充実していることは今の安心を，小中学校・高校といった教育が充実していることは将来の安心を保証するものです．その意味でも，人口減少に対応して，効率的に教育を行うために，小中学校の統廃合を進めるといった施策には私は反対です．私自身が分校育ちということもありますが，少なくとも義務教育は住んでいる地域で受けられるべきです．公教育に十分な資源投入をしない国の未来は厳しいのではないでしょうか？天然資源に乏しい（私はそうは思っていないのですが……）日本は，人材開発に力を入れるべきである，というのは随分と昔から主張されていることですよね．でも，この人材開発の施策の方向性が間違っているように私は思います．確かに，画期的な発見やビジネス創出ができるような人材を生み出すような教育も必要だと思います．ただ，それ以上に，社会生活を支える良質な中間層を確保する教育が重要だと私は考えています．私は，研究者として医療や介護の現場の調査を行う一方で，国や地方自治体の行政職の方々と種々のやり取りをし，そして産業医として企業で働く方々と接します．こうした活動を通して思うことは，日本は与えられた職務をまじめにこなす多くの中

第5章　ソーシャルデザインの科学と実践としての公衆衛生学

間層で成り立っている国なのだということです．1990年代以降の，種々の制度改革は，この中間層を壊す方向で作用してはいないでしょうか．見直しが必要であると思います．ちなみに分析対象として取り上げたこの県は，地域の学校の維持や活性化にも力を入れています．

　すいません．また，話が脱線してしまいましたね．もとに戻します．地域医療構想に関連した分析のほとんどは公開データで行えます．その方法論については拙著で紹介していますので[7]，興味のある方はお読みいただければと思います．関連分野の学生の方であれば卒業論文や修士論文のテーマを見つけることも可能だと考えています．厚生労働省や内閣府がせっかく準備してくれているデータがあまり活用されていない現状はもったいないと思います．社会医学系の教育の実習で活用してもいいかもしれませんね．

3　医療と介護との連結分析

医療と介護の複合化の現状

　さて，前節で慢性期をデータに基づいて検討することが重要であると述べました．最初の地域医療構想の検討時から，私はこのことを折に触れ強調してきました．でも，世の中は，なかなかそのようには変わっていきません．なぜでしょうか？　もっとも大きな理由の1つは，医療関係者の頭の中にある，医療の格に関する急性期＞回復期＞慢性期というヒエラルキーのようなものであると私は考えています．もちろん，急性期は今後も医療機能の重要な基盤であり続けます．しかし，高齢化の進行に伴って医療と介護の複合化が進んでいる今日の状況は，慢性期の医療・介護の安定的な提供体制を整備することを求めているのです．そして，各地域の医療者はそれぞれの地域の状況に応じて，この慢性期を支える役割を種々の形態で担わなければならないのです．日本慢性期医療協会の元会長である武久洋三先生は，「良質な慢性期医療がなければ，日本の医療は成り立たない」と述べられています[8]．日本の慢性期医療の質向上のために，現場で40年以上奮闘されてきた方の

3 医療と介護との連結分析

図表 5-10　専門診療科ごとの専攻医数

専門診療科	2018 年	2019 年	2020 年	2021 年	2022 年	2023 年
内科	2,670	2,794	2,923	2,977	2,915	2,855
小児科	573	548	565	546	551	526
皮膚科	271	321	304	303	326	348
精神科	441	465	517	551	571	562
外科	805	826	829	904	846	835
整形外科	552	514	671	623	644	651
産婦人科	441	437	476	475	517	481
眼科	328	334	344	329	343	310
耳鼻咽喉科	267	282	266	217	256	203
泌尿器科	274	255	323	312	310	338
脳神経外科	224	252	247	255	237	217
放射線科	260	234	247	268	299	341
麻酔科	495	489	455	463	494	466
病理科	114	118	102	95	99	93
臨床検査科	6	19	14	21	22	36
救急科	267	286	279	325	370	408
美容外科	163	193	215	209	253	234
リハビリテーション科	75	69	83	104	145	136
総合診療科	184	179	222	206	250	285
Total	8,410	8,615	9,082	9,183	9,448	9,325

出典：日本専門医機構の公開資料をもとに著者作成.

言葉であるだけに非常に重いものがあります．私も武久先生のこのお考えに賛同するものです．しかし，このことが医療者，とくに医学教育に携わる大学関係者の間で十分理解されていません．介護保険の創設時，今後老年医療が重要になるということで，多くの大学で老年医学科や総合診療科が創設されました．高齢化が進行し，これらの診療科の重要性は社会全体で高まっているはずなのに，当初の目的のように機能している老年医学や総合診療の教室は多くありません．大学によっては，これらの教室がなくなっています．専門医制度においてもこれら 2 つの診療科を希望する若い医師は多くありません（図表 5-10）．日本の医学部における教育内容について，見直しが必要です．

　日本の医療介護をより良いものにしていくためには，慢性期の理解が重要

第5章　ソーシャルデザインの科学と実践としての公衆衛生学

であると私は考えています．でも，研究者としては考えているだけではだめ
なので，それをデータで示し，関係者の意思決定に働きかけないといけませ
ん．実はそのためのデータは，この国には豊富にあります．しかも，これら
のデータは関係者に活用可能な形で整備されているのです．以下，このこと
を順を追って説明していきましょう．前節の説明と若干重複するところもあ
りますが，話の流れの都合もあり，ご容赦ください．

　図表3-9（p. 135）をもう一度見てみましょう．西日本のある県の医科レセ
プトと介護レセプトを個人単位で連結し，脳梗塞，股関節骨折，心不全，肺
炎（誤嚥性以外），誤嚥性肺炎でDPC対象病院に入院した65歳以上の患者
（DPCレセプトで把握）について，入院半年前と入院1か月後の医療介護サー
ビスの利用状況を見たものでしたね[9]．脳梗塞の32.5%，股関節骨折の54.5%，
心不全の45.0%，肺炎の47.3%，誤嚥性肺炎の73.4%が半年前にすでに何ら
かの介護保険サービスを利用していることがわかります．この結果は，すで
に何らかの傷病をもち，その結果介護が必要となっている高齢者からこうし
た急性期イベントが生じていることを示しています．次に1か月後の状況を
みてみると，脳梗塞は21.9%，股関節骨折は37.6%の患者が回復期リハビリ
テーション病棟などの回復期に移行しているのに対し，心不全，肺炎，誤嚥
性肺炎は1%未満しか回復期に移行していません．さらに入院1か月後まで
の累積死亡率を見ると，脳梗塞が1.1%，股関節骨折が0.1%と低い値である
のに対し，他の3疾患は心不全が3.3%，肺炎が2.9%，誤嚥性肺炎が5.0%
と高い値となっています．1か月後におけるこれらの3疾患の一般病床への
入院率は低い一方で，介護保険の利用割合は高くなっています．

　この結果の意味するところは，脳梗塞，股関節骨折のような傷病について
は急性期→回復期→生活期というリハビリテーションを軸とした連携が求め
られているのに対し，心不全や肺炎，誤嚥性肺炎などの疾患は急性期病棟と
在宅あるいは介護施設との直接的な連携が求められているということです．
しかも，心不全の増悪や肺炎，誤嚥性肺炎は同じ患者で繰り返し発生するた
めに，この状況に対応した連携はリアルタイムでの情報共有を必要とします．

206

3 医療と介護との連結分析

加えて，発症後の死亡率が高いことを踏まえると ACP（Advance Care Planning）への対応も必要となるでしょう．補論 3-2 で，はこだて医療介護連携サマリーとそれを活用している函館市の高橋病院の例を紹介しています．私はこの函館のモデルが，この国の将来の医療介護提供体制を考えるうえで重要な参考事例になると考えています．いずれにしても，高齢化の進行に伴って，介護の現場から発生する急性期イベントへの対応が重要になっていることがわかります．

医療介護ニーズの複合化と高齢者救急

さて，この医療介護ニーズの複合化に関する問題をさらに深堀するために，高齢者救急の将来推計を行った結果についてみてみましょう．

図表 5-11 は 2016 年の DPC データを用いて，性年齢階級別の救急車による搬送入院の発生率を求め，それに国立社会保障人口問題研究所の人口推計を組み合わせて，2035 年の性年齢階級別救急車搬送数を求めたものです[10]．全体では，男性で 1.23 倍，女性で 1.27 倍となりますが，年齢階級別でみると男女とも増加するのは 75 歳以上だけで，75 歳未満はすべて減少します．とくに 85 歳以上は男性が 2.33 倍，女性が 1.90 倍に急増することが予測されます．

ここで 75 歳以上について，どのような傷病が増加するかを男女別に推計した結果が図表 5-12 です．男性についてみると脳梗塞が 1.56 倍，肺炎が 1.72 倍，誤嚥性肺炎が 1.82 倍，心不全が 1.73 倍，徐脈性不整脈（≒心停止）が 1.65 倍，腎臓または尿路の感染症が 1.68 倍，頭蓋・頭蓋内損傷が 1.60 倍，股関節大腿近位骨折が 1.76 倍に増加するという推計結果になりました．

以上の結果は，高齢者救急への対応が，これからの医療政策において重要になることを示しています．令和 6 年度の診療報酬及び介護報酬の改定は，介護報酬の改定を経験した担当者が指揮を執ったこともあり，このような変化に対応したものとなっています[注1]．

新しく創設された地域包括医療病棟は地域包括ケア病棟とともに高齢者救

207

第 5 章　ソーシャルデザインの科学と実践としての公衆衛生学

図表 5-11　2035 年の性年齢階級別救急車搬送による入院患者数の予測

	(1)2015 年 人口（千人）		(2)2035 年 人口（千人）		(3)=(2)/(1) 比		(4)2016 年 患者数		(5)2035 年 予測患者数 (3)×(4)		患者数の増加 (5)/(4)	
	男	女	男	女	男	女	男	女	男	女	男	女
0-4 歳	2,561	2,445	2,045	1,944	0.80	0.80	24,617	18,481	19,657	14,694	0.80	0.80
5-9 歳	2,725	2,594	2,123	2,020	0.78	0.78	6,601	4,187	5,143	3,261	0.78	0.78
10-19 歳	5,991	5,683	4,663	4,441	0.78	0.78	14,603	9,482	11,366	7,410	0.78	0.78
20-39 歳	14,474	13,962	11,678	11,137	0.81	0.80	40,463	49,326	32,647	39,346	0.81	0.80
40-59 歳	17,223	17,015	14,147	13,845	0.82	0.81	104,770	61,315	86,058	49,892	0.82	0.81
60-74 歳	12,558	13,540	12,023	12,551	0.96	0.93	207,437	118,939	198,600	110,251	0.96	0.93
75-84 歳	4,832	6,548	5,599	6,980	1.16	1.07	210,829	185,965	244,295	198,234	1.16	1.07
85 歳-	1,477	3,465	3,443	6,574	2.33	1.90	140,826	228,863	328,276	434,212	2.33	1.90
合計	61,841	65,252	55,721	59,492	0.90	0.91	750,146	676,558	926,041	857,299	1.23	1.27

出典：人口については国立社会保障・人口問題研究所の日本の将来推計人口（平成 29 年推計）
http://www.ipss.go.jp/pp-zenkoku/j/zenkoku2017/pp_zenkoku2017.asp
Matsuda S et al（印刷中）.

図表 5-12　救急搬送による入院の主な傷病数の 2016 年と 2035 年の比較

（男女別；75 歳以上　全国データ）

	男性			女性		
	(1) 2016 年 患者数	(2) 2035 年 推計 患者数	(2)/(1)	(1) 2016 年 患者数	(2) 2035 年 推計 患者数	(2)/(1)
010060 脳梗塞		40,036	1.56	29,839	45,772	1.53
040080 肺炎，急性気管支炎，急性細気管支炎	28,582	49,080	1.72	20,865	33,558	1.61
040081 誤嚥性肺炎	29,067	52,787	1.82	24,334	40,798	1.68
050130 心不全	20,250	34,990	1.73	26,967	44,147	1.64
050210 徐脈性不整脈	13,287	21,942	1.65	13,988	21,710	1.55
110310 腎臓または尿路の感染症	8,198	13,757	1.68	14,337	22,321	1.56
160100 頭蓋・頭蓋内損傷	13,444	21,545	1.60			
160690 胸椎，腰椎以下骨折損傷				11,422	16,827	1.47
160800 股関節大腿近位部骨折	10,507	18,442	1.76	40,132	63,839	1.59

出典：Matsuda S et al（印刷中）.

急の受け皿となることを期待されています．また，介護の現場から高齢者救急が数多く発生することを踏まえて，介護施設における医療を日常的に支援することを介護施設と病院が契約した場合，双方に介護報酬あるいは診療報酬上の加算が付く仕組みが導入されました（図表 5-13）[11]．さらに病院と在

3 医療と介護との連結分析

図表 5-13 令和6年度診療報酬・介護報酬改定で導入された医療介護連携の評価
―高齢者施設等と医療機関の連携強化―

○令和6年度介護報酬改定における、①高齢者施設等における医療ニーズへの対応強化、②協力医療機関との連携強化にかかる主な見直し内容

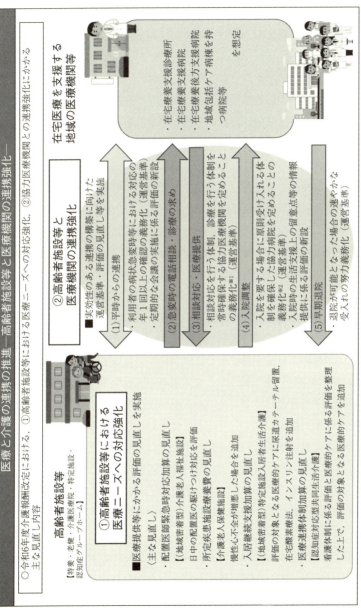

※1 経過措置3年。(地域密着型)特定施設入居者生活介護、認知症対応型共同生活介護は努力義務　※2 介護保険施設のみ

出典：厚生労働省

第 5 章　ソーシャルデザインの科学と実践としての公衆衛生学

宅の連携に基づく継続的なケアを可能にするために，訪問診療の在り方についても，連携を前提としたものに制度が誘導されています．

地区診断と自施設のポジショニングの必要性

　このように，今回の診療報酬改定は，急速な高齢化に対応するための医療提供体制の変革，具体的には機能分化と連携の推進を目指したものになっています．ただし，その具体的な形は，前節で説明したように，各地域の医療介護サービス提供体制の状況によって異なるものになります．そして，この具体的な形を検討する場として設定されているのが地域医療構想調整会議だと考えます．各地域の医療提供体制を検討するための資料としては本書で説明してきたように種々のデータが準備されています．

　地域医療構想においては，これらのデータに基づく地区診断をもとに，当該地域における今後の医療提供体制の在り方が議論されなければなりません．とくに，NDB や介護データベースを用いた医療介護の複合化の現状に関する，それぞれの地域の分析が必要です．本書で示しているように，記述疫学的な分析だけで，多くのことがわかります．こうした分析で示される結果について，現場の医療関係者はすでに気づいているはずです．現場で気づいていることをデータで確認することで，求められる構造転換の必要性に気づき，それが具体的な行動につながるのだと思います．しかし，このようなデータ分析を，厚生労働省だけで行うことは難しいでしょう．各地域が抱える固有の問題への配慮が求められるからです．その意味でも，各都道府県に 1 つはある医療系大学の社会医学系教室の役割は重要であると考えます．そして，こうした医療系大学の研究者には，制度の正しい理解も求められます．正しい理解なしに，感情的な議論が生じると，間違った方向に仕組みが動いてしまうからです．

　重要なことは本書で説明しているような地区診断を各地域の関係者の手によって行うことです．なぜ，構造転換をしなければならないのかという合理的理由が地域の関係者に共有されない状況で，提示された病床数の推計をも

210

3 医療と介護との連結分析

とに議論を行えば，感情的な反発が生じ，議論は進まなくなります．いわゆる 424 病院問題による地域医療構想の議論の混乱はその典型例でしょう．厚生労働省は，「救急，がん，手術，周産期」を主に担う病棟を高度急性期・急性期としたうえで，これらの機能が不十分であることがデータから明らかとなった病院に対して「高度急性期，急性期」としての機能の見直しと，仮に「高度急性期，急性期」の機能を今後維持することを目指すのであれば，施設の統合等が必要であるとして，424 病院のリストを提示しました[12]．しかし，「高度急性期，急性期」としてという前提が理解されなかったために，施設の統合や廃止という言葉だけが感情的に受け止められ，地域によっては首長や国会議員を巻き込んだ騒動になってしまいました．同様の実績でありながら，自施設の当該病棟の機能を「回復期」と報告した病院は，この 424 病院のリストにはないことは，まったく報道されませんでした．

　こうした解釈の齟齬が生じてしまう根本的な原因の 1 つは，厳しいことを言ってしまうようですが，病院側のデータ分析力の不足です．分析力のある病院は，地域医療構想の議論とは別に，自ら利用可能なデータの分析を行い，必要な機能の再定義と組織改編を行っています．たとえば，補論 3-3 で紹介している釧路協立病院は，地区診断と自施設の機能の相対化を行い，自施設の機能の再定義を行った好事例です．これまでどの国も経験したことのない人口構造の変化に対応して，病院機能を維持することは，社会的インフラとしての病院の責務だと私は考えています．この自覚を，各施設は求められているのではないでしょうか．厚生労働省が国内のすべての地域の状況を把握して施策を展開することは無理です．大まかな方針しか示せないでしょう．この大まかな方針を踏まえたうえでの調整は各地域の責任だと私は考えています．その意味でも，地域の分析を担うことを期待されている各都道府県の医療系大学の社会医学系教室の役割は重要だと考えます．そして，各都道府県において人的資源の供給元である大学病院は，その分析結果に基づいて，地域内の医療機能の配置について考えることを求められています．また，それは卒前卒後の医学教育を見直す機会にもなるはずです．同様のことは，看

第5章　ソーシャルデザインの科学と実践としての公衆衛生学

護系をはじめとする他の医療・介護教育機関にも当てはまると考えます．医療・介護の卒前・卒後の教育・研修の場において，地域の状況が教えられることは，医療介護職の地域に対する向き合い方に良い影響を及ぼすのではないでしょうか．医療介護の教育・研修の現場は，単に知識や技術を教えるだけの場であってはいけないと思います．

　なお，医療と介護のデータの構造と，それらを連結してどのような分析ができるのかについては，拙著で紹介していますので参考にしていただければと思います[13]．

4　地域包括ケアシステム

4-1　地域包括ケアシステムの概要

　社会の高齢化に対応するために，現在，国は図表1-13 に示した地域包括ケアシステムの構築を目指しています．ここで，地域包括ケアとは「高齢者の尊厳の保持と自立生活の支援の目的のもとで，可能な限り住み慣れた地域で，自分らしい暮らしを人生の最期まで続けることができるような地域における包括的な支援・サービス提供体制」とされています[14]．そして，日常生活圏域（おおむね30分の移動圏域）で，医療・介護・予防・生活支援・住を保障することで，「時々入院（入所），ほぼ在宅」のケア体制を実現しようとしています．

　地域包括ケアシステムを実現するための，政策上の基本的ツールは介護保険事業計画と地域医療構想・地域医療計画になります．ただし，住まいや生活の保障という面からの仕組みづくりも求められますので，市町村が策定する各種福祉関連計画，住宅の整備に関する計画なども実現のために重要なものです．しかし，地域医療構想と地域医療計画は都道府県，介護保険事業計画は市町村の管轄で，また住まいや生活支援を担当する部署は，医療や介護を担当する部署とは異なるものですので，調整が難しい現状があります．し

4 地域包括ケアシステム

たがって，地域包括ケアシステムの構築に関して，総論では合意されている
ものの，それを具体的施策まで落とし込めている自治体は少ないのが現状で
す．さらに，医療介護において，民間事業者がサービス提供者の大半を占め
ている日本では，その活動を行政が制御しにくい面もあります．行政がどの
環境条件を整備するとしても，日本における地域包括ケアシステムの構築は，
民間を主体とした事業者によって進められていくのだと思います．

　地域包括ケアシステムは，高齢者や障害を持つ住民の持つ複合的なニーズ
に応えようとするものです．複合的なニーズに応えるために，もっとも効率
的な方法は複合的なサービス事業者がそれに対応することでしょう．それは
医療介護生活複合体ということになります．日本で，最初にこの複合体の意
義に着目された研究者は二木立先生です[15]．その一連の著書で，二木先生
は複合的なサービスに対応する際の調整コストを軽減するためには，複合体
を形成することが合理的であり，介護保険制度の創設は，この複合体を発展
させる方向で作用することを予測されました[16]．そして，実際にそのよう
になっています．ただし，高齢者や障害者の持つ複合ニーズに複合体内部の
サービスだけで対応することは難しいでしょう．複合体も，地域の他のサー
ビス提供者との連携を求められます．複合体の多くは急性期以後の医療と介
護を担っていますので，急性期への対応等は，地域内の急性期病院との連携
が必要となります．また，複合体からの介護サービス等を受けている在宅要
介護高齢者は，別途，地域のかかりつけ医による医学的管理を受けているこ
とが一般的です．これは地域全体で患者・利用者情報を適切なタイミングで
共有できる情報システムがあることを求めます．補論 3-2 で紹介する道南
MedIka はそのような実践例です．

　地域全体でこのような連携を可能にするためには，調整機能が必要となり
ます．これなしで地域包括ケアシステムを構築することは難しいでしょう．
実はこうした連携システムの構築は，同じく高齢化が進むイギリスやフラン
スでも試みられてきています．必ずしもうまくは行っていませんが，日本の
地域包括ケアシステムの在り方を考えるうえで参考になる点も少なくありま

213

第 5 章　ソーシャルデザインの科学と実践としての公衆衛生学

せん．中でも私はコミッショニング機能に注目しました．

　イギリスの NHS はコミッショニングを，医療・福祉サービスが効果的に対象者のニーズを満たすよう確実に提供するプロセスと定義しています[17]．そして，それは対象者のニーズの評価，そして評価結果に基づく優先順位を考慮した上でのサービスの調達とその提供状況の管理まで責任を持つプロセスであるとしています．

　日本において現在その確立が目指されている地域包括ケアシステムもこの文脈で検討されていくべきものだと私は考えています．すなわち，地域包括ケアシステムは箱モノではなく，その中心的な機能は多職種による情報共有を基盤とした調整機能であると私は考えています．

　本節ではフランスの保健ネットワーク Réseau de la Santé と尾道市医師会方式を例として commissioning 機能と地域包括ケアシステムとの関係について説明してみたいと思います．

4-2　フランスの保健ネットワーク（Réseau de la santé）

　フランスではもともとがんや AIDS，難病，薬物中毒者などに対して地域で総合的な医療介護サービスを提供するために保健ネットワーク（Réseau de la Santé: RS）が組織されていました．その形態はさまざまで，association のような緩やかなものから，法人格を持つ NPO などさまざまなものがあります．いずれも，RS としての基準を満たし，当局（現在は地方医療庁 ARS）の許可が得られれば，その活動に対して予算が提供されます．

　図表 5-14 は RS の概要を示したものです．RS は地域の種々の医療関係者・福祉関係者から構成されます．全体をコーディネートするのは保健ネットワーク事務局であり，ここには医師，看護師，OT/PT，臨床心理士，ソーシャルワーカーが所属しています（そのほとんどは非常勤）．事務局スタッフの職務は対象者のヒアリングとサービスの調整であり，利用者に対する直接的な医療・福祉サービスは提供しません．この調整機能に対して，疾病金庫及び自治体から報酬が支払われます．財源が 2 つに分かれるのは，医療的

214

4 地域包括ケアシステム

図表5-14 フランスにおける保健ネットワーク（Réseau de la santé）

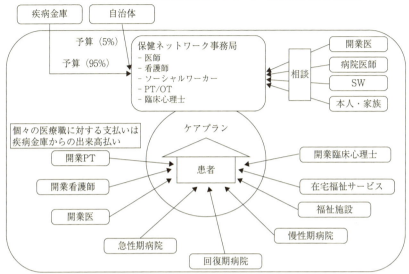

出典：著者作成.

課題と福祉的課題の両方に対応しているからです.

　RSの目的は，対象者の持つ複雑なニーズに総合的なサービスを提供し，できうる限り患者を在宅でケアすることです. ただし，図表5-14からも明らかなように病院や福祉施設などの施設サービス提供者もネットワークに所属しており，必要に応じてそうしたサービスが提供されるようになっています. Plan Juppéでは，患者・利用者のサービスへのアクセスの保障，サービスの総合性と継続性がRSの目的であると明記しています.

　サービスの開始は，主治医や自治体のソーシャルワーカーあるいは患者及びその家族からの相談によるのがほとんどです. 相談を受けたRS事務局担当者が内容を分析し，必要なサービスの調整を行います. ここで我が国のケアカンファレンスと異なる点は，いわゆるケアマネージャーは存在せず，対象者のニーズに応じて事務局の各職種の合議によって提供されるサービスが決まっていくことです. サービスはRSに登録している独立した事業者によ

215

第5章　ソーシャルデザインの科学と実践としての公衆衛生学

って提供されます．多くは日本で言うところの日常生活圏域にある事業者です．これらの提供者のサービスはそれぞれをカバーする財源（医療の場合は疾病金庫による出来高払い）によって賄われます．提供されているサービスの内容は対象者ごとに3か月に1回程度開催される事務局内部の検討委員会で議論され，必要に応じてサービス内容の修正が行われることになっています．

　現在，RS は，医療分については毎年国民議会で議決される医療保障支出目標（ONDAM）の対象となっており，通常の医療サービスとは別に予算化されています．RS の対象疾患・状況は種々であり，老年医学的問題，糖尿病，がん患者，障害者など多様です．福祉領域に関わるサービスについては自治体の負担によって提供されます．

4-3　尾道市医師会方式

　日本においても，元・尾道市医師会会長でいらっしゃる片山壽先生が，コミッショニングという視点から先進事例を展開されています．いわゆる尾道市医師会方式です．図表5-15 はその概要を示したものです[18)-21)]．

　尾道市医師会では診療所の医師が市内の急性期病院（尾道市民病院，JA尾道総合病院）の登録医となることができます．登録医である診療所医師は，病院に紹介した患者について，病院で診療をすることが可能であり，また院内で開催される当該患者の入院時，あるいは退院前カンファレンスにも積極的に参加しています．

　入院時からかかりつけ医（尾道市医師会では在宅主治医と呼んでいます）がかかわることで，退院調整がスムーズに行われます．退院後，在宅に戻った患者で，引き続き医療や介護サービスが必要な患者について，在宅主治医の診療所でのケアカンファレンスの検討に基づいて，必要な各種専門医療チーム・介護サービスが総合的に提供される仕組みを，尾道方式の牽引者である片山先生が構築しています．重症感染症や急性の循環器疾患など急性期医療が必要な場合には，在宅主治医がそうしたサービスとタイムリーに連携をとります．具体的には肺炎などの治療のための短期入院や，脳血管疾患や早期

216

4 地域包括ケアシステム

図表 5-15 地域包括ケアの尾道市医師会モデル

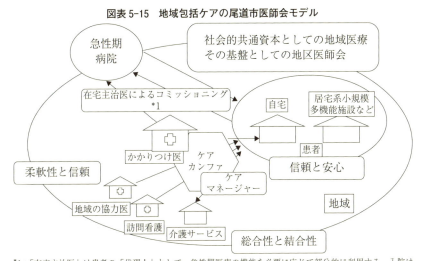

*1:「在宅主治医」は患者の「代理人」として，急性期医療の機能を必要に応じて部分的に利用する．入院は在宅に帰ることが「前提」である．尾道市ではこのために在宅主治医が連携登録医として急性期病院で病院主治医と共同診療をすると同時に，急性期病院側は必要に応じて在宅主治医がオーダーした短期入院に対応して退院前カンファ（＝評価カンファ）を行い（例：専門医・専門職による支援）積極的に関与している．こうした枠組みを持つことで，かかりつけ医が在宅主治医としてコミッショニング機能を発揮して，超高齢地域で高レベルの長期継続ケアを可能にしている．結果として開業医のチーム医療が，在宅緩和ケアを含むend-of-life-care を可能にしている．

出典：著者作成．

がんの診断などのために病院専門医による高度医療機器を用いた検査や診療などを依頼します．このように在宅主治医が，患者の「代理人」として必要なサービスをコミッショニングすることで，患者ができうる限り在宅で療養を受けることを可能にしているのです．介護サービスについても，ケアカンファレンスでの検討に基づいて，ケアマネジャーが必要なサービスを適切に割りつけることが可能になっています．片山先生はケアカンファレンスの結果に基づいて，ケアマネージャーに調整をゆだねることが大事なのだと言います．

ケアカンファレンスの重要性は以前から指摘されているにもかかわらず片山先生の診療所のようにシステムとして動いている地域は少ないのが現状です．かかりつけ医やその他のサービス事業者が多忙であること，報酬が不十

第5章　ソーシャルデザインの科学と実践としての公衆衛生学

分であることなどがその理由としてあげられています．また，私たちが行った調査ではケアマネジャーはかかりつけ医との連携がもっとも重要であると考えながらも，それがもっとも難しいと答えており，心理的な要因も無視できません．片山先生は尾道市医師会の会長であった1999年から独自の手法で，こうした問題の解消に積極的に取り組んできました．具体的には関係者の視点をそろえるための講習会の開催や共通の評価票の使用，主治医の診療所におけるケアカンファレンスの開催などです．こうした努力を重ねることで，尾道市医師会ではケアカンファレンスに関して1件15分以内というルールが設定されており，片山先生はこれを実践しています．これが関係者の負担感を下げていると参加者は言います．

4-4　地域包括ケアシステム構築のコアとしてのケアカンファレンス

　フランスと尾道市の事例が示唆することは，地域包括ケアを実現しようとするのであれば，高齢者のニーズを総合的に評価し，個々のニーズにあったサービスを割り当て，そしてモニタリングする仕組みが必須だということです．そして，そのための具体的な場として，上記2つのいずれの仕組みにおいても包括的な調整を目的としたケアカンファレンスが内部化されており，そこに医師がきちんと関与していることが重要です．複合的な支援ニーズを持つ高齢者にとって，健康面での安心はもっとも重要な要素であり，したがってそれをかかりつけ医が保障することが不可欠なのだと思います．そして，かかりつけ医がケアマネージャーとともに患者の代理人として，適切なサービスを割りつけ，そしてフォローアップを行っています．こうしたかかりつけ医・ケアマネージャーのコミッショニング機能をシステム化することこそが，地域包括ケアシステムなのではないでしょうか．

　日本の場合，介護保険制度がそれなりに順調に動いていること，そして医療介護とも民間事業者が主たるサービス提供者であることを考えると，フランスのようなコミッショニングを専門的に行う公的仕組みを別枠で作ることは難しいですし，またその必要もないと思います．ケアカンファレンスによ

218

るサービス調整がきちんと動く仕組みを作ることを目指せばよいのではないでしょうか。そして，ここで問題となるのは，高齢者にしても障害児・者にしても，地域包括ケアシステムにおけるサービスを必要とする人は，医療サービスも介護・福祉サービスも必要としていることです。診療報酬上・介護報酬上の評価についてあらためて検討する余地があると思います。まったくの個人的意見ですが，ケアカンファレンスに対象者の医療面からのコミッショニング機能を果たしている医師は，まぎれもなく「かかりつけ医機能」を果たしています。このかかりつけ医機能に対して，診療報酬上の評価を行うことが必要でしょう。

　ところで，高齢者の複合的ニーズにあったサービスが提供されているかを評価するためには，情報の標準化と透明化が必要です。そこで，たとえば定期的に行われるケアカンファレンスでの検討結果に基づいて，ケアマネージャーが給付管理票とともに医療の状態（傷病名とその安定性；主治医による評価）及び ADL の状況などを記載した記録票を LIFE[注2] の仕組みで保険者に提出することを提案したいと思います。こうした情報はケアマネジメントの質評価のために有用であるし，地域包括ケアを実現するための課題の抽出，そしてその進行状況の評価にも資するものであると考えるからです。その意味でも，補論 3-2 で紹介している函館市の高橋病院で運用されている ICF シートは非常に興味深いツールです。多職種による評価を標準的なフォーマットで行い，それを時系列で閲覧できる仕組みなのですが，この仕組みを国の標準にすべきではないかと私は考えています。

　2035 年には我が国は年間 160 万人以上が死亡する社会となると予測されています。現在，死亡する患者の 80％以上は病院で看取られていますが，年間 160 万人が死亡する社会で，そのすべてを病院で引き受けることは難しいでしょう。しかも，日本人の 2 人に 1 人はがんに罹患する時代です。がんや認知症をもった高齢者がターミナルの一時期（あるいはほとんどの期間）を在宅で，安心して過ごすことができる体制を今から準備しなければならないのです。その意味で国が提示している在宅医療連携拠点的なものを整備していく

219

第5章　ソーシャルデザインの科学と実践としての公衆衛生学

ことは重要です．しかし，その拠点は現在のモデル事業で動いているような箱モノではないと私は考えます．それは片山先生の診療所で行われているような在宅主治医とケアマネージャーが共同で検討を行う「ケアカンファレンス」ではないでしょうか．すなわち，在宅ケア連携拠点とは箱モノではなく機能であり，場としてはかかりつけ医の医療機関やケアマネージャーのオフィスなのだろうと考えます．そして，現在のようにICTが進んだ環境であれば，ネット上のバーチャルな空間でもよいのだと思います．

　諸外国の政策の動向をみる限りにおいて，日本が地域包括ケアの実現に進むことは正しい方向です．ただし，新しいシステムは，それがいかに画期的で優れたものであっても，それぞれの国の歴史的経緯の上にしか作れません．日本においては，診療所を中核としたプライマリケアの歴史があり，また介護保険の25年の歴史があります．これらを基盤として地域包括ケアの仕組みを漸進的に整備していくことが現実的な選択です．現在，各地で行われている在宅医療連携拠点モデル事業においても，多職種によるケースカンファレンスが多く実施されています．これを介護保険や医介連携におけるケアカンファレンスと連動させる形で，診療報酬・介護報酬上の裏付けを持ってコミッショニングの場として発展させていくことがよいのではないか，そしてそれが一般化したときにそれぞれの地域の状況に応じた地域包括ケアシステムが機能するのではないかというのが私の見解です．

初出
松田晋哉，片山壽：地域包括ケアをどのように具体化するのか：イギリスのClinical commision group，フランスの保健ネットワークReseau de la sante，日本の尾道市医師会モデルとの比較から，社会保険旬報（2525）: 10-16，2013-03-11に加筆修正し収録．

5　日常生活圏域ニーズ調査

　日常生活圏域ニーズ調査をご存知でしょうか？　もともとは埼玉県和光市

5 日常生活圏域ニーズ調査

で高齢者の保健医療介護体制の整備を検討するために始まった調査です. それが厚生労働省に高く評価され, 全国の市町村で実施が義務化された調査です. 私はこの調査の一般化のための調査票の設計や分析方法の検討にも関わらせていただきました. この調査は, 現在では, 近藤克則先生がリードするJAGES研究にも利用されるようになり, 学問的に大きな成果を挙げるものになっています[22]. 一方で, このデータの市町村における政策への活用が進んでいるかというと, まだまだ改善の余地があるというのが現状です. この調査票はいわゆる社会疫学で分析対象となる調査項目から構成されている, 非常に有用性の高い調査となっています.

私もいくつかの自治体で日常生活圏域ニーズ調査を用いた地区診断や計画策定のお手伝いをしてきました. ここではそのいくつかを紹介してみたいと思います.

近年, 高齢者研究において国外でも注目されているものとして「いきがいIkigai」があります. いきがいという言葉を私たち日本人は当たり前のように使っていますが, 諸外国にはこの概念にぴったり合う言葉がないのだそうです. raison d'être (存在意義) や meaning of life (人生の意味) とはニュアンスが異なりますね. 広辞苑ではいきがいを「生きるはりあい. 生きていてよかったと思えるようなこと」と記載されています.

人は必ず死にます. 個人差はあるにせよ, 老化の過程で, 人は心身の機能を低下させていきます. また, 友人や近親者との死別, 退職等により社会とのつながりも失われがちになります. したがって, 日本のように平均寿命が80歳を超えた超高齢社会では, 単に身体的な健康度が高いということではなく, いきがいのような生活の質が重要になります. 高齢社会において, 各自治体は, このような生活の質に着目した施策を行うことを求められていると私は考えています[注3]. 日常生活圏域ニーズ調査では, 多くの自治体がこのいきがいの有無について調査をしています. この節ではその一部を紹介してみたいと思います[23].

図表5-16は調査に協力していただいた西日本のある県における日常生活

221

第5章　ソーシャルデザインの科学と実践としての公衆衛生学

図表5-16　西日本のある県における日常生活圏域別にみた「いきがい有」の割合

日常生活圏域	対象者数	いきがい有	日常生活圏域	対象者数	いきがい有
1	200	58.5%	30	125	65.6%
2	226	59.3%	31	1856	82.4%
3	244	57.8%	32	272	62.5%
4	191	53.9%	33	278	62.9%
5	192	57.8%	34	327	62.1%
6	189	58.7%	35	247	61.9%
7	147	60.5%	36	311	66.2%
8	178	48.9%	37	264	62.9%
9	998	83.5%	38	258	63.2%
10	1136	67.1%	39	255	63.1%
11	383	69.7%	40	243	58.8%
12	353	68.8%	41	236	63.1%
13	305	57.7%	42	329	65.3%
14	312	60.3%	43	266	63.2%
15	274	30.2%	44	222	67.6%
16	314	60.5%	45	233	67.0%
17	281	59.4%	46	285	61.4%
18	275	64.4%	47	271	68.6%
19	277	61.7%	48	265	61.5%
20	310	61.6%	49	140	65.0%
21	300	65.7%	50	100	66.0%
22	311	67.8%	51	169	58.6%
23	306	61.1%	52	572	64.5%
24	1144	80.5%	53	873	79.2%
25	359	87.5%	54	766	55.7%
26	408	63.2%	55	898	65.0%
27	266	63.9%	56	751	80.0%
28	343	65.0%	57	9	55.6%
29	149	61.1%	全体	21192	68.1%

出典：松田（未発表資料）．

圏域別にみた「いきがい有」の割合を示したものです．57の日常生活圏域間で，「いきがい有」と回答している高齢者の割合に大きな差があることがわかります．この表を見ると最大が87.5％，最低が48.9％，自治体全体の平均が68.1％となっています（p<0.01; χ^2 検定）．最低の自治体と最高の自治体では38.6パーセントポイントの差があります．同じ県なのに，どうしてこれだけ大きな差が生じてしまうのでしょうか？

5　日常生活圏域ニーズ調査

　通常の分析では，ここから関係が考えられる要因とのクロス集計を記述統計で分析し，関心領域を説明変数，その他の変数を調整因子としたモデルを用いて多変量解析を行うことになります．ただ，私の場合は，人類生態学の考え方や管理工学的な考え方で統計分析を行うということをやってきたため，どちらかというと，すべての変数を入れた探索的な多変量分析を行い，その後変数間の関係を改めて検討し，共分散構造分析など用いてシステム全体の評価を，変数間相互の関係性に着目して行うということの方がしっくりきます．ということで，ここではいきがいの有無に関する多変量ロジスティック回帰分析（強制投入法）の結果を図表 5-17 に示しています．

　図表 5-17 をみると，5% 有意水準でいきがいの有無に関連していた要因は女性であること（OR＝1.30, 以下同じ），趣味があること（6.23），暮らしの状況が「大変苦しい」に対して「ふつう」（1.39），「ややゆとりがある」（1.93），「大変ゆとりがある」（3.06），年齢階級が「65-69 歳」に対して，「80-84 歳」（1.27），「85-89 歳」（1.31），家庭の状況が「1 人暮らし」に対して「夫婦 2 人暮らし（配偶者 65 歳以上）」（1.35），「夫婦 2 人暮らし（配偶者 64 歳以下）」（1.29），「息子・娘との 2 世帯」（1.32），「その他」（1.25），「閉じこもりスコア合計」（1.15），「認知機能スコア合計」（0.92），「抑うつスコア合計」（0.70），「老研式社会的 ADL スコア合計」（1.57）となっていました．

　以上の結果は，高齢期にいきがいを持ち続けるためには「趣味」を持つことが重要であること，そして社会的にかかわりを持っていることが重要であることを示唆しています．また，いきがいを持つためには抑うつを防止することが重要ですが，そのためにも趣味を持つこと，社会とのかかわりを持つことが有効であると考えられます．齢をとることは喪失の過程でもあります．仕事という役割を失い，家族を失い，そして体力や健康が失われていきます．この過程が高齢者に抑うつ状態をもたらしやすいことは容易に想像がつきます．その予防のためには，たとえば，趣味活動を通じた社会とのかかわりを維持することが重要になるのだと思います．ただし，趣味というのは千差万別ですから，そうした趣味を通じた関心縁を持つ機会を，自治体としては重

第 5 章　ソーシャルデザインの科学と実践としての公衆衛生学

図表 5-17　いきがいの有無に関連する要因のマルチレベル・ロジスティック回帰分析の結果（N＝21,204 名）

説明変数	オッズ比		OR95％信頼区間		p 値
	OR	標準偏差	下限	上限	
性別（男性＝0，女性＝1）	1.30	0.05	1.20	1.40	<0.001
趣味（無＝0，有＝1）	6.23	0.25	5.75	6.74	<0.001
暮らしの状況 やや苦しい（参照は「大変苦しい」）	1.01	0.08	0.87	1.17	0.864
暮らしの状況 ふつう（参照は「大変苦しい」）	1.39	0.10	1.20	1.60	<0.001
暮らしの状況 ややゆとりがある（参照は「大変苦しい」）	1.93	0.20	1.57	2.36	<0.001
暮らしの状況 大変ゆとりがある（参照は「大変苦しい」）	3.06	0.73	1.91	4.89	<0.001
年齢階級 70-74 歳（参照は 65-69 歳）	0.97	0.05	0.89	1.07	0.580
年齢階級 75-79 歳（参照は 65-69 歳）	1.06	0.06	0.95	1.18	0.286
年齢階級 80-84 歳（参照は 65-69 歳）	1.27	0.08	1.12	1.44	<0.001
年齢階級 85-89 歳（参照は 65-69 歳）	1.31	0.10	1.12	1.53	0.001
年齢階級 90 歳以上（参照は 65-69 歳）	1.15	0.13	0.92	1.44	0.222
家庭の状況 夫婦 2 人暮らし（配偶者 65 歳以上）（参照は「1 人暮らし」）	1.35	0.07	1.22	1.50	<0.001
家庭の状況 夫婦 2 人暮らし（配偶者 64 歳以下）（参照は「1 人暮らし」）	1.29	0.12	1.08	1.55	0.006
家庭の状況 息子・娘との 2 世帯（参照は「1 人暮らし」）	1.32	0.08	1.17	1.48	<0.001
家庭の状況 その他（参照は「1 人暮らし」）	1.25	0.08	1.11	1.42	<0.001
6 か月間で 2 〜 3 kg 以上の体重減（無＝0，有＝1）	0.95	0.05	0.86	1.06	0.375
運動機能スコア合計（0-5 点；スコアが高いほど自立度低い）	0.98	0.02	0.95	1.01	0.197
閉じこもりスコア合計（0-2 点；スコアが高いほど自立度低い）	1.15	0.05	1.06	1.25	0.001
口腔機能スコア合計（0-3 点；スコアが高いほど自立度低い）	1.00	0.02	0.96	1.04	0.979
認知機能スコア合計（0-3 点；スコアが高いほど自立度低い）	0.92	0.02	0.88	0.97	<0.001
抑うつスコア合計（0-2 点；スコアが高いほど自立度低い）	0.70	0.02	0.67	0.73	<0.001
老研式 IADL スコア合計（0-5 点；スコアが高いほど自立度高い）	1.01	0.01	0.98	1.04	0.586
老研式知的 ADL スコア合計（0-4 点；スコアが高いほど自立度高い）	1.00	0.02	0.96	1.04	0.928
老研式社会的 ADL スコア合計（0-4 点；スコアが高いほど自立度高い）	1.57	0.03	1.52	1.63	<0.001
定数	0.07	0.01	0.05	0.09	<0.001

＊：いきがい（なし＝0，あり＝1）

出典：松田（未発表資料）．

層的に整備してあげることが求められます.

　また，1人暮らしよりは同居人がいる家族形態でいきがいを感じている者が有意に多いことは，あらためて家族の重要性を示唆するものです．同居が難しくても，近隣に居住することが可能になるような住宅政策や，独居についてはそれが社会的孤立につながらないコミュニティ施策の推進が必要でしょう．北欧では「スープの冷めない距離が大事」という言葉がありますね．あるいはICTを活用した継続的なつながりの維持というようなことも有用でしょう.

　ところで，この分析結果では閉じこもり傾向がある群で「いきがいあり」のオッズ比が有意に1よりも大きくなっていました．この結果はどのように解釈できるのでしょうか．ここでは示していませんが，クロス集計では，閉じこもりがちの高齢者は同居者がいる家庭の者が多いので，家族とのふれあいのような家庭内にいきがいがあることを示しているのかもしれません.

　他方，経済状況が苦しくなると「いきがいあり」と回答する者が有意に少なくなっている知見は重要です．少子高齢社会においては，とくに高齢期において経済格差が拡大することが知られています．この分析を行った平成29年度の高齢社会白書によると世帯員の年齢階級別の等価再分配所得のジニ係数は，65-69歳で0.30，70-74歳で0.33，75歳以上では0.34と，年齢が高くなるにつれて上昇しています（1に近くなるほど不平等度が上昇）[24]．経済状況の苦しい高齢者は，後期高齢の単身女性に多く，また調査対象となった自治体では公営賃貸住宅に居住する割合が高いという結果が得られています．こうした貧困のハイリスクグループと判定される高齢者が，経済状態によらず適切な医療・介護・生活支援サービスにアクセスできるような体制づくりを，日常生活圏域で行うことが，地域包括ケアシステム確立のためには不可欠だと思います.

　ここで示した分析の結果は，介護が必要な状態になって自律的に動くことが難しくなると，より趣味や社会的かかわりの維持を通じたいきがい形成が重要になることを示唆しています．その意味でも趣味活動の社会化が重要で

第5章　ソーシャルデザインの科学と実践としての公衆衛生学

あると考えられます．実はこうした一連の分析結果が，私たちが福岡県の行橋市で農業を使った高齢者の健康づくりプロジェクトを始めた理由の1つになっています．このプロジェクトについては次節で紹介します．

なお，高齢者において「いきがいがないこと」，「趣味がないこと」は死亡率や ADL の低下に有意に関連していることが Tomioka らの奈良県在住の高齢者を対象としたコホート研究で明らかとなっています[25]．

6　農作業 de 元気プロジェクト

プロジェクトの背景

社会医学を研究する者にとって地域の現状を知ることができるフィールド研究はとても重要です．とりわけ長期にわたって関わり続けることができるフィールドがあることは，住民や地方行政の担当者の想いと齟齬のない研究を行っていくために重要です．幸いにも私は福岡県行橋市の関係者の方々と約30年にわたって，種々の公衆衛生活動やそれにかかわる調査を行うことができています．本章の第3節で医療と介護のレセプトを連結して分析する話をしましたが，そのための方法論は行橋市との共同研究の経験の中で作り上げたものです．

前節で述べたように，高齢者が地域でいきがいを持って生活していくためには，仕事のような社会参加の機会があること，趣味があること，友人との交流があることが重要であることが日常生活圏域ニーズ調査で明らかとなっています．こんなことを行橋市の関係者と議論しながら，私たちは行橋市における健康づくり事業や通いの場の運営に関わらせていただいてきました．おそらく他地域に比較すると行橋市の事業は随分と先に進んでいると思うのですが，私を含め関係者は満足できずにいました．それは高齢者が自ら積極的に参加する仕組み，そして地域住民がその支援に自主的に関わるといった住民主体の健康づくりにはなりきっていなかったからです．

実はフランスでの経験から，ずっと日本の公衆衛生活動に活用できないか

226

6 農作業 de 元気プロジェクト

図表 5-18 フランスの CAT における障害のある労働者の平均月収とその構成（1991 年当時）

CAT における基準賃金	最低賃金の 15% 827.93F（21,000 円）
CAT における補完的給与	最低賃金の 50% 2759.77F（69,000 円）
当該 CAT における成人障害者手当の平均	1782.00F（45,000 円）
合計	5370F（134,000 円）

調査当時（1991 年）の最低賃金：5519.54F（130,000 円）
出典：松田（1997）.

と考えていたものがあります．それは農業です．フランスで公衆衛生監督医候補生として保健省で働いていたことは第 1 章で紹介しました．その研修の一環で私は障害者の就業支援をしている労働支援センター（Centre de l'Assistance du Travail：CAT）の監査を行うチームの一員となりました．会計監査，労働条件の監査，労働能力と作業内容の適合性の評価[注4]などを行うというのが監査の目的でした．私たちが監査したのは，有機栽培でハーブを作っている農業生産法人でした．そこでは農業を専門とする指導員の支援を受けて，50 名ほどの障害者（ほとんどは精神障害者）が農作業を行い，黒字経営を実現していました．図表 5-18 はそこで働いていた障害者の当時の平均月収を示したものです[26]．私が給費留学生として得ていた収入とあまり変わらない額であることに驚きました．そして，何よりも障害を抱えながらも，ほぼ自立して生活できている彼らの明るい表情に感心しました．自分のペースで働くことが可能で，労働能力に合わせて種々の作業を割り当てることができるので労働者間の作業量の調整もしやすく，育てる作物を工夫すれば高い収入を得ることができる農業の可能性に，その時気づかされたのです．日本に帰ってから，そのような農業を活用した健康づくりができないかとずっと考えていました．

そんなときにたまたまヒントを得ることができたのが，鹿児島県鹿屋市で活動する「やねだん」[27]と徳島県川勝町で高齢者が従事する「葉っぱビジネ

227

第5章　ソーシャルデザインの科学と実践としての公衆衛生学

ス」[28] でした．詳細は関連の書籍等を読んでいただければと思いますが，いずれの事例も地域の高齢者が農業を通して心身共に元気になり，生き生きと自立して生活できていることを私に教えてくれました．さらに医学的にも非常に面白い知見を，北九州市で医療介護複合体を経営されているふらて会理事長の西野憲史先生から教えていただきました．西野先生は日本認知症予防学会や日本園芸療法学会等でも要職を担われている循環器の医師です．西野先生は園芸療法を受けている軽度の認知機能障害の高齢者が，その症状が軽減していくことに気づかれました．そして，光トポグラフィーを用いて，園芸療法を受ける前後の高齢者の脳血流を測定したのです．すると，園芸療法を行うと被験者の脳血流が増加していることに気づかれました．さらに面白いことに，人工的に作成したラベンダーの香料では脳血流の増加は起こらず，天然のラベンダーの匂いを嗅ぐことで脳血流が増加していたのです．また，西野先生は園芸療法の前後でK6などを使って高齢者の精神心理状態の変化も検討されています．その結果を見せていただくと，園芸療法を受けることで，高齢者の抑うつ感や怒りの感情が有意に低下していました．これらの結果は私に農業を高齢者の健康づくりに活用することの可能性を確信させました．

　このような情報をもとに行橋市の担当者（とりわけ中畑万里子さんと西村佳明さんにはお世話になりました）と協議を行い平成30年度に私たちは行橋市の農協の協力を得て，2棟のビニールハウスを借りて，地域の高齢者を対象とした「農作業de元気プロジェクト」を始めました（写真1）．公式には月に1回地域包括支援センターに集まり，そこでその日の作業内容の説明を受け，準備体操を行った後，ハウスに行って作業を行います．そして作業後には私や私の教室の教員，地域の薬剤師やセラピスト，管理栄養士の方々の健康講話を行います．講話は長くて30分ほどで，その後の質疑に時間をかけています．この事業には多くの医療介護職の方々がかかわってくれているのですが，皆さんボランティアです．薬剤師と管理栄養士の方は地域のドラッグストアにお勤めの方，PTとOTの方は私の大学，地域の病院，福岡市の

228

6 農作業de元気プロジェクト

写真1　農作業de元気プロジェクト（福岡県行橋市）

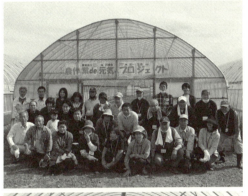
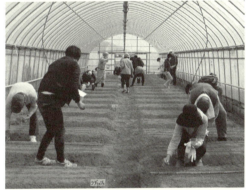
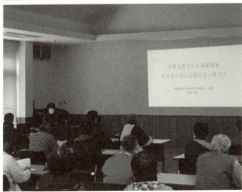

出典：著者撮影.

第5章　ソーシャルデザインの科学と実践としての公衆衛生学

大学に勤務する方，ソーシャルワーカーの方は社会福祉協議会の方で，皆さんボランティアで参加してくれています．そして，何よりも心強いのは，この事業には行橋市で顧問を務めている山﨑崇慶さんという元・福岡県の農業行政の専門家と，坪祢裕英さんという農協の役員もされている地元の農家の方が参加されていることです．私はこれまで30年以上，近隣の自治体で高齢者向けの健康づくりの事業にも関わってきました．残念ながら，行橋市の事業を除くと長続きしているものがほとんどありません．行政側の担当者が代わったり，地域事業に対する補助金などが切れたりするタイミングでほとんどのものが終了という形になります．そして，それに対して参加していた住民から継続を希望する要望もあまりなかったのが実際のところです．そうした事業の意義が住民も含めた関係者間で十分共有されていなかったのですね．加えて，それに参加する住民にとって何か「得した」感が足りなかったのも問題であったかもしれません．

農作業 de 元気プロジェクトの概要

　行橋市の「農作業 de 元気プロジェクト」を開始するにあたってはこれらの問題点について事前に十分な検討を行いました．そして，山﨑さんと坪祢さんという人材を得たところで，具体的に事業を計画することになりました．高齢者にとって参加することが「楽しい」，「お得だ」と思ってもらえるよう，農作業の工夫をしました．知恵を絞ってくれたのは山﨑さんと坪祢さんです．初回は種まきと苗の植え付けしか作業がないのでしょうがないのですが，2回目以降は，何らかの収穫があるよう，育てる作物の工夫をしていただいたのです．山﨑さん曰く，「普通の農業プロジェクトでは何かの作物について単位面積当たりの収量をいかに最大化するかを考えるのだけれど，このプロジェクトでは単位面積当たりでいかに多種類の作物を育て，継続的に収穫があるように計画しなければならないので，本当に頭を使います」とのことです．山﨑さんと坪祢さんのご協力もあり，実際，毎回何らかの作物の収穫があり，しかもその量も十分であることから，参加している高齢者の方々の満

230

6 農作業 de 元気プロジェクト

足感は非常に高いものになっています．そして，これは仲間づくりの場にも
なっています．毎年，正式な参加者は入れ替わるのですが，OB，OG の方々
が継続的にこのプロジェクトに参加してくれています．彼ら，彼女たちは毎
週水曜日にハウスで草取りや土起こしなどの作業を行ってくれています．ま
た，健康に関しては，毎年，プロジェクト開始前と終了時に体力測定をして
いるのですが，皆さん，若干ではありますが，体力が向上しています．ちな
みにこの体力測定等ですが，私たちはあえてこれを研究事業にしていません．
研究事業にしてしまうと，参加者の「被験者」感が強くなってしまい，なか
なか地域事業として根付かないという印象を，これまでの経験から私は持っ
ています．あくまでこれは地域事業で，私たち大学の教員もボランティアと
してそれに参加しているという建付けにしています．もちろん，講演をする
私たちに対する謝礼等も一切ありません（毎回，無農薬の美味しい野菜をいた
だくので，それがご褒美です）．

　この事業ではいくつかのエピソードがあります．ある年の参加者の中に寡
黙な男性がいらっしゃいました．その方は，毎回黙々と農作業に励んでいら
っしゃいました．どちらかというとぶっきらぼうな感じの方でしたが，それ
なりに他の参加者との会話にも参加されていました．年が明けて，その方が
来られていないことに気づき，もしかすると興味を失って参加を辞めたので
はないかと気になっていました．欠席の理由は翌月にわかりました．その方
はがんのターミナルステージの方だったのです．奥様が来られ，毎回この農
作業に参加するのを楽しみにしていたこと，参加者の方々との交流を通して
疎外感を感じることなく，ぎりぎりまでご本人らしく過ごせたことなどを話
してくださいました．そして，お礼にと言って，香典返しを寄付してくださ
ったのです．翌年の種や苗を買うお金として使ってくださいということでし
た．この事業をやってよかったと思いました．参加者の方々も同じ気持ちだ
ったと思います．高齢者に限らず，その地域に暮らす住民のそれぞれにあっ
た居場所を重層的に作ること，それが街づくりの基本なのだろうと思います．

　フランスに行くと，どんな小さな町でもカフェやバー（コーヒーやソフト

231

第 5 章　ソーシャルデザインの科学と実践としての公衆衛生学

ドリンク，アルコールが飲めるところで，日本のバーとは少し違います．フランス版の角打ちのようなところでしょうか）があります．そこには，昼は高齢者，夜は現役世代の人たちがたくさんいます．たわいのない話をしたり，本や新聞を読んでいたり，それぞれが思いのままにそこで時を過ごしています．そのような居場所が今の日本，とくに地方都市では少なくなっているのです．「農作業 de 元気プロジェクト」は，そうした居場所づくりを目標にしています．図表 5-19 はこのプロジェクトの未来図です．将来的には農場が JA がかかわる農業生産法人のような形になり，前期高齢者や障害を持った人たちの就業の場になる，そしてそこで生産された農作物が市場で売られ就業者の収入になると同時に，一部が認知症カフェや子ども食堂に提供され，地域貢献もする．子ども食堂はあらたに立ち上げるというよりも，市内の飲食店の方々に協力してもらい，地域づくりの一環として活動してもらう．地域内でそのような活動が根付いてきたら，将来的には図表 5-20 に示したようなグリーンツーリズムのようなものにつなげていって，行橋市以外の方々が農園にやってきて野菜や米，麦あるいは行橋市の特産である果樹などを育てるような事業にしていく．少子高齢社会で，行橋市の人口の自然増を実現することは難しいとしても，このようにして関係人口を増やすことで，街の賑わいを取り戻す，そんなことを夢想しています．

　人口が減少している日本で，地方都市の居住人口を増やすことは難しいでしょう．でも，関係人口を増やすことはできます．たとえば，ある自治体に住民票を持つ者 30,000 人いたとします．仮にその町が図表 5-20 に示したようなグリーンツーリズムのようなことをやった結果，その町に「関わり」を求めて訪れる人が 20,000 人になり，その人たちは月に 4 日来てくれたとすると，20,000×4（日/月）×12 か月 / 365 日 = 2,630 人となり，これは 9% 人口が増えることと一緒になります．これは単なるツーリズムとは違いますね．その地域の人たちとの人間関係ができる中長期的なつながりになります．このようなことが実現できれば，町は活気づきます．私の古い友人の K 君の話をしたいと思います．彼の実家は千葉の農家なのですが，K 君自身は大学を卒

232

6 農作業 de 元気プロジェクト

図表5-19 農業 de 元気プロジェクトの未来図

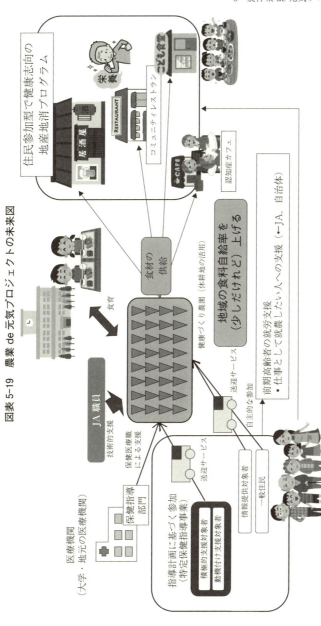

出典：著者作成.

第5章　ソーシャルデザインの科学と実践としての公衆衛生学

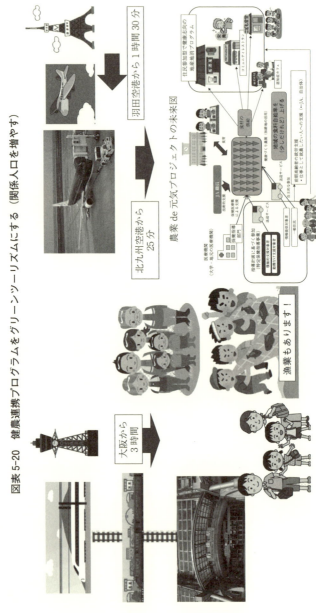

図表 5-20　健農連携プログラムをグリーンツーリズムにする（関係人口を増やす）

出典：著者作成.

業して東京に住みながら医療関係の仕事をしていました．ある日千葉の実家に帰ると，K君の父親が，「もう，齢もとったし，しんどいので農業をやめる」とK君に言ったのだそうです．米だけでなくいろいろな野菜も育てている広大な土地をもう使わないというのです．K君は，父親がいきがいでなくしてしまうのではないかと心配になりました．そこで，彼は東京の自分の住む町内の子供とその親たちに働きかけて，K君の実家の農場で野菜や米作りといった農業体験をするプロジェクトを始めます．月に1回です．参加する親子は皆楽しそうで，毎回多くの参加者が集まっているということです．

しかし，K君が驚いたのは，父親の変化でした．子供たちとの交流を通して，農業をする意欲を取り戻したのだそうです．月に1回来る子供たちに喜んでもらうためです．農業はプロの仕事です．プロが作る作物は，家庭菜園のものとは異なり，やはり立派な出来栄えです．それが子供たちに感動を与えるのですね．そして，その喜ぶ姿を見てK君の父親は活力を得ているのです．このK君から聞いた話は，私たちのやっている「農作業 de 元気プロジェクト」に自信を持たせてくれました．

この事業では，民間企業の方々にも協力してもらっています．これまでの多くの研究から，社会参加することが高齢者や障害を持った方々の健康づくりやいきがいづくりに役立つことは明らかです．しかし，これを継続的に回っていく仕組みにするためには，行政と大学がタイアップするだけではうまくいかないということを私はこれまで何回も経験してきました．補助金や研究費がなくなると継続が難しくなるのです．経済的に自立して回っていく仕組みを作っていかないと，事業は長続きしないのです．このためにはビジネス界のノウハウが必要です．ということで，この事業には第一生命，サンキュードラッグ（地場のドラッグストア），ASTEM（地場の医薬品卸会社）の社員の方々が参加してくれています．とりわけ第一生命には毎回若い社員の方を派遣していただき事業の運営をサポートしていただいています．誤解のないように説明しておくと，この事業はこれらの会社の方々から金銭的な支援はいただいていません．また，逆に，これらの会社の方々が顧客獲得のため

第5章　ソーシャルデザインの科学と実践としての公衆衛生学

のマーケティング活動をこの場でやっているわけでもありません．この事業を開始した時の第一生命の九州支店長の方が行橋市のご出身で，私たちの取り組みに賛同してくださったというご厚意で支援をしてもらっているものです．これらの会社の方々からいただいている事業を継続的に回していくための経営的なノウハウは非常にありがたいものです．また，第一生命の方々からは，老後のお金の管理に関することや公民の介護保険のことに関する講話をしてもらっています．こうした情報は参加者がご自身のこれからの生活を考えるうえで役立っています．

　この活動は多職種のプロボノ活動といえるのかもしれません．私自身はこの活動が将来，オランダ的なワークシェアリングのモデルになっていけばよいと考えています．第2章で紹介しましたが，オランダでは1人の人が複数の仕事を持つのが当たり前になっています．メインの仕事以外に，趣味に関連した仕事や地域のためのボランティア的な仕事をし，いきがいづくりと収入の安定化を図っています．日本のような高齢社会では，こうした小さな仕事を副業として持つということが，長い人生をいきがいを持って，また安定して生きていくために不可欠ではないかと考えています．この小さな仕事として農業はとても大きな可能性を持っています．農業はプロでないとできません．しかしプロの人たちは今人手不足で困っています．このプロの人たちの支援の下で，地域の住民が農作業に関わることは，居住する地域で継続的に小さな仕事に従事し続けることを可能にします．そこから得られる収入は，家計を助けるだけでなく（少し大げさですが……），社会保障の持続可能性にも貢献しますよね．

7　特定健診・特定保健指導の医師会モデル

日本の「かかりつけ医」問題

　今，日本の医療制度の議論ではかかりつけ医の問題がホットな話題です．イギリスのNHSやアメリカのHMOのように自分のかかりつけ医を登録す

7　特定健診・特定保健指導の医師会モデル

る仕組みの導入を主張する財務省や経済界に対し，医師会はフリーアクセスの維持こそが国民の健康を平等に守るために不可欠だとして，かかりつけ医機能に着目して仕組みを考えるべきだと主張します．日本の特徴として，それぞれの専門診療科の医師が個人の診療所を開設し，皆保険のもと国民にフリーアクセスを保障している地域医療の体制があります．患者から見れば，それぞれの健康問題に対して専門家が地域にいるわけですから，その症状に応じて専門の医師にかかることは，好ましいものでしょう．そのために，患者団体も登録制よりは，現行の複数のかかりつけ医を持つ仕組みを支持しています．私はこの議論にも研究者として首を突っ込んでいたのですが，何が本当の論点なのかを少し考えてみました．問題の本質は，諸外国に比較して高すぎると批判されている外来受療率なのだろうと思います．それを抑え込む方法として支払い側は総合医を中心とした登録制のかかりつけ医制度を求める一方で，受療率の低下が延べ患者数の減少につながり開業医の収入減となることを恐れる医療界は断固それに反対するという構図なのだろうと思います．患者としては，症状に応じて自由に専門医の受診ができる現行制度の方が望ましいと考えているのでしょう．このようにそれぞれに異なる思惑があると，それを本音で議論しない限り，合意点を見つけるのはなかなか難しいと思います．厚生労働省はかかりつけ医機能に関する報告を医療機関に求めて，それを開示することで国民の適正受診を誘導したいと考えているようです．まったくの個人的な意見ではあるのですけれど，そのような情報が提示されたとしても，国民の受療行動はあまり大きく変わらないでしょう．なぜなら，多くの国民は現時点でかかりつけ医的な医療機関をすでに持っているからです．このことをデータで確認してみましょう[29]．

　分析に用いたデータは西日本の1自治体（県レベル）における2018年度の医科レセプト（国民健康保険と後期高齢者医療制度）及び介護レセプトです．医科および介護レセプトは，自治体側で匿名加工した個人IDを用いて連結し，個人単位で追跡できる仕様としてデータベース化しました．このデータベースを用いて，65歳以上の対象者が外来受診した医療機関数，調剤薬局数，

第5章　ソーシャルデザインの科学と実践としての公衆衛生学

図表 5-21　外来受療関連変数間の相関（N＝556,090）

		受診機関数	調剤機関数	受診歯科機関数	診療月数	疾患数	医科外来日数	歯科外来日数
受診機関数	r	1	0.756	0.18	0.386	0.622	0.434	0.125
	p 値		<0.001	<0.001	<0.001	<0.001	<0.001	<0.001
調剤機関数	r	0.756	1	0.161	0.346	0.517	0.352	0.12
	p 値	<0.001		<0.001	<0.001	<0.001	<0.001	<0.001
受診歯科機関数	r	0.18	0.161	1	0.166	0.218	0.074	0.599
	p 値	<0.001	<0.001		<0.001	<0.001	<0.001	<0.001
診療月数	r	0.386	0.346	0.166	1	0.565	0.432	0.239
	p 値	<0.001	<0.001	<0.001		<0.001	<0.001	<0.001
疾患数	r	0.622	0.517	0.218	0.565	1	0.487	0.198
	p 値	<0.001	<0.001	<0.001	<0.001		<0.001	<0.001
医科外来日数	r	0.434	0.352	0.074	0.432	0.487	1	0.099
	p 値	<0.001	<0.001	<0.001	<0.001	<0.001		<0.001
歯科外来日数	r	0.125	0.12	0.599	0.239	0.198	0.099	1
	p 値	<0.001	<0.001	<0.001	<0.001	<0.001	<0.001	

出典：松田（印刷中，文献 29）．

外来受診日数を求め，さらに診断された傷病の種類と傷病数，介護保険サービスを利用した月数の合計を求めました．分析は対象者の居住する二次医療圏別，年齢階級別（65-69 歳，70-74 歳，……，95-99 歳，100 歳以上）で行い，その差を検討しました．

図表 5-21 は主な変数間の相関を見たものです．対象者数が多いためすべての変数間で統計学的に有意な相関（p<0.001）が観察されていますが，一般的に中等度以上の相関があるとされる 0.400 以上のものについてみると，受診機関数は調剤機関数（0.756），疾患数（0.622），医科外来日数（0.434）と中等度以上の相関関係を示しています．

図表 5-22 は 2018 年度に入院がない非死亡例について二次医療圏別の外来受診の状況を見たものです．症例数が大きいため，いずれの項目でも二次医療圏の間で統計学的に有意な差が観察されています（p<0.001）．受診機関数をみると県庁所在地のある都市部である A 医療圏が平均 3.0，中央値 3 であるのに対し，中山間地域にある G 医療圏は平均 2.3，中央値 2 となっていま

238

図表 5-22 二次医療圏別にみた外来受診の状況（2018 年度、入院なし、非死亡例、65 歳以上）

二次医療圏		受診機関数	調剤機関数	受診歯科機関数	診療月数	疾患数	医科外来日数	歯科外来日数	介護保険利用月数
A 医療圏	平均値	3.0	2.0	0.6	9.4	13.8	26.3	5.0	1.6
237,261	標準偏差	2.0	1.5	0.6	3.5	7.1	32.0	7.2	4.0
	中央値	3	2	1	11	14	17	2	0
B 医療圏	平均値	2.9	1.8	0.6	9.3	12.9	24.7	4.4	1.5
32,994	標準偏差	1.9	1.4	0.6	3.6	7.0	29.9	6.5	4.0
	中央値	3	2	1	11	13	17	2	0
C 医療圏	平均値	2.7	1.7	0.6	9.5	13.8	26.4	4.8	1.6
60,475	標準偏差	1.7	1.2	0.6	3.4	7.0	32.6	7.1	4.0
	中央値	2	1	1	11	14	17	2	0
D 医療圏	平均値	2.7	1.9	0.6	9.2	13.7	24.1	4.3	1.5
41,367	標準偏差	1.7	1.3	0.5	3.5	7.0	29.5	6.3	3.9
	中央値	2	2	1	11	14	16	2	0
E 医療圏	平均値	2.5	1.8	0.6	9.2	13.6	22.7	4.2	1.7
60,047	標準偏差	1.6	1.3	0.6	3.5	6.8	28.7	6.3	4.1
	中央値	2	2	1	11	13	15	1	0
F 医療圏	平均値	2.6	1.6	0.6	9.2	13.3	22.6	4.5	1.9
101,120	標準偏差	1.7	1.2	0.6	3.5	6.8	27.6	6.8	4.3
	中央値	2	1	1	11	13	15	1	0
G 医療圏	平均値	2.3	1.3	0.5	9.7	13.9	23.3	3.5	2.3
22,826	標準偏差	1.4	1.1	0.5	3.4	6.8	25.1	5.7	4.7
	中央値	2	1	0	12	14	17	0	0
合計	平均値	2.8	1.8	0.6	9.3	13.6	24.9	4.7	1.7
556,090	標準偏差	1.8	1.4	0.6	3.5	7.0	30.4	6.9	4.1
	中央値	2	2	1	11	13	16	2	0
p 値（一元配置分散分析）		<0.001	<0.001	<0.001	<0.001	<0.001	<0.001	<0.001	<0.001

出典：松田（印刷中、文献 29）．

第 5 章　ソーシャルデザインの科学と実践としての公衆衛生学

す．医科外来受診日数も A 医療圏が平均 26.3 であるのに対し，G 医療圏は
平均 23.3 となっています．ただし，中央値はともに 17 です．以上の結果は
A 医療圏でより多くの医療機関を受診している者の割合が高いことを示し
ています．疾患数をみると，A 医療圏は平均 13.8，中央値 14，G 医療圏は
平均 13.9，中央値 14 で差はありません．介護保険の利用月数をみると，A
医療圏が平均 1.6 であるのに対し，G 医療圏は 2.3 と大きくなっています．
中央値はともに 0 です．これは中山間地域の G 医療圏でより高齢化が進ん
でいることを示しています．

　次に，受診医療機関数及び外来受診日数を目的変数，性別（対照は男性），
二次医療圏ダミー変数 A 〜 F（対照は二次医療圏 G，糖尿病（なし＝0，あり＝
1；以下同様）），統合失調症，気分障害，他神経系疾患，眼疾患，耳疾患，高
血圧性疾患，虚血性心疾患，気管支炎，喘息，歯周疾患，食道・胃および十
二指腸の疾患，肝疾患，皮膚疾患，下肢関節障害，脊椎障害，骨粗しょう症，
腎不全，骨折，心不全，認知症，悪性腫瘍，肺炎広義，CVD，貧血，尿路
感染症，介護保険利用を説明変数として重回帰分析を行いました．

　図表 5-23 はその結果を示したものです．自由度調整済みの決定係数は
0.483 で，また症例数が多いのですべての係数で統計学的有意差が観察され
ていますが，ここでは重回帰係数の絶対値が 0.4 以上のものについて解釈を
行ってみたいと思います．対象二次医療圏を中山間地域の G 医療圏とすると，
都市部である A 医療圏（重回帰係数＝0.59；以下同じ）と B 医療圏（0.63）は受
診機関数が多くなっています．傷病では眼疾患（1.06），耳疾患（0.68），皮膚
疾患（0.57），脊椎障害（0.42），悪性腫瘍（0.64），脳血管障害 CVD（0.44）の
ある者で受診機関数が多く，介護保険を利用している者では少ない（−0.48）
という結果になりました．

　この結果は，内科や外科を標榜する医療機関ではなく，眼科や耳鼻咽喉科，
皮膚科，整形外科といった診療科を標榜する診療所へのアクセスのしやすさ
が，受診機関数の数に影響していることを示唆しています．そして，こうし
た標榜科において地域偏在が大きいこともよく知られた事実です．また，都

240

7　特定健診・特定保健指導の医師会モデル

図表 5-23　外来受診機関数に影響する要因の重回帰分析

（65 歳以上，入院無，死亡無 N＝556,090）

説明変数	非標準化係数		有意確率	共線性の統計量	
	重回帰係数	標準誤差		許容度	VIF
（定数）	0.35	0.01	<0.001		
性別（対象は男性）	−0.05	0.00	<0.001	0.82	1.22
二次医療圏 A（対象は二次医療圏 G）	0.59	0.01	<0.001	0.15	6.61
二次医療圏 B（対象は二次医療圏 G）	0.63	0.01	<0.001	0.43	2.32
二次医療圏 C（対象は二次医療圏 G）	0.30	0.01	<0.001	0.31	3.27
二次医療圏 D（対象は二次医療圏 G）	0.29	0.01	<0.001	0.38	2.62
二次医療圏 E（対象は二次医療圏 G）	0.17	0.01	<0.001	0.31	3.25
二次医療圏 F（対象は二次医療圏 G）	0.37	0.01	<0.001	0.22	4.47
糖尿病（なし＝0，あり＝1）	0.07	0.01	<0.001	0.75	1.34
統合失調症（なし＝0，あり＝1）	0.14	0.01	<0.001	0.90	1.12
気分障害（なし＝0，あり＝1）	0.34	0.01	<0.001	0.90	1.12
他神経系疾患（なし＝0，あり＝1）	0.19	0.01	<0.001	0.77	1.30
眼疾患（なし＝0，あり＝1）	1.06	0.00	<0.001	0.90	1.11
耳疾患（なし＝0，あり＝1）	0.68	0.01	<0.001	0.92	1.09
高血圧性疾患（なし＝0，あり＝1）	−0.04	0.00	<0.001	0.81	1.24
虚血性心疾患（なし＝0，あり＝1）	0.09	0.00	<0.001	0.83	1.20
気管支炎（なし＝0，あり＝1）	0.13	0.01	<0.001	0.90	1.11
喘息（なし＝0，あり＝1）	0.17	0.01	<0.001	0.91	1.10
歯周疾患（なし＝0，あり＝1）	0.30	0.01	<0.001	0.96	1.04
食道_胃および十二指腸の疾患（なし＝0，あり＝1）	0.24	0.01	<0.001	0.77	1.30
肝疾患（なし＝0，あり＝1）	0.18	0.01	<0.001	0.77	1.30
皮膚疾患（なし＝0，あり＝1）	0.57	0.01	<0.001	0.88	1.13
下肢関節障害（なし＝0，あり＝1）	0.31	0.01	<0.001	0.84	1.19
脊椎障害（なし＝0，あり＝1）	0.42	0.00	<0.001	0.80	1.24
骨粗しょう症（なし＝0，あり＝1）	0.09	0.00	<0.001	0.73	1.37
腎不全（なし＝0，あり＝1）	0.09	0.01	<0.001	0.91	1.10
骨折（なし＝0，あり＝1）	0.29	0.01	<0.001	0.89	1.12
心不全（なし＝0，あり＝1）	−0.06	0.01	<0.001	0.78	1.29
認知症（なし＝0，あり＝1）	0.14	0.01	<0.001	0.75	1.33
悪性腫瘍（なし＝0，あり＝1）	0.64	0.00	<0.001	0.85	1.18
肺炎広義（なし＝0，あり＝1）	0.32	0.01	<0.001	0.93	1.07
CVD（なし＝0，あり＝1）	0.44	0.00	<0.001	0.87	1.16
貧血（なし＝0，あり＝1）	0.05	0.00	<0.001	0.84	1.19
尿路感染症（なし＝0，あり＝1）	0.39	0.01	<0.001	0.95	1.05
介護保険（利用なし＝0，利用あり＝1）	−0.48	0.01	<0.001	0.71	1.41

出典：松田（印刷中，文献 29）.

241

第 5 章　ソーシャルデザインの科学と実践としての公衆衛生学

市部にある A 医療圏と中山間地域にある G 医療圏で，疾患数に差がない（むしろ G 医療圏の方が多い）ことを考えると，G 医療圏では内科や外科を標榜する診療所が，整形外科や皮膚科などの傷病にも対応していることが推察されます．

　医療資源の豊富な都市部において内科系の慢性疾患を持って内科系のかかりつけ医を持っている高齢患者が，皮膚科や眼科，耳鼻科，整形外科などの傷病については，そうした標榜科の診療所にかかることは，患者の行動として当然のことだと思います．したがって，そうした受診行動を制限しようとすれば，患者側から不満が出ることは明らかであり，それゆえに患者団体の代表も，イギリス的なかかりつけ医制度の導入には反対しているのでしょう．また，卒後 3 年目から専門領域の研修を集中的に行う日本のシステムでは，内科や外科系の医師が，眼科や耳鼻科，皮膚科，整形外科領域の診療を自信を持って行うために十分なスキルを身につけることは容易ではありません．したがって，都市部の内科医や外科医も専門外の傷病については，それを専門とする他の開業医を受診することを勧めるのは当然だと思います．ただし，門前薬局が一般的になっている日本では，本分析結果でも示されているように，受診機関数が増えれば利用する調剤薬局数も増加し，重複投与，多剤投与という弊害に陥りやすいという現状があります．こうした弊害を防止するために，お薬手帳があるのですが，臨床の現場で十分にそれが活用されていない現状があります．多科受診をしている高齢患者については，各診療機関の医師がそれぞれの病態と治療内容に関する情報を共有する仕組みが必要です．また，このネットワークの中にはかかりつけ薬剤師も含まれなければならないでしょう．多剤投与は，その相互作用が複雑になるため，高齢者の場合はとくに注意が必要です．必要性の小さい医薬品については，医療職間の相互理解のもとで処方しない，あるいは処方されているものについては減薬する努力が行われるべきです．都市部においてはこうした点も含めて，ネットワークで機能するかかりつけ医の仕組みをいかに作るかが，当面の課題です．

242

7 特定健診・特定保健指導の医師会モデル

他方，医療資源の乏しい中山間地域では「内科診療所などが総合医的な役割でかかりつけ医として機能している」実態がすでにあります．したがって，こうした地域で働く医師の確保のために，いずれの診療科においても生涯研修の枠組みの中に総合医機能の強化を組み込むべきだと私は考えています．さらに，これからの高齢化のさらなる進行を踏まえれば，大学病院や地域の臨床研修病院に勤務する医師が総合診療の実践を学ぶ場として，そうした地域の「総合医機能を実践している」診療所を明確に位置づけることが必要ですね．この際，プライマリケア連合会などとの体系的な協力関係があることが望ましいと私は考えています．

さて，ここまでの論考を読まれてみて，皆さんはかかりつけ医の在り方をどのように考えられましたでしょうか？　かかりつけ医機能報告制度の枠組みと微妙にずれがあると思うのは私だけでしょうか？　かかりつけ医機能報告制度では，一次診療に関して報告する疾患群（40疾患）が例示されています（図表5-24）[30]．かかりつけ医機能はこのような傷病単位で考えるべきものなのでしょうか？　有病率の高い疾患（いわゆる common diseases）について，プライマリケアで対応するという考え方は正しいと思います．でも，何かしっくりいきません．何か別の整理の仕方の方がいいように思います．

特定検診・特定保健指導のかかりつけ医モデル

もちろん，私はかかりつけ医の仕組みが不要だと考えているわけではありません．むしろそれは必要だと考えています．そもそも日本にはかかりつけ医の基本形ともいうべきものがあります．それは母子保健制度です．母子保健制度においては，妊産婦及び生まれた子供は母子健康手帳に記載されているスケジュールに従って近くの産科あるいは小児科の診療所で健診を受け，必要に応じて診療所や自治体の保健師や栄養士から育児や療養に関する助言や教育を受けます．そして，何らかの傷病があれば継続的にその開業医である産科医や小児科医の診療を受け，必要に応じて他科の診療所（たとえば，眼科や皮膚科，整形外科など）や専門的診療のために病院を紹介され，そこを

243

第5章　ソーシャルデザインの科学と実践としての公衆衛生学

図表 5-24　かかりつけ医報告制度で報告する一次診療に関する傷病の報告案

傷病名	推計外来患者数（千人）	主な診療領域
高血圧	590.1	9．循環器系
腰痛症	417.5	16．筋・骨格系及び外傷
関節症（関節リウマチ，脱臼）	299.4	16．筋・骨格系及び外傷
かぜ・感冒	230.3	6．呼吸器，17．小児
皮膚の疾患	221.6	1．皮膚・形成外科，17．小児
糖尿病	210	14．内分泌・代謝・栄養
外傷	199.1	16．筋・骨格系及び外傷，17 小児
脂質異常症	153.4	14．内分泌・代謝・栄養
下痢・胃腸炎	124.9	7．消化器系
慢性腎臓病	124.5	10．腎・泌尿器系
がん	109.2	―
喘息・COPD	105.5	6．呼吸器，17．小児
アレルギー性鼻炎	104.8	6．呼吸器，17．小児
うつ（気分障害，躁うつ病）	91.4	3．精神科・神経科
骨折	86.6	16．筋・骨格系及び外傷
結膜炎・角膜炎・涙腺炎	65	4．眼
白内障	64.4	4．眼
緑内障	64.2	4．眼
骨粗しょう症	62.9	16．筋・骨格系及び外傷
不安・ストレス（神経症）	62.5	3．精神科・神経科
認知症	59.2	2．神経・脳血管
脳梗塞	51	2．神経・脳血管
統合失調症	50	3．精神科・神経科
中耳炎・外耳炎	45.8	5．耳鼻咽喉，17．小児
睡眠障害	41.9	3．精神科・神経科
不整脈	41	9．循環器系
近視・遠視・老眼	39.1	4．眼，17．小児
前立腺肥大症	35.3	10．腎・泌尿器系
狭心症	32.3	9．循環器系
正常妊娠・産じょくの管理	27.9	11．産科
心不全	24.8	9．循環器系
便秘	24.2	7．消化器系
頭痛（片頭痛）	19.9	2．神経・脳血管
末梢神経障害	17.2	2．神経・脳血管
難聴	17.1	5．耳鼻咽喉
頚腕症候群	17	16．筋・骨格系及び外傷
更年期障害	16.8	12．婦人科
慢性肝炎（肝硬変，ウイルス性肝炎）	15.3	8．肝・胆道・膵臓
貧血	12.3	15．血液・免疫系
乳房の疾患	10.5	13．乳腺

注：一次診療を行うことができるその他の疾患を報告できる記載欄を設ける.

【上記例の設定の考え方】

・一次診療に関する報告できる疾患は，患者調査による推計外来患者数が多い傷病を基に検討して設定する.

・推計外来患者数が 15 万人以上の傷病を抽出．該当する傷病がない診療領域は最も推計外来患者数の多い傷病を追加．ICD-10 中分類を参考に類似する傷病を統合.

・XXI 健康状態に影響を及ぼす要因及び保健サービスの利用，その他の大分類の疾患，歯科系疾患は除く.

出典：厚生労働省，令和 2 年「患者調査」全国の推計外来患者数 https://www.e-stat.go.jp/stat-search/file-download?statInfId=000032211984&fileKind=1

受診します．患者は確かに他科の診療所や病院を受診しますが，そこでの診療が終わると，あるいは並行してかかりつけ医である開業医の診療を受け続けます．ここで重要な点は，かかりつけ医である産科医や小児科医が，他の専門医や保健医療福祉職との協力の下で継続的にその母子の健康管理を行っていることです．こうしたプライマリケア機能と調整機能こそがかかりつけ医機能の肝ではないでしょうか．そして，その入り口となっているのが健診（検診）です．これをモデルにすると，日本的なかかりつけ医制度の骨格を特定健診・特定保健指導を軸に作っていくのがよいのではないかと私は考えています．

　結果的にいろいろな方にご迷惑をかけてしまうことにはなってしまったのですが，特定健診・特定保健指導のかかりつけ医モデルというのを熊本市医師会などのご協力をいただいて作ってみました．熊本市医師会では特定健診をかかりつけ医あるいは医師会病院を含む健診機関で受けるのですが，その結果を踏まえた特定保健指導は利用者の選んだ地域の医療機関で受けることができます．このような医師会モデルを支援するために，私の教室で図表5-25 に示したようなシステムを作りました[31]．サーバー上に特定健診と特定保健指導の決済機能を含む管理機能を設定し，医師会員はご自身のパソコンからインターネットを介してこのサーバーにログインすることで，特定保健指導業務を行えるようにしました．保険者によって保健指導の単位数や定義が異なるといったローカルルールのために，いろいろと苦労する場面はありましたが，平成20 年にこの事業を開始し，令和5 年度末まで大きなトラブルもなく事業を継続しました．なぜ，このような医師会モデルを作ったのかといえば，図表5-26 に示したように，特定健診・特定保健指導事業で糖尿病や高血圧の発症予防を目的とした保健指導等を行ったとしても，これらの傷病は遺伝的な素因が強いものですから，対象者の多くはいずれ薬物治療が必要な状況になります．この場合，重症化予防が管理の目的になります．発症予防と重症化予防が連続して行われるためには，共通の場が必要です．母子保健制度をモデルとすれば，その場所は地域の開業医の先生方の診察室

第5章　ソーシャルデザインの科学と実践としての公衆衛生学

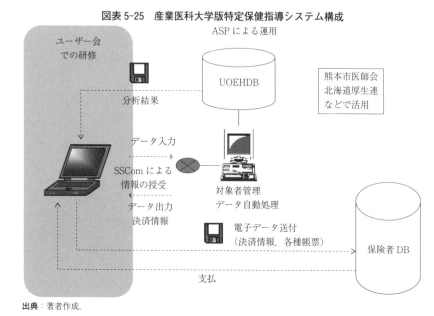

図表 5-25　産業医科大学版特定保健指導システム構成

出典：著者作成.

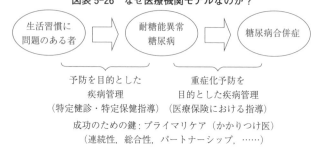

図表 5-26　なぜ医療機関モデルなのか？

出典：著者作成.

が望ましいと考えたのです．

　特定健診・特定保健指導制度のもっとも重要な意義の1つは，それまで労働安全衛生法の対象者しか体系的に受けることができなかった定期検診を，40歳以上の被保険者であれば誰でもそれを受ける権利が与えられたことだと私は考えています．40歳以上のすべての被保険者が地域の開業医の先生

246

のところで年に1回は健康診断を受けて，健康状態や生活習慣について相談
できるという仕組みはかかりつけ医機能そのものです．こうした健康診断・
保健指導を行う診療所はほとんどの場合内科か外科，あるいは総合診療のク
リニックでしょう．図表5-23の結果が示唆するように，多くの国民は内
科・外科に関しては地域の1か所の医療機関に通い続けています．とくに持
病のない人も，風邪を引けば，いつもと同じ内科系あるいは外科系の診療所
を受診するのではないでしょうか．特定健診・特定保健指導事業のかかりつ
け医モデルを実装することで予防と診療を連続化することが日本におけるか
かりつけ医機能を強化するもっとも有効な方法なのではないかと私は考えて
います．もちろん，これはそのすべてを医師が行うというモデルではありま
せん．食習慣に問題がある人であれば，必要に応じてドラッグストアや地域
の栄養ステーションに勤務する栄養士や保健師が指導を行うことの方がよい
でしょう．運動習慣に課題のある人であれば，同じように外部のPTなどが
指導を行ってもいいでしょう．そこに生活指導の処方箋を出すような形で，
かかりつけ医が利用者の健康管理の調整役を行う仕組みが望ましいのではな
いでしょうか．そして，その対象者が齢をとり，何らかの傷病を契機に介護
保険サービスが必要になった場合は，このような継続的なかかわりを持った
かかりつけ医が主治医意見書を書くことになります．

　このような思いで特定健診・特定保健指導の医師会モデルを試験的に行っ
てきたのですが，広がりませんでした．日本医師会や厚生労働省の担当部門
にもいろいろと働きかけてみたのですが，残念ながら採用していただくこと
はできませんでした．令和6年度末で今務めている大学の定年を迎えるため
に継続することが難しくなるので令和6年の3月でこの事業はクローズしま
した．仕組みとしてはほぼトラブルなく運用できてきましたし，かかるコス
トもそれほど大きくなかったのですが，事業開始直後のマーケティング活動
が甘かったのだろうと思います．ビジネスの世界は大学の研究者が片手間で
できるほど甘いものではないことを痛感しました．熊本市医師会や北海道厚
生連の方々に多くのご協力をいただいていただけに，関係者の方々には申し

第5章　ソーシャルデザインの科学と実践としての公衆衛生学

訳ない気持ちがあります．ただ，特定健診・特定保健指導事業は，日本的なかかりつけ医制度を作っていくための重要な社会的インフラだという個人の想いは今も変わりません．若い世代の方が，より洗練されたデザインで，よいソーシャルビジネスのモデルを考えてくれることを期待したいと思います．

8　日本の介護をアジアの標準にする

アジアは日本の介護を必要としているのか？

　社会の高齢化は世界共通の課題です．とくに，アジアの高齢化のスピードは速く，これを受けて日本国内では以下のようなことが言われるようになりました．

①　日本の進んだ介護技術（とくに介護ロボット等）を他のアジア諸国に輸出し，国際貢献と介護関連産業の活性化を図る
②　アジア諸国における将来の介護需要増に対応するために国内で外国人介護人材の育成を図る必要がある

　①の問題意識の背景にあるのは，アジアへの貢献というよりは，日本の介護ロボットをアジアの他の国に売り込みたいという経済界の思惑の方が強いように見えます．人手不足に悩む日本としては，まずは介護ロボットの国内への普及の方が優先されるべきでしょう．ただし，見守り系を除くと，実用性があって，コスト面でも普及可能な介護ロボットが開発されるまでにはまだ時間がかかるように思います．もちろん，近年の AI の飛躍的進歩の状況を踏まえると，現場で活用可能な低価格の介護ロボットが開発される可能性は十分あります．また，「賢い道路」プロジェクトに見るように，安全でかつ効率的なケアを可能にするような介護施設や住宅施設そのものの開発も進むのかもしれません．羽田空港の空港ビルで導入されているように，モビリティ領域では，ロボットの活用は今後急速に進むでしょう．ロボットそのも

8 日本の介護をアジアの標準にする

のではありませんが，ケア作業全体の見直しを検討するためデジタルツイン技術の活用も今後進むと思います．これについては，すでに青森市にある社会福祉法人慈恵会がそれを取り入れ，業務改善に大きな成果を挙げています[32]．AIを活用した介護ロボットの今後については，それが可能になることは間違いないと思いますが，その普及に向けてはまだいくつかの段階を経なければならないだろうと私は考えています．短期的には，介護施設の建設や福祉機器，そして介護関連消耗品（日本製の高品質の介護食や紙おむつなど）の需要がアジア全体で高まるでしょう．

②に関しては本音は介護人材不足に対する安価な対応を考えているだけではないでしょうか？　実は，このことはアジア各国の現地関係者には見抜かれており，日本より待遇の良い他の国に行く者が増えていることを日本の関係者は認識する必要がありそうです．まず，指摘したいのは他のアジア諸国には「介護福祉士」という専門職はないことです．介護的なケアを行う職種は看護師，理学療法士が主体で，しかもこれらの職種の養成数が足りないという課題があります．

ただし，日本の介護職のスキルは高く，国際的に通用することは事実です．実際，日本で技能実習生制度で来日し，介護施設等で研修を受けたにもかかわらず，介護福祉士の国家試験に合格しなかった外国人の方が，アメリカやシンガポールなどの介護事業会社に雇用され，活躍しているという，少し皮肉な状況が生まれています．ただし，他のアジア諸国で介護福祉士という国家資格を創設する国が現れる可能性はそれほど高くはないと思います．ある公的な技術支援プログラムであるアジアの国に行った際に，その国の元保健大臣から「日本の介護保険制度は素晴らしいと思うが，我々はそれを失敗の事例としてとらえている．なぜならば，財政的に維持することが可能であるとは思えないからだ」と言われたことがあります．でも，現在の日本にもし介護保険制度がなかったら大変ですよね．介護離職が増え，経済活動に大きな負の影響があるでしょう．ですから，私は介護保険の導入が失敗などとは思っていません．そのときも反論をしようと考えたのですが，高齢化率のま

249

第5章　ソーシャルデザインの科学と実践としての公衆衛生学

だ低いその国で，介護の社会化の必要性を考えるにはまだ時期が早いのだろ
うと思い，反論することはやめました．この点を踏まえると介護福祉士とい
う資格が，技能実習生の供給元になるようなアジア諸国で制度化される可能
性は低いように思います．また，経済成長と社会保障の一般化の歩調をあわ
せることができた日本や韓国，台湾と違って，他のアジア諸国の多くは社会
保障制度の十分な整備を行う前に市場主義的な経済成長が進んでしまい，社
会格差の拡大と固定化が進んでしまったという印象を私は持っています．そ
のために日本や韓国，台湾のような医療保険，年金保険，労災保険，失業保
険，介護保険（台湾は保険ではなく税金に基づく仕組み）といった総合的な社
会保障制度を他のアジア諸国で一般化していくことは難しいでしょう．

アジアの介護を「ともに作りあげる」という考え方

　日本の介護労働力不足を考えれば，外国人介護労働者を確保するというの
は，重要な課題です．アジアに日本の介護技術を広めるというような建前で
はなく，ヨーロッパ諸国のようにきちんと労働者としての受け入れ態勢を整
備することが重要です．ドイツやオーストリアといったヨーロッパ諸国は，
ドイツ語で看護に関する教育を行う学校をターゲットとするアジアの国に建
設し，そこで教育を受けた看護人材に対して同一労働・同一賃金，永住権を
保障しています．これまでの日本の外国人介護労働者の受け入れ態勢では，
このようなきちんとした労働政策をとっているヨーロッパ諸国を，アジアの
看護・介護労働者が志向するのは当然でしょう．アジアで日本にしかない介
護福祉士という資格を取得し日本で働いてもらおうというのであれば，その
育成体制，労働条件，居住権などについて，覚悟を持って制度を整備すべき
です．彼らを低賃金に据え置いて，一定の期間が過ぎれば母国に帰ってもら
うという態度では，日本で働くことを希望する介護労働者を確保することは
困難です．

　他方で，本当に，日本の介護保険の経験をアジアの高齢化対策に活かそう
とするのであれば，発想の転換が必要だと私は考えます．日本で介護技術を

学んだ外国人労働者が，アメリカやシンガポールなどで活躍している例があることを前述しました．このことは介護技術の普遍性と，日本の介護職の技術の高さを示しています．アジアの多くの国では，介護福祉士という新しい資格を作るのではなく看護師，PT/OT といった国際的にも普遍的なコメディカルの方々が日本でいうところの「介護」ケアを行うことが一般的だろうと思います．そう考えると，「介護対応のスキルを身につける」という「専門性の高度化戦略」が必要になります．そして，これは日本の介護技術をアジア標準にするという介護行為関連情報の標準化プロジェクトにもなります．情報は自らが標準になるのか，あるいはほかで標準化されたものを使う立場になるのかによって，産業政策的にも大きな差がついてしまいます．情報は国際標準になることの方が圧倒的に有利です．別に私は介護情報の国際競争に勝つことを目的としてこんなことを書いているわけではありません（結論は同じかもしれませんが……）．2000 年に始まった介護保険制度の四半世紀にわたる経験を通して，日本は介護技術を向上させ，介護に必要な消耗品や機器，あるいは介護に適した施設建設を開発してきました．また，ICF の考え方に沿った介護の情報化への取り組みも，いろいろな団体が行ってきています．介護予防という観点で，日常生活との関連でフレイル予防に，これほど大規模に取り組んでいる国はそれほどありません．家事援助が介護保険サービスの対象になっていることに批判もありますが，これらのサービスが給付対象となることで，生活との連続性で介護の在り方が議論できているメリットは見逃せません．さらに，これだけの多職種が介護にかかわっている国もさほど多くはありません．地域包括ケア的な考え方は，これから他の国でも重要になります．

　このような問題意識に基づいて，私は日本の介護サービスのアジアにおける標準化を目指した研究を行っています．まず，その入り口として，日本の認定調査票，主治医意見書，そしてそれらの記載マニュアルをアジアの主な言語に翻訳し，対応する事例集を老人保健事業費で作らせていただきました．加えて，現在は介護の基本ケアに関する 3 分動画を作成し，それを iTherapy

第5章　ソーシャルデザインの科学と実践としての公衆衛生学

という介護ケアの標準イラストに紐づけて，さらにそれを日本語とターゲットとする外国語で解説するという教材を作成しています．iTherapy の開発者である川副巧成さんは PT の資格をもち，出身地である長崎市で介護事業を展開しているのですが，それに加えて介護の基本動作を記述するためのイラスト集を作成していました．「在宅リハビリテーションを考える会」というリハビリテーション職の方々の研究会に参加させていただいたときに，川副さんの発表を聞き，私がやってきた介護の国際化のプロジェクトにこのiTherapy を応用し，さらにそれを Chat GPT を使って多言語環境化することができるのではないかと，川副さんに提案したところ，快くこの提案を受け入れていただき，この事業を立ち上げることになりました．幸いこのプロジェクトには厚生労働省の老健事業費をつけていただき，すでに基本介護5領域（移動，排泄，食事介助，整容，入浴）に関するインドネシア語とヒンディー語の動画教材を作成しています．この教材については，インドネシアの看護師養成学校で試験的に活用してもらうと同時に，国内の研修施設でも試行してもらっています．介護には文化的要因も関わるため，そうした点を勘案しながら必要な改修を行い，近い将来に，他の言語（タガログ語，イロカノ語，ベトナム語，タイ語，ミャンマー語，クメール語，ネパール語など）の教材も作成し，国内外の関係施設で使ってもらえるように環境整備をしようと計画しています．図表5-27 は今私が考えている夢の概要です．日本側の強いニーズで日本国内で外国人介護人材を育成・雇用するわけですが，そこで終わるのではなく，日本で経験を積んだ外国人介護人材が母国に戻り，公的な高齢者ケアや民間の介護ビジネスで活躍できるようになるとよいと考えています．アジアの多くの国では，公的介護保険は整備されないと思いますので，民間の介護ビジネスはミドルクラス以上を対象としたものになるでしょう．一部の富裕層を除けば，そのサービスをカバーする民間保険のようなものが必要になるかもしれません．そのような民間保険は，現地の金融機関と日本の保険会社が協力して作るようになるのかもしれません．なぜならばそのような保険の保険料を設定するためのデータを，日本は介護保険制度の中で蓄

8 日本の介護をアジアの標準にする

図表5-27 研修と一体化した対アジアの介護戦略案

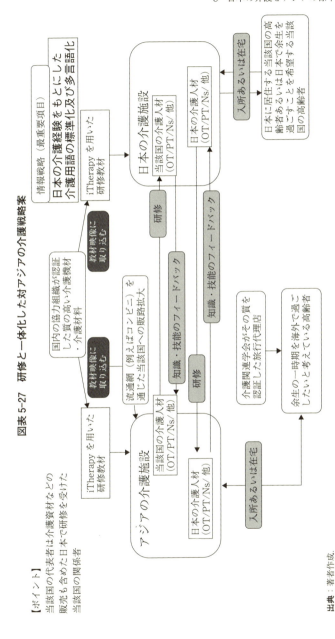

[ポイント]
当該国の代表者は介護資材などの販売も含めた日本で研修を受けた当該国の関係者

出典：著者作成。

第5章　ソーシャルデザインの科学と実践としての公衆衛生学

積しているからです．少々はしたない話に思われるかもしれませんが，介護が働く人たちにとって魅力ある産業になるためには，このような金目の話を避けて通ることはできないと私は考えています．介護サービス提供会社も国際的なネットワークの中でサービスを提供することになるかもしれませんね．

　また，たとえば，JICA の国際協力事業の一環として，経済状況によらず介護サービスがプライマリケアの枠組みで受けられるようにするための人材育成も行われるようになるかもしれません．そうすると日本人のケアワーカーの方々が，iTherapy を使った多国語動画教材で，赴任地の言葉を学び，アジアのどこかの国で働くということも普通になるのではないかと期待してます．このような国際化は介護という仕事のイメージを変えてくれるのではないでしょうか（川副さんと私はこれを「介護をカッコいい仕事にするプロジェクト」と呼んでいます）．こうした国際化した介護ビジネスの中核となるのは，日本で標準的な介護技術，そして理念を学んだアジアのケアワーカーです．彼らは，介護に関連する消耗品（紙おむつなど）や福祉機器（モビリティやベッド，トイレ，洗身機器など）も使い慣れた日本製品を使ってくれるのではないでしょうか．また，下世話な話になりますが，それは日本の介護物品業界にそれなりの経済効果をもたらすのではないでしょうか？　何か商社マンの説明のようになってしまいましたが（付き合いの長い官僚の方には，まさに「商社マンみたいだね」と言われました），こんな風に介護の明るい未来を，私は夢想しています．こんな安直なドラマのストーリーのように実際の話は進まないと思います．でも，ここで述べたことの何割かは，きっと現実になるだろうと確信もしています．

　介護に関しては暗いイメージが広がっていますが，利用する人が急増する一方で，その担い手が不足するのであれば，担い手の経済的処遇，社会的処遇は高くなることが市場の常識です．したがって，仕組みの作り方を間違えると，自由介護が一般的となり，それなりのお金が払える人しか，介護サービスを使えないという社会になりかねません．介護の国際化は，健全な公民ミックスの保険を必要とします．日本の保険会社がその制度設計に取り組む

254

ことも求められていると考えます.

引用文献

1) 松田晋哉, 村松圭司, 劉寧, 藤本賢治, 野元由美: 訪問診療の提供量に関連する要因の生態学的研究, アジア太平洋ヘルスサポート学会年報, 第8巻 (印刷中).

2) 内閣府: 経済・財政と暮らしの指標「見える化」ポータルサイト 医療提供状況の地域差. https://www5.cao.go.jp/keizai-shimon/kaigi/special/reform/mieruka/tiikisa.html

3) 産業医科大学医学部公衆衛生学教室: AJAPA, https://sites.google.com/site/pmchuoeh/files/chv-1

4) 産業医科大学医学部公衆衛生学教室: NewCarest, https://sites.google.com/site/pmchuoeh/files/chv-1

5) 「地域医療構想を踏まえた在宅医療の充実についての政策研究」令和2年度総括報告書 (厚生労働科学研究費補助金・地域医療基盤開発推進研究事業 (研究代表者松田晋哉)), 令和3年3月31日.

6) 「自立支援に資する介護等の類型化及びエビデンスの体系的な整理に関する研究」令和3年度総括報告書 (厚生労働科学研究費補助金・長寿科学政策研究事業 (研究代表者松田晋哉)), 令和4年3月31日.

7) 松田晋哉: 地域医療構想のデータをどう活用するか, 医学書院, 2020.

8) 武久洋三: こうすれば日本の医療費を半減できる, 中央公論新社, 2017.

9) 松田晋哉, 村松圭司, 藤本賢治, 大谷誠: DPCデータからみた介護施設・福祉施設からの入院の現状分析, 病院, 78(12): 914-920, 2019.

10) 松田晋哉: DPCデータを用いた高齢者救急の将来予測, アジア太平洋ヘルスサポート学会年報, 第10巻 (印刷中).

11) 厚生労働省老健局: 令和6年度介護報酬改定の主な事項について, https://www.mhlw.go.jp/content/12300000/001230330.pdf

12) 厚生労働省: 第二十四回 地域医療構想に関するワーキンググループ (令和元年9月26日) 参考資料1, https://www.mhlw.go.jp/stf/newpage_06944.html

13) 松田晋哉: ビッグデータと事例で考える日本の医療・介護の未来, 勁草書房, 2021.

14) 地域包括ケア研究会: 地域包括ケア研究会報告書〜今後の検討のための論点整理〜(平成20年度老人保健健康増進等事業), http://www.mhlw.go.jp/houdou/2009/05/dl/h0522〜1.pdf

15) 二木立: 保健・医療・福祉複合体——全国調査と将来予測, 医学書院, 1998.

16) 二木立: 介護保険制度の総合的研究, 勁草書房, 2007.

17) http://webarchive.nationalarchives.gov.uk/+/www.dh.gov.uk/en/Managingyourorganisation/commissioning/index.htm

第 5 章　ソーシャルデザインの科学と実践としての公衆衛生学

18) Katayama H and Matsuda S: Local Medical Association as a Core Organization for Development of Primary Care Model in Japan—Lessons from the Onomichi Medical Association Method—, APJDM, 4(1): 1-6, 2010.

19) Katayama H and Matsuda S: Onomichi Medical Association (OMA) Method on Long-term Care Management Programs , APJDM, 4(1): 7-11, 2010.

20) Katayama H and Matsuda S: Onomichi Medical Association (OMA) Method on Dementia Care Management Programs, APJDM, 4(1): 13-17, 2010.

21) Katayama H and Matsuda S: Onomichi Medical Association (OMA) Method on End of Life Care Management Programs, APJDM, 4(1): 19-22, 2010.

22) 近藤克則：健康格差社会　第 2 版——何が心と健康を蝕むのか，医学書院，2022.

23) 松田晋哉：高齢者の生きがいに関連する要因の検討，アジア太平洋ヘルスサポート学会年報，第 10 巻（印刷中）.

24) 内閣府：平成 29 年版高齢社会白書　https://www8.cao.go.jp/kourei/whitepaper/w-2017/zenbun/29pdf_index.html

25) Kimiko Tomioka, Norio Kurumatani, and Hiroshi Hosoi: Relationship of Having Hobbies and a Purpose in Life With Mortality, Activities of Daily Living, and Instrumental Activities of Daily Living Among Community-Dwelling Elderly Adults, *J. Epidemiol.* 26(7): 361-370, 2016.

26) 松田晋哉：フランスにおける保護雇用制度の検討，労働科学，73(1): 91-100, 1997.

27) やねだん：https://www.yanedan.com/information/idea

28) 横石知二：そうだ，葉っぱを売ろう！——過疎の町，どん底からの再生，SBクリエイティブ，2007.

29) 松田晋哉：高齢者の外来受診施設数に影響を及ぼす要因の分析，アジア太平洋ヘルスサポート学会年報，第 9 巻（印刷中）.

30) 厚生労働省：第 7 回かかりつけ医機能が発揮される制度の施行に関する分科会，資料 1 報告を求めるかかりつけ医機能の内容（令和 6 年 7 月 5 日），https://www.mhlw.go.jp/content/10800000/001271206.pdf

31) 松田晋哉：特定健診・特定保健指導事業の現状と課題——プライマリケアとの連動及び情報基盤の構築を中心に，アジア太平洋ヘルスサポート学会年報，1: 3-10, 2015.

32) 松田晋哉：地域医療構想と病院（第 54 回）地方都市における地域包括ケアシステムのモデル事例——一般社団法人慈恵会（青森市），病院，82(8): 726-732, 2023.

注

1　諸般の事情で，診療報酬の改定幅は，病院経営の安定性を考えるうえで，十分

注

なものであったとはいいがたいのですが，改定の内容には，医療介護の両方の課題を理解している担当者の想いがここかしこに込められていますので，その内容について，病院関係者はあらためて注意深く読み込むことが必要だと，私は評価しています．

2 LIFE（科学的介護情報システム LIFE：Long-term care Information system For Evidence）は，介護サービス利用者の状態やケアの計画・内容についてのデータを全国の介護施設・事業所から集め，集めたデータを分析し，その結果をフィードバックする情報システムです．詳細については厚生労働省のホームページを参照してください．
　https://www.mhlw.go.jp/stf/shingi2/0000198094_00037.html

3 ただしそれは，自治体が父権主義的な態度で個人の生活に介入してくるようなものではありません．本節で述べる「いきがい」に関して言えば，住民がそれを実感できるような関心縁，あるいは関心縁を作れるような環境を重層的に準備することだと考えています．

4 当時のフランスでは企業の障害者雇用率が6％以上になることが義務づけられていました．一方で，障害者の就業支援を行う CAT や保護工場（Atelier Protégée: AP）は，一定の補助金は得られるものの，原則として経営的に自立していることが求められています．そのために障害のない者と同等かそれ以上の労働能力のある障害者が，生産性を維持したいという経営者の都合で，不当に CAT や AP に据え置かれるということが起こっていました．それは労働能力の高い障害者を不当に低賃金で働かせることになります．そのような事態が生じていないかという視点からの監査が行われていたのです．

終　章　公衆衛生政策学を志す若い方々に
　　　　　期待したいこと

　さて，ここまでいろいろなことを書いてきました．学生時代に公衆衛生学
を専門にすることを決めたときに考えていた居場所と随分違うところに来て
しまったように思います．正直に言えば，臨床医でない道を選んだことを悩
んだ時期もありました．分子生物学のようなバイオサイエンスでないことに
引け目を感じたこともあります．フランスに留学をしたことを契機に公衆衛
生政策学を専門領域にすることになりましたが，具体的に何ができるという
あてもありませんでした．それでも，日産科学振興財団の支援をいただきベ
トナムでのフィールド研究を行い，また厚生労働省の若手キャリアや医系技
官の方々と交流できるようになったことで，具体的な政策研究に携わること
ができるようになりました．フランス留学時代にやっていたこと，やりたか
ったことを，日本の仕組みの中で，次から次へできるようになっていく状況
が不思議でした．時代と人との縁に恵まれたのだろうと思います．そんなこ
れまでの40年を思い返しながら，公衆衛生学を志す若い方々に期待したい
ことを最後に書いてみたいと思います．

1　医療介護情報の可視化——DPCの精緻化・一般化

　40代の頃は不安で仕方がなかった自分がいました．DPCを始めた頃です．
本当にこの仕組みが日本の制度として定着するのか，常に心配していました．
「絶対に失敗する」と断言する研究者の方もいました．いろいろな批判をも
らうたびに，その内容を精査して，必要であればその対応策を考えるという
ことを繰り返しました．機能評価係数の作成などがその例です．幸いにして，
DPC制度は軌道に乗りました．ただし，DPCは永久に完成しない仕組みで

終　章　公衆衛生政策学を志す若い方々に期待したいこと

す．医療技術の進歩に対応して，その中身を精緻化する努力を永久に続けて
いかなければなりません．また，高齢化に伴い急性期から慢性期，医療と介
護，入院・入所と在宅が複合化している現状を考えれば，一般病棟のみなら
ず，医療介護サービスの全体をカバーできる分類体系の開発が不可欠です．
そのための研究が進んでいません．これは，医療介護情報の標準化と可視化
です．私が考えている DPC 開発の究極の目標はこれです．地域医療構想に
おける患者数の推計作業を通して，私はその可能性を示せたのではないかと
考えています．外来について，DPC に基づく支払いを行うことは無理だと思
いますが，外来も含めて傷病構造を DPC で記述することは可能です．ボス
トン大学で開発された Hierarchical Condition Category（HCC）などを参考に
することで[1]，population level での傷病構造の推計ができると考えています．

　私も DPC の一般化を目指した基礎資料を作り続けたいと思いますが，こ
れからの公衆衛生政策学を担う若い研究者の方々に，この DPC の一般化の
作業を是非していただきたいと思います．医療や介護に対する適切なファイ
ナンスを実現するためにも，提供されるサービスと紐づけされた傷病構造の
可視化は重要です．

2　地域包括ケアシステムの具体化

　地域包括ケアシステムの概念が出されて 20 年が経ちます．しかし，まだ
その具体化の道筋は見えていないように思います．地域包括ケアシステムの
具体的な姿は，それぞれの地域の社会環境条件に強く依存しますので，それ
ぞれの地域でその具体的検討をする必要があります．そのためには，地区診
断が不可欠です．そして，その地区診断に基づいた関係者とのコミュニケー
ションが重要になります．そこには既得権や価値観の違いなどの問題が生じ
ます．こうした問題を乗り越えるためには，この地区診断とその結果に基づ
く議論のファシリテートを行う役割を担う公衆衛生専門職が必要です．抵抗
する人，反対する人には，何か守りたい価値があるはずです．そのようなこ

とに配慮しながら，議論を進めることができる人材が必要とされています．

　地域包括ケアシステムの具体的な形として見えてきているものは，今のところ医療介護生活複合体と函館のようなICTと標準的な連係情報を用いたネットワークの2つです．前者の場合，過疎地域であれば，それほど問題なく進むと思うのですが，都市部の場合には，それが地域全体に対する影響を考慮することなく営利的動機でのM&Aをベースに進むことになると，部分最適ではあるものの，地域全体としては問題のある仕組みになりかねません．この問題に地域医療計画や介護保険事業計画がどのように関わることができるのかについても議論が必要でしょう．個人的には，本書で紹介したフランスの地域医療計画のように，当局とサービス提供側が，あるべきサービスについてその実践を契約するような仕組みが望ましいと考えています．いずれにしてもこの難しい作業を担うことができる，ソーシャルデザインの専門家である若い公衆衛生専門職の出現を期待したいと思います．

3　アジアで活躍できる人材

　アジアを議論するとき，どうしても私たちの世代前後から上の世代は，「先進国としての日本，途上国としてのアジア諸国」という目線で物事を考えがちです．世界のエンターテインメント業界が，アジアでのビジネス展開の拠点としてタイを選択しているように，もうそのような時代ではないですよね．同じ目線で考えることができる人材が必要です．本書では，アジア展開のための介護技術教材を作成していることを紹介しました．日本の25年の介護保険の経験をアジアの介護技術の標準として採用してもらうことが目的です．そのためには，「教えてあげる」という姿勢ではなく，「ともに作り上げる」という姿勢が不可欠です．異なる宗教や文化的背景で，日本の介護のやり方がそのまま受け入れられることはまずありません．それぞれの国の文化にあわせた修正が必要になります．

　ここで考えていただきたいのは，日本のコンビニエンスストアでは，アジ

261

終　章　公衆衛生政策学を志す若い方々に期待したいこと

アからやってきた多くの若い外国人が，流ちょうな日本語で対応してくれます．アジアの他の国にあるコンビニエンスストアで，日本人の若者が同様に働いている姿を皆さんは見たことがあるでしょうか？　おそらくほとんどないと思います．このことを考えても，国際的な人材育成という点で日本は後れを取っていることが分かりますよね．

　ただ，希望はあります．本学の学生や若いスタッフの皆さんと話していて気づくことは，彼ら・彼女たちは，アジアの若者と同じ目線でものを考えることがすでにできているということです．これをさらに一歩進めていただきたいと思います．本書では，外国で学ぶことを薦めています．その外国は欧米でなくてもよい時代になっています．他のアジア諸国の大学や大学院で学ぶ若者が増えるとよいと思います．私は公衆衛生領域でとくにそうした若者が増えることを期待しています．なんだかんだ言っても，日本の医療介護福祉は世界でもっとも優れたものの１つです．それをアジアの標準にするために活躍できる人材が求められていると考えています．

　国立科学博物館の館長をされている篠田謙一先生をご存知の方は多いと思います．古い人骨のDNA分析で日本人のルーツを研究されている著名な人類学者です．あるテレビの番組で篠田先生が非常に興味深い話をされていました．10数万年前にアフリカを出た人類の祖先がその後数万年をかけて地球上を移動し，形態の異なる「ヒト」に分かれていったのですが，それが近年の大規模な人の移動の活発化により，また同じ形態の人類になりつつあるという話でした．国際化をこのような大きな流れの中で考えると，移民問題の見方も変わってくるように思います．ちなみに篠田先生は私の学生時代の解剖学の先生です．たくさんの知的刺激を与えてくれる先生でした．下関まで焼き肉を一緒に食べに行ったことが楽しい思い出の１つです．

4　ソーシャルビジネスの担い手としての公衆衛生専門職

　40代から私はDPCと介護保険という２つの大きな制度に深くかかわるこ

とができました．同じように地域医療計画や地域医療構想にも関わってきたのですが，これら2つの事業はDPCや介護保険のように順調に進んではいません．その理由は，周辺にソーシャルビジネスが発達しなかったからだろうと思います．介護保険はもともと営利，非営利を問わず民間事業者に市場への参入を許可しましたので，それが市場の原理に基づき急速に伸長したのは当然です．DPCもそれが病院経営に直結していることから，それをサポートするコンサルティング会社などの活動もあり，大きく伸びたのだと思います．

　他方で，地域医療計画や地域医療構想はそのような経営学的視点，経済学的視点でのマーケットができませんでした．地域医療構想で示されている将来像は，診療報酬の具体的項目と直接的なつながりが希薄なため，経営に反映されにくいのかもしれません．でも，そこに示されているのは中期的な構造変化です．構造変化に対応できていないと何が起こるかについて，私たち日本人は，1990年代金融の領域で痛いほど経験したはずです．構造変化には中期的な時間軸で対応していくしかないのです．それには，データの解釈力が必要です．医療や介護は社会的共通資本です．短期的な営利目的で運営されてしまうと，地域社会を不安定化させてしまう可能性があります．また，無関心であることも危険です．適切な地域マネジメントを可能にするソーシャルビジネスの担い手としての公衆衛生専門職が不可欠です．なぜソーシャルビジネスかといえば，その役割を担う公衆衛生専門職が経済的にも自立できなければならないからです．その意味ではMPH（Master of Public Health 公衆衛生学修士）の価値に関する社会的認知度も高めることが必要でしょう．

5　プロフェッショナルをめざす

　産業医科大学の初代学長である故・土屋健三郎先生は，私たちにいつも「哲学する医師になれ」とおっしゃられていました．若いころというのは，こういう言葉に反発しがちですよね．私もそうでした．でも，今はこの言葉

263

終　章　公衆衛生政策学を志す若い方々に期待したいこと

の重みを感じています．土屋先生は哲学するという言葉を，医師としての使命を考え続ける人間になれ，という意味で使われていました．

　私はいろいろな地域の訪問調査を行う機会が多いのですが，行く先々で，そのようなプロフェッショナルとしての活動をされている素晴らしい医療職の方々に会うことができます．本書では北海道の奈井江町で半世紀以上，診療所の医師として地域医療を支えてこられている方波見康雄先生のことを紹介させていただきましたが，同じように地域に貢献されておられる医療職の方々がこの国にはたくさんおられます．ハンセン病の施設で勤務されていた整形外科の先生もそうでした．また，ご本人たちは「医局から塩漬けにされたから仕方がない」と笑いますが，北海道や東北の山間の病院では，30年以上そこに勤務されている先生方がたくさんいらっしゃいます．彼らはそこから立ち去ることもできるのです．でも，それをしません．私がその理由を尋ねると「今更，逃げられない」と皆さん，言われます．でもその裏にある気持ちは，その言葉のネガティブさとは裏腹の「専門職としての地域に対する責任」だろうと思います．臨床家におけるプロフェッショナルは考えやすいですね．もちろん，それを実践することはとても難しいのですけれど……．

　では，公衆衛生の専門職としての責任は何でしょうか？　私はデータ分析力と，その結果をもとに複数の仮定の下でのシナリオを作れる力，それを客観的に説明できる力だと考えています．シナリオは往々にして自分の持っている価値観に影響されます．私の場合は社会民主的な信条の研究者ですので，どうしてもそのようなシナリオを丁寧に書きがちで，自分の信条にあわない市場原理的なシナリオについては少し雑な記述になる傾向があることは否めません．ただし，私の場合は，最初に自分がそのような信条の持ち主であることを宣言していますので，分析結果をもとに，説明を受けた方が異なる信条に基づくシナリオを書くことについては，それを否定しません．このような異なる信条に基づくシナリオを否定しない態度は，研究者として重要です．なぜならば，私たち研究者は提案者ではあっても，政策の決定者ではないからです．もちろん，明らかに誤ったシナリオが採用されそうになって，その

264

悪影響が予想される場合には，根拠を示して強く反対します．

　と，ここまで訳知り顔で書いてきましたが，自分自身がプロフェッショナルであるかどうか，実はまだ自信はありません．ただ，プロフェッショナルと評価される研究者になりたいと，今も努力を続けています．きっと，研究者としての最後の段階を迎えるまで，この不全感を持ち続けるのだろうと思います．ただ，この不全感を持ち続ける態度がプロフェッショナルの条件ではないのかなとも思っています．

　この本を読まれている若い公衆衛生職種の方には，私のような軟弱なプロフェッショナル観ではなく，確固たる自分を持っていただきたいと思います．繰り返しになりますが，私のこの不全感の大きな原因の1つは，学会活動をさぼってきたことだろうと思います．自分の立ち位置がよくわからないのですね．その意味でも皆さんは学会にきちんと参加して，他の関係者との交流を深め，そして自己研鑽に励み，自分の研究スタイルを確立していただきたいと思います．

6　未来から考える

　私はドラッカーが好きで，その著作を学生時代から多く読んできました．そして，彼が1960年代に予測したことの多くが，その後現実のものになっていることに驚いています．ドラッカーは自分自身を経営学者というよりは歴史学者としてとらえています．歴史の流れの中で，「今」を考えているのですね．ドラッカーが「確実な未来」であると断言しているものに人口構造の変化があります[2]．戦争のような大規模で突発的なことが起こらない限り，日本の10年，20年先の人口構造はかなりの精度で予測できます．地域医療構想における傷病構造の推計は，まさにこの考えで行っているものです．COVID-19の流行の影響はありましたが，推計に大きなずれはないように思います．

　さて，ドラッカーのいうところの未来ですが，私は彼の「すでに起こった

未来」という概念を知ったときに，大きな感銘を受けました．10年後に一般化するような新しい試みは，今，すでにどこかで行われているのです．私の訪問調査の目的はまさにこの「すでに起こった未来」を見つけること，記述すること，そしてその将来の可能性を論考することです．では，どこでその「未来」は生じているのかといえば，日本の平均的な地域よりも10年先の人口構造になっているところです．そうした地域で，資源の制約に苦労しながらも問題解決のために工夫している医療介護関係者の方々がいらっしゃいます．この試みの経時的な展開を，その地域の社会経済的，人口学的特徴とあわせて分析することで，未来に関する示唆を得ることができると私は考えています．その意味でも，若い医療介護職あるいはそれを目指している学生の方々には，日本のいろいろな地域を訪ねて，その土地の人たちと交流し，「すでに起こった未来」を見つけ，そこから未来を考えてもらいたいと思います．

　ちなみに，こうした思考習慣を持つことは，研究者として継続的に仕事ができるために重要です．私は Mind map の手法で将来を考えるということを継続的にやっています[3]．図表 1-10 はその例ですが，こうした map をストックして，時々眺めています．その中のいくつかは研究計画に落とし込んで，実際にデータ分析なども行っています．荒唐無稽なものも多いのですが，そういうものもあえてストックしています．アイデア出しをするときは，否定してはいけないのですね．これはブレインストーミングのもっとも重要なルールですが，自分1人でやるときも同じです．思考を自由にしてあげることが大事なのです．

7　人間の尊厳に対する意識を持つ

　私が尊敬する医師の1人に，江澤和彦先生がいます．もともとはリウマチを専門とする内科医師ですが，ご尊父の作られた病院や介護施設を引き継ぎ，先進的なサービスを展開しています．その先進性というのは，技術的なもの

7　人間の尊厳に対する意識を持つ

というよりも，理念的なものです．江澤先生が常日頃から口にされているの
は，高齢患者や要介護高齢者の人たちの尊厳に配慮したケアを行うことの重
要性です．たとえば，江澤先生がとくに強いこだわりを持っているのが，要
介護高齢者に対する排泄，入浴，食事のケアです．排泄に関してはできうる
限り自立して排泄ができるよう，トイレの設計を工夫しています．入浴に関
してはできるだけ個浴での介助ができるようにしており，そして無機質な浴
槽ではなく，檜や大理石の浴槽が準備されています．食事については，食事
の際の姿勢が重要ということで，個々人の体格に合わせた椅子が準備されて
います．そして，食器についてはプラスチックやアルマイトのものではなく，
それぞれの嗜好に応じた陶器や木製のものになっています．

　このようなケアを行っていくことは人手もそれ以外のコストもかかります．
それでも江澤先生はこの方針を変えようとしません．その理由を江澤先生は
次のように説明します．

　「確かに，その瞬間だけを切り取ればコストはかかっているかもしれませ
んが，そうした尊厳に配慮した個別ケアを行うことで，高齢者は自立への意
欲を持つことができます．中長期的に考えれば，自立を支援することが，介
護や医療にかかるコストを低減させるのではないでしょうか．それに，自立
度が高まることで，見守りや排泄物の後処理など，間接的なコストも低く抑
えることができるのではないかと，楽観的に考えています．でも，それ以上
に，重要なことは，自立や個人の尊厳に配慮したケアを行うことは，サービ
スを行う個々の医療・看護・介護・リハスタッフにとってもプロとしての満
足感につながることです．満足感・充実感のある職場は，離職率も低くなる
はずです．それに，そもそも自分が受けたくないケアを提供したくはないで
すよね．気持ちがすさんでしまいます．また，それがいつ，どういう形にな
るかはわかりませんが，プロの仕事にはいずれ，きちんとした報酬もつくで
しょう．人材の育成をすることは，中長期的に考えれば，かならず組織に利
益をもたらしてくれると考えています」．

　江澤先生の主宰する研修会では，医療介護関係者が紙おむつを履き，そこ

267

に排泄をする経験をしたり，あるいは水着を着て入浴介助を受ける経験をするというようなこともしています．この研修を通して，紙おむつを履かせっぱなしにされることが，どんなにその要介護高齢者の尊厳を傷つけ，自立に対する意欲を失わせるのかを参加者は理解するようになるのだそうです．尊厳に配慮しない入浴や食事の介助も同じです．

　私は終末期を在宅で過ごしている担がん要介護高齢者の介護サービスの利用状況を分析したことがあります[4]．それ以外の在宅要介護高齢者に比較して，訪問入浴サービスを使っている人が多くなっていました．人生の終末期における QOL の維持においては，身体清潔の保持が，患者本人の快適さをできうる限り維持するためにも不可欠となっていることが確認できました．

　社会保障財政が厳しい状況で，江澤先生が取り組んでいる個別ケアを中心にしたケアはコスト的に見合わないという意見を聞くこともあります．しかし，それを最初からあきらめてしまうのではなく，ヒューマンタッチな介護支援機器を開発し，それに ICT や AI などの技術を適用することで，コスト的にも見合う尊厳のある個別ケアを実現するための努力が必要だと考えます．おそらく，それは流通産業で現在，導入が進められている「賢い道路」のような「賢い施設」につながっていくのだろうと思います．それは病院や介護施設の建設そのもののやり方を変えていくことになるのかもしれません．ただし，このようなシステムの開発は人間の尊厳に配慮した形で行わなければなりません．機器やシステムと患者・利用者の間に立つ現場の医療介護職の意識が重要になるのだと考えます．制度設計に関わる公衆衛生関係者は，良い仕組みを作るために，常に人間の尊厳への思いを持っていなければならないと思います．

引用文献

1) CMS: Risk Adjustment, https://www.cms.gov/medicare/payment/medicare-advantage-rates-statistics/risk-adjustment
2) P. F. ドラッカー／上田惇生，林正，佐々木実智男，田代正美訳：すでに起こった未来——変化を読む眼，ダイヤモンド社，1994.

引用文献

3) トニー・ブザン，バリー・ブザン／神田昌典訳：ザ・マインドマップ，ダイヤモンド社，2005.
4) 松田晋哉：高齢担がん患者の医療介護サービス利用状況に関する記述疫学的研究，アジア太平洋ヘルスサポート学会年報．第10巻（印刷中）.

コラム //

1　学校保健実習

　30代の前半，私は学校保健の研究もしていました．前述のように，フランスでの卒業論文が日本とフランスの学校保健の比較制度研究であったことも，その動機の1つですが，それ以上に，子供のケアをきちんとやることの必要性を肌感覚で痛感していたからです．それは，当時の北九州市の社会環境の影響もありました．私たちの教室では，子供の健康管理が重要であるという華表宏有教授の方針のもと，公衆衛生学の実習の機会を利用して，北九州市内の小中学校の児童生徒を対象に，医学生が健康教育を行うというプログラムを展開していました．健康教育の実施にあたっては，福岡教育大学の照屋博行先生の指導の下，学習指導案の作成方法を学生に学んでもらいました．そして，この準備をしたのち，各学生グループが担当する学校の教員と教育テーマの協議を行い，具体的な学習指導案を作成します．それを，私たち大学側の指導教員が点検した後，さらに担当の先生に添削してもらい最終案を作成し，それに沿った準備をして，実習に臨むという2か月がかりの実習でした．学生の負担はとても重かったのですが，受け入れてくださる学校からの評判は上々でした．この実習を始めた当時の北九州市は鉄冷えとその後のバブル崩壊の影響もあり，経済状況があまりよくない時期でした．暴力団による市民への襲撃などもあり，「危ない都市」として，全国誌で取り上げられていました．

　そして，当時の北九州市は青少年のシンナー乱用が全国でもっとも多い地域でもありました．必然的に中学校での健康教育のテーマはシンナーや薬物乱用，喫煙や飲酒の予防というものが多く取り上げられていました．学生たちは若者の柔軟な発想で，いろいろな実験器具のようなものを作ってくれ，生徒たちの関心を引くような内容を工夫していました．

//

コラム

そのようなテーマを設定された中学校では，最前列に問題児とされる生徒たちが並ばされていました．私は，なぜか中学，高校と比較的問題児とされる生徒たちと仲良くできていましたので，そうした問題児の生徒ともとくに違和感なく打ち解けることができました．ある学校でシンナー中毒の話をした後でした．頭を金髪のリーゼントにした3年生の男子がやってきました．彼が私に言ったのは「シンナーは恐ろしかね．ようわかった．俺はやめ切らんかもしれんけど，弟には絶対に吸わせんようにする」．問題児に見える子も，根は素直で家族思いの子が多いのです．でも，家庭環境などのために，早い子は小学校の低学年から勉強についていけなくなり，中学校では教室の中に居場所がなくなってしまい，そして非行に走るようになってしまうわけです．これはその子供の責任でしょうか？

社会の矛盾は，その社会のもっとも弱いところで顕在化します．その1つの集団は子供たちです．社会医学に限らず，医療や介護，福祉を職業とする人たちには，困難な環境にある子供たちに対する関心を持ってもらいたいと思います．

2 学会には参加しましょう

日本に帰って，フランスで学んだことなどをベースにいろいろなことを研究活動としてやってみました．その成果を学会で発表することになるのですが，第1章第3節の「転機2 疫学・医療統計学での挫折」でも触れたように，そもそも私の所属していた教室はあまり関連学会で評価されていませんでした．学会での発表は，だいたい最終日の最後のセッションで，会場には私の教室の関係者とあと2，3人がいればよい方でした．張り切ってやった研究結果もあまり関心を持ってもらえなかったのですね．たとえば，医療福祉領域への10億円の投資の効果について産業連関分析で検証した結果を公衆衛生学会で発表したのですが，私の発表はなぜか産業保健のセッションで

271

コラム

した．マンガン中毒やカドミウムの生体影響の発表の後に，医療福祉への投資効果を発表するという悲惨な経験をすることになります．聞いてくれたのは座長と私の後に金属中毒の発表をする先生のみでした．座長は大前和幸先生（慶應義塾大学教授，当時）だったのですが，本当に気の毒がってくれました．同じことが，翌年の意思決定論（ペイオフ表分析）に関する学会発表でも起こります．新しいことでは当然起こりうることで，この齢になれば「しょうがないな」と笑い飛ばせる話なのですが，若いし，愚かだったのですね．一連のことに憤慨して，以降しばらくの間，学会に参加しなくなります．これは失敗でした．学会に参加していれば得られたであろう，いろいろな知的刺激や助言をみすみす得られずに 10 年以上を過ごしてしまいました．また DPC や病床機能報告などのデータを使ってどのようなことができるのかを，公衆衛生学会の会員の方々に紹介させていただける機会を自ら閉ざしていたのだろうと思います．これらのデータを関連学会の方々がより広く利用できるようになっていれば，現在日本が直面している種々の公衆衛生課題への対応がもう少しうまくできたのではないかと思います．最近は反省して学会になるべく参加するようにしていますが，どうかこの本を読まれている若い方は私と同じような過ちを起こさないようにしていただければと思います．なんだかんだ言っても学会は研究者が成長するために，とても重要な場なのです．

3　労働下宿

　労働下宿という言葉を皆さんは聞いたことがあるでしょうか？　私が学生の頃，北九州市内には，いくつかそうした下宿がありました．それは何かといえば，大企業の工場や建設現場の下請けの事業所（下請けといっても一次下請けなどではなく，その下の下，孫孫請けのような事業所です）で，日雇いとして工場内や建設現場の少し危険な業務をして日銭を稼ぐ労働者の簡易宿舎

のことです．別名，タコ部屋というものです．その労働下宿には，事業者から大家にまとめて賃金が払われるのですが，そこから大家が家賃や食費などを天引きし（かなりの割合です），残りのわずかな金を労働者に支払うという，かなりブラックなものでした．このような形の賃金支払い方式のため，彼らは国民健康保険の対象になるのですが，年金保険料や健康保険料を払っていない人ばかりでした．そもそも住んでいる労働下宿が，役所に届けている住所ではありませんので，何かあれば「住所不定」として報道される人たちばかりでした．そして，これが一番大変なのですが，けがや病気で働けなくなれば，労働下宿を追い出され，路上生活者になっていきます．私はこの労働下宿に住んでいる人たちの健康管理を行っているボランティア団体に顔を出して，ポリクリ（ベッドサイドでの実習）の始まる5年生の10月までは，時々その活動に参加させていただいていました．

今考えれば，違法性もあるのですが，問診や聴診といった診察，採血，時には超音波エコー検査などをして，彼らの健康状態を把握し，必要に応じて，薬を渡すということもしていました．労働下宿近くの公民館のようなところで，何日も風呂に入っていないだろう饐えた臭いのする中高年男性の診察をすることは，なかなかインパクトのある経験でした．稼いだ金を競馬や競輪，競艇，パチンコにつぎ込み，いくら勝った，負けたというような話を診察のときになかば自慢話のようにする彼らに対して，もっとちゃんと生活すればいいのに，と当時の私は思っていました．

ポリクリが始まり，その団体のボランティア活動にも参加しなくなり，卒業することになります．1年目の臨床研修は産業医科大学病院でやらせてもらっていたのですが，ある晩，労働下宿で意識を失っているところを仲間に発見された高齢患者を救急車が搬送してきました．見覚えのある患者でした．肝硬変の末期でした．食道静脈瘤が破裂し，出血性ショックのような状況になっていました．一緒に来た男性の話では，数年前から体がきつそうだった

ということです．でも生活があるし，健康保険にも入っていなかったので医
療機関を受診することができなかったのでしょうね，もし，病気で働けない
ということになれば，労働下宿を追い出されてしまいます．それも医療機関
への受診を躊躇させた理由かもしれません．結局，その患者は意識を取り戻
すことなく，亡くなりました．支払いや死後の手続きがどうなったのか，研
修医の私にはわかりません．でも，その時に，いろいろな矛盾について考え
たことを記憶しています．その亡くなった高齢男性は不真面目だったのでし
ょうか．違いますね．ぎりぎりまで下請けの日雇い労働者として働いていた
わけです．医療にかかれなかったのは，健康保険に入っていなかった彼の自
己責任でしょうか？　それも違うように思います．彼がそうした手続きをす
る社会的支援がなかったことが問題なのです．建前を言えば，労働下宿にま
とめて支払われる賃金を管理している大家がそのような役割をすべきなので
しょう．でも，その大家の方には，そんな考えはひとかけらもなかったのだ
と思います．労働下宿の住人は，単なる搾取の対象に過ぎなかったのでしょ
う．今も，多くのサービス業や工場がこうした非正規の労働者によって支え
られています．ひところある経済学者の方は，そうした働き方は自由な生き
方を選択する若者をサポートする仕組みだと言っていましたが，本当でしょ
うか？　現代版の労働下宿のように，私には思えます．人間の尊厳に対する
意識を，社会的に恵まれている環境にある人ほど持ってもらいたいと思いま
す．すべての人は等しく尊厳をもって生きる自己決定権を持っていると思い
ます．搾取される存在ではないのです．

4　研究のマネジメント

　自慢するわけでは決してないのですが，私は一度に複数の分析をすること
がよくあります．なぜ，そんなことができるのかといえば，優秀な相棒がい
るからです．それは，私の教授室にある5台の研究用ワークステーション

コラム

（WS）です．いずれも国産の高級車が買える値段のものなのですが，それぞれに異なるテーマのデータベースが格納されており，例年，10月以降は5台のWSがフル稼働の状態になります．テーマ別にWSを分けることで，分析をする上で混乱することが少なくなります（ない，と言い切れないところがつらいところです）．データベースをSQLで加工し，出力結果を統計ソフトに読み込んで，解析をするというのが一連の流れです．分析結果の可視化にはQlikviewというBIツールをあわせて使っています．このQlikviewがすぐれもので，大量の分析結果を，とても速い処理速度で可視化してくれます．文法が少し複雑なのですが，とても便利なツールです．

　実験系では研究ノートを作ることが当たり前だと思うのですが，疫学研究者は意外と研究ノートを作る人が多くはないようです．1回1回の分析が短期間で終わること，分析が単線的なことが多く実験系のように試行錯誤を重ねることが少ないからかもしれません．私は研究ノートをしっかり作るタイプです．そして，研究をするにあたってはDPCのところでお示ししたようなMind mapの手法を使った鳥観図を作ります．そして，各課題について，どのようなデータを用いて，どのような手法で分析するかという事前の検討をしたうえで工程表に落とし込みます．生データの加工に使うSQLの構文は，プリントアウトしたものを研究ノートに貼り付けて，そのPC上の保存先フォルダとともに記録しておきます．こうしておくことで，後で類似した分析を行うときに再使用することができます．

　分析結果も紙に打ち出して，研究ノートに貼り付けていきます．間違ったものも含めてです．間違った分析をしたときには，何が視点として足りていなかったかなどを，ノートに書きこんでいきます．この作業をすることで，同じ過ちをすることが少なくなりますし，また分析の深度が高まります．そして，何よりも重要なことはこのようにきちんと記録をすることで，研究の真正性を担保できるのです．また，研究会や投稿論文の査読等で問題点を指

275

コラム

摘されたときに，それに対応した分析を適切に行うことも可能になります．

あと，少しセンチな記述になりますが，後々，その研究ノートを読み返すことで，日記とはまた違った面で，自分のこれまでを振り返ることもできます．研究者を志す方はぜひ研究ノートをしっかりと作るようにしてください．

5　訪問調査

私の研究の中心はデータ分析です．いわゆるヘルス領域のビッグデータアナリシスです．今どきの言葉で言うと，私はヘルス領域のデータサイエンティストという位置づけになるのかもしれません．しかし，このデータ分析に関して，私が必ず行っているのは現場への訪問調査とヒアリングです．データの後ろにはリアルな現実があります．それを理解することなしにデータの正しい解釈はできません．とくに外れ値的なデータについては，データ構築や分析上のミスが考えにくい場合，できる限り現地を見学し，関係者のお話を聞かせていただきます．統計学的検討はおもに平均値の違いを見るわけですが，公衆衛生学的な問題は外れ値に生じていることが少なくなく，そしてそれを知ることが，公衆衛生学者として対応しなければならない社会課題の発見につながっていきます．ドラッカーの言うところの「すでに起こった未来」を見つけることができます．

ただし，訪問調査を行うことはエネルギーを必要とします．事前の調査を十二分に行うことが必要だからです．当たり前のことですが，事前に確認すべき点が明確でないと，意味のあるヒアリングはできません．その意味で海外調査は大変です．医療介護の比較制度分析は私の研究領域の１つですが，海外の現地調査に行く際には，だいたい２か月くらい前から関連資料の収集と分析をはじめ，訪問調査で確認すべき事項を整理しておきます．それを事前に質問事項として，先方に送付します．その際，できるだけ日本の制度との比較についても記述しておくようにしています．そうすることで，なぜこ

コラム

の調査をしているのかという，こちら側の問題意識を相手側にも理解してもらえるからです．このように事前調査を十分するということが前提ですので，海外調査については，基本的にその国の言葉を私が読めないものについては手を出さないことにしています．英語圏，フランス語圏，ドイツ語圏の３つだけです．オランダと北欧については，ドイツ語に近いことと，英語の資料が十分あることから，調査に参加させていただくことはあります．ベトナムも１回はその言葉をかなり勉強した経験があるので，やることはありますが，自信はありません．

　海外調査については，「外国に行けていいね」と羨む友人もいますが，とてもつらいというのが正直なところです．調査結果は現地である程度まとめておかないとすぐに忘れてしまうので，訪問と食事以外の時間はホテルの部屋にこもって資料の整理をしています．観光などしている暇はないのです．

　海外調査はこのように事前の下調べを十分にやってから臨むのですが，実際の調査ではこちらの質問事項への回答に加えて，オープンクエスチョン的な時間を十分確保するようにしています．なぜならば，事前に私が調べた内容には，私の個人的な思い込みが入っていて，間違っているかもしれないからです．実際にそれはよくあります．それから，当たり前のことですが，海外調査を行う際には，その国の関連法を事前にきちんと読み込んでおくことが必要です．また，非常に役に立つのが，その国の医学生向けの公衆衛生学の教科書です．今はアマゾン等で簡単に入手できるようになりましたので，海外の制度研究をされたい方はそうした教科書を事前に読んでおくとよいと思います．

6　本屋での宝探し

　公衆衛生学の領域では，複数の大学や研究所から構成される共同研究がよく行われます．各大学の若い研究者は，指導する教授からの指示でそうした

コラム

研究班に入り，研究手法の実際的なトレーニングを受けることができます．諸般の事情で，私はそのような研究班に参加させていただく機会がありませんでした．必然的に研究手法の学習は，今はやりの言葉である「自己研鑽」でやるしかありませんでした．統計ソフトを販売している会社の短期セミナーや地域の大学が行っているリカレント講座など，いろいろなものに参加しました．そして，何よりも役に立ったのが，大きな書店での参考となる手法の探索でした．東京出張の際には八重洲ブックセンターや新宿の紀伊國屋書店，お茶の水の丸善等で数時間を費やして，いろいろな分野の本を眺めるのがルーチンになっています．そして，実際に他分野の専門書から，公衆衛生の研究に応用できるようないろいろな手法を学ばせていただきました．投稿しても相手にされなかったようなものも少なくないのですが，どれも思い出があります．大規模なデータを扱う研究班に入れなかった30代の頃の私は自分が収集できる小さなデータに，いろいろな分析手法を適用することで，なんとか研究者として生きていく道を探していました．そのときは，ほとんど評価されなかった研究が多くありますが，それらは確実に私の研究者としての足腰を強くしてくれたと思います．来年2025年の3月が定年ですので，昨年から研究室の本棚の整理をしているのですが，捨てられないものばかりです．もうその本を読むことはないだろうとわかってはいるのですが，いざ捨てるとなると，躊躇しますね．本棚には私の研究者としての活動の記憶が詰まっているからです．

　いずれにしても若い公衆衛生研究者の方々は，本屋や図書館で時間をつぶすことを，時々はしてみてください．いろいろな発見があるはずです．アマゾンなどの通信販売では経験できないことです．その意味でも町の本屋がなくなってしまうというのは，あまりよくないですね．国として支える方針を出したようですが，良いことだと思います．

7 語学

　私は語学が好きです．読んだり話せたりできるようになっている言葉は英語，フランス語，ドイツ語だけですが，そのほかにも数多くの言葉にチャレンジしてきました．そして，失敗を怖がらない性格のためですが，これまでいろいろと失敗を積み上げてきています．マイデル先生（Bernd von Maydell）という，ドイツの社会保障の専門家であればどなたでも知っている有名な教授が主催する研究会があったのですが，恐れ多くも私はドイツ語でプレゼン資料を作って発表を「敢行」しました．発表後，マイデル先生から「今日は，新しいドイツ語単語をたくさん学ぶことができました．松田先生，ありがとう」とお褒め（？）の言葉をいただいたのですが，要するに，たくさん勝手に単語を作っていたということです．ドイツ語は単語を繋げることで新しい単語が作れるのですが，もちろんそれにはルールがあります．私はそれを無視して，勝手な用語をたくさん作っていたわけです．今思い出しても赤面物です．他にも，フランス人が多く参加していた国際学会で，一応，使用言語にフランス語が入っていたので，恰好をつけてフランス語でプレゼンテーションをしたところ，開始直後から，激しいブーイングを浴びたこともあります．フランス語があんなにも人気がない言葉だとは知りませんでした．つい先日は，メキシコ人相手にスペイン語のプレゼン資料を作りました．長男がスペイン語をやっていて，その直後に長男と食事をする機会があったので，その際に自慢してやろうという軽い気持ちでやったのですが，当のメキシコ人医師たちはきょとんとしています．まったく通じていなかったのですね．長男からは「齢も齢なのだから，あまり背伸びをしなくてもいいのではないか」と，たしなめられました．しかし，年寄りは背伸びをしないと，背が縮んでしまうのです．私の挑戦は続きます．

　今，本棚を眺めてみると，オランダ語，スペイン語，ポルトガル語，ロシ

コラム

ア語，タガログ語，ベトナム語，インドネシア語，タイ語，中国語，韓国語の入門書と辞書が並んでいます．このうち，ロシア語は学生時代も含めると3回チャレンジしているのですが，いずれも玉砕しています．格変化が複雑すぎるのです．なぜロシア語を勉強したいかといえば，理由は2つあります．1つはロシアが偉大な数学者を輩出しているからです．2つめは（こちらの動機が大きいのですが……），アルマアタ宣言に代表されるように，私たちの世代の公衆衛生学者は旧共産圏のプライマリヘルスケアの仕組みに大きな憧れを持っていたからです．もちろん，いろいろなことが明らかとなった現在では，そうした仕組みのほとんどが机上のもので，実際には深刻な医薬品不足等のために機能していなかったことがわかっています．しかし，その時代に，たとえ机上の空論であったとしても，どのようなことが旧共産圏の国々で目指されていたのかを知りたいという気持ちがあるのです．実はこのきっかけになったのは，ベトナムでのフィールド調査です．訪れたヘルスセンターにロシア語の教科書のようなものがあり，それがベトナムにおけるプライマリヘルスケアの組織化の基本となり，そしてある程度機能していたのです．10年ほど前に訪問したキューバの医療もそうでした．その基本となったソ連の仕組みについて，調べてみたい．それがロシア語を再度勉強しようという動機なのです．きっとそのうち4回目のチャレンジをすることになるのかもしれません．そのためにも，早くロシアとウクライナの紛争が解決すればと思います．ガザもそうですが，子供の犠牲者が増えていることに，本当に心が痛みます．

8 疫学研究における問題意識の重要性

本書では，自殺に関する私の疫学研究の一部を説明してみました．社会医学者が行う疫学研究は社会に対する問題意識を動機として行われるべきだと私は考えています．第1章で紹介した出生時体重の疫学研究は，現象的には

コラム

　面白いテーマだったのですが，それを公衆衛生政策にどのように展開するの
か，そもそもそれを研究し続けることに社会医学的な意義があるのかという
疑問がずっと私の心の中にありました．国内の社会医学関係の学会に出ても，
発表するセッションにはほとんど参加者はいませんでした．でも，現象学的
には面白いので，海外の人類生態学系の雑誌にはアクセプトされます．表面
上の業績は上がるわけですが，不全感を持ち続けていました．そして，フラ
ンスからの帰国後に熊本で開催された社会医学系の学会で，出生時体重の研
究について，ある大学の教授から「あなたのこの研究にどのような社会医学
的な意義があるのですか？」と質問されました．途上国において体重計だけ
で，その地域の健康水準を評価する指標を作れるというようなことを答えた
と思います．でも，フィリピンでの医療活動の経験から，この回答に無理が
あることはわかっていました．出生時に体重を測るということ自体に，体重
を測る時期（出生1か月後というようなことがよくありました）やその対象（新
生児期に死亡した子はそもそも生まれなかったことになっている地域もありまし
た），秤の精度の問題など，いろいろな問題があることは明らかでした．こ
れを契機に，私は以後出生時体重の分析をやめました．そして，研究の軸足
を完全に制度研究に移しました．フランスに留学して以来，ずっとやりたい
ことだったからです．
　バブルが崩壊して，日本社会は安定性を失っていきました．日本経済を支
えていた企業の工場が海外に移転し，加えて国内に残った工場もリストラと
労働者の非正規化を進めていきました．社会の不安定性が増大すれば，その
ひずみは社会の弱いところに問題として顕在化します．それは貧困に関連し
た子供や障害者，失業者，高齢者たちが直面する問題です．そして，このよ
うな状況に危機感を持った社会医学研究者の方々が社会疫学的研究に取り組
むようになりました．たとえば，我が国の代表的な研究者は近藤克則先生で
す．種々の研究を通じて，この国の社会的弱者の置かれた状況を記述し，そ

281

コラム

して健康に関連する社会的決定要因についての分析を行い，よりよい社会制度構築のための政策提言をされてきています．近藤先生のグループの研究成果はマスメディアにも取り上げられ，社会に対するインパクトも大きいものがあります．こうした社会に対する問題意識に基づいた研究を，この本を読んでいただいている若い社会医学関係者にもしていただければと思います．

補論1　統計学の学び方

1　統計学の考え方

　公衆衛生学の分野では，疫学的研究を多用します．疫学は統計学を使いますが，統計学そのものではありません．端的に言えば疫学はデザインの科学です．そこで用いられる統計学的手法については，自分の扱うデータがどのようなもので，それを使って何を検証しようとしているかによって，使用する手法は決まってきます．数字を扱う研究をしていますので，私は学内外の方々からしばしば研究の相談を受けます．しかし，何か意味のある分析をするためには「手遅れ」の案件が少なくないのです．理由は意味のある分析の前提となるデザインができていないためです．デザインの悪いデータでも，統計学分析のパッケージに放り込めば，何らかの結果は出てきます．分析をした方にとって好ましい結果が得られれば，多くの場合，デザインの妥当性が検証されることなく，論考が進み，学会発表や論文につながっていきます．しかし，そのような論文は疫学と統計学の専門家が編集委員会にいる一流紙に受理されることはなく，出版ビジネスを目的としたハゲタカジャーナルに載ることになります．ハゲタカジャーナルはオープンジャーナルであることがほとんどですので，投稿者は時に50万円以上もする掲載料を支払うことになります．オープンジャーナルはWEBを介して無料で閲覧できますので，研究者がこだわるImpact Factor（IF）やCitation Index（CI）が高くなります．でも，こうしたデザインに問題のある研究結果が，実際のガイドラインや政策に活用されることはほとんどありません．ガイドラインを作成する際には論文のSystematic reviewをしますが，デザインの悪い論文の信頼度は低く，

補論1 統計学の学び方

したがってエビデンスの構築に採用される可能性は低くなります.

さて,問題はデザインが悪く,研究者の意図する結果が得られなかった研究です.私のところに持ち込まれるのは往々にしてこの類です.時に,それは学位申請に向けて時間的余裕のない切羽詰まった状況の大学院生であるのです.統計学的に有意差を出すためにどうしたらよいのか,という本末転倒の要請を受けることはできません.私は,一応数字を使った分析のプロを目指していますので,もっともらしい操作をして,「嘘をつく」ことができます.有名なのは,図表補1-1に示したSimpsonのParadoxですね[1].年齢によらず効果が変わらない従来薬と新薬があったとします.効果の出やすい若者に新薬を多く使い,効果の出にくい高齢者に従来薬を多く使うという操作をすると,図表補1-2に示したように,全体では有意な差があるようにすることができます.これは研究者としては,絶対にやってはいけないことです.では,デザインが悪く,行き詰まっている研究の相談を受けたときに,私はどうしているかというと,得られたデータで,意味のある比較ができる他のリサーチクエスチョン(RQ)を探し,研究そのものをデザインし直すということを提案させてもらいます.その場合,必ずしも有意の差が得られるとは限りません.しかし,きちんとしたデザインで行われた研究でのNegative dataは,当該RQを正しく評価するために社会的にとても重要なものです.仮に有意差が得られた結果だけが論文化されてしまうと,本当は効果に疑問があるにもかかわらず,効果があるとされてしまうPublication biasにつながってしまいます.こうしたバイアスのために,効果のない新薬が市場に広く出回ってしまえば,医療経済的には非常に大きな損失になります.また,仮に重篤な副作用が生じるようなものであれば,薬害事件として社会的により大きな問題となります.残念ながら,日本は,これまでこのような経験を何度かしてきています.当たり前の話ですが,研究をする以上,私たちは研究に対して誠実でなければならないのです.そして,誠実であるためには,疫学や統計学の基礎を身につけ,それらを正しく使わなければなりません.

統計学に関しては,多くの良い本が出ていますので,体系的に学びたい方

補論 1 統計学の学び方

図表補 1-1 Simpson の Paradox（1）

	効果なし	効果あり	合計
新薬 A	35	65	100
従来の治療薬 B	40	40	80
合計	75	105	180

新薬 A の「効果あり」の割合：　65/100＝65％
従来薬 B の「効果あり」の割合：　40/80＝50％
X^2 乗検定の結果：　p＝0.04
新薬 A は従来薬 B に比較して効果がある？
出典：著者作成.

図表補 1-2 Simpson の Paradox（2）

若年者

	効果なし	効果あり	合計
新薬 A	20	60	80
従来の治療薬 B	10	30	40
合計	30	90	120

新薬 A の「効果あり」の割合：　60/80＝75％
従来薬 B の「効果あり」の割合：　30/40＝75％

医薬品の割りつけを，効果が得やすい集団に多く，効果が得にくい集団に少なくする，といった操作を行うことで，まったく違った結果を示すことができる．これを Simpson のパラドックスという．

高齢者

	効果なし	効果あり	合計
新薬 A	15	5	20
従来の治療薬 B	30	10	40
合計	45	15	60

新薬 A の「効果あり」の割合：　5/20＝25％
従来薬 B の「効果あり」の割合：　10/40＝25％
出典：図表補 1-2 はいずれも著者作成.

はそれらを参照してください．個人的にはわかりやすい入門書を読んだうえで，標準的な教科書を 1 冊読めばよいと思います．加えて，もし統計学にさらに大きな興味を持たれたのであれば，数理統計学の標準的な教科書を読むとよいでしょう．入門書に関しては，最近，マンガを用いたものが数多く出されていますが，良いものが多いですね．そのようなものでもよいと思います．また，YouTube で多くの統計学の講義も公開されています．内容が充実したものが多く，こちらもお勧めです．数理統計学に関心を持たれた方は，Mathematica や Matlab などの数学ソフトを使って，教科書の例題を解いてい

補論 1　統計学の学び方

くと力がつくと思います．ちなみに私は Mathematica を使っています．

2　一般線形モデル──私が考える統計学学習の肝

　さて，前置きが長くなりましたが，本補論では統計学に関して一般線形モデルの話だけをしたいと思います．これは私の勝手な思い込みかもしれませんが（多分，そうです），一般線形モデルが理解できると，統計学を学ぶことのハードルが格段に低くなると感じています．この私の思い込みのもとで，以下一般線形モデルについて事例を用いて説明してみたいと思います．

　一般線形モデル General Linear Model（GLM）とは，

$$y_1 = \beta_0 + \beta_1 x_{i1} + \beta_2 x_{i2} + \cdots\cdots + \beta_n x_{in} + e_i \qquad e_i \sim N\,(0, \sigma_e^2)$$

で表されるモデルです．ここで，y_1 は目的変数，x_n は説明変数，β_n はパラメータ（係数），e_i は誤差（残渣）となります．

　GLM の説明をする前に，まず，データの属性の説明をしましょう．私たちが扱うデータは大雑把に以下の4つに区分できます．

1　分類（名義）尺度　（性，出身地，人種などのように，数学的に順位をつけることができないデータ）

2　順位尺度　（旅行先の好みのように，順番をつけることはできるが，1番と2番の差と2番と3番の差が同じであるとは限らず，また対象者によっても異なるデータ）

3　間隔尺度　（気温などのように連続的量的変数で差だけが意味を持つデータ．ただし，絶対的0点はない）

4　比率尺度　（身長などのように連続的量的変数で差と比が意味を持つデータ．絶対的0点がある）[注]

286

補論1 統計学の学び方

　そして，GLM との関係でいうと，説明変数が名義尺度である場合は分散分析，連続尺度（間隔尺度，比率尺度）である場合は回帰分析，名義尺度と連続尺度が混合している場合が共分散分析となります．このことを，以下モデルデータを用いて説明したいと思いますが，その前に，確率分布の話をしておきます．

　統計学的分析を行う際には，必ず対象とするデータの確率分布を前提として話を進めます．この確率分布は母数（パラメーター）がわかれば，それによって推測することが可能です．たとえば，正規分布の場合は，平均と標準偏差がわかれば下記の式で分布を描くことが可能です．

　正規分布の確率密度関数

$$f(x) = \frac{1}{\sqrt{2\pi\sigma^2}} e^{\frac{-(x-\mu)^2}{2\sigma^2}}$$

　　x：確率変数
　　μ：母平均
　　σ：母標準偏差

　このように母数によって推計される確率分布を前提として行う統計学的検定がパラメトリック検定です．他方で，そのような確率分布を推計できる母数がない条件下で行う統計手法がノンパラメトリック検定です．よく「症例数が少ないためにノンパラメトリック検定を行った」という学会発表を聞きますが，これは症例数が少ないために確率分布を仮定できるような母数が確定できないということですね．また，そもそも名義尺度や順位尺度の場合には，確率分布を決めるための母数がないために，最初からノンパラメトリック検定をしなければなりません．

補論1　統計学の学び方

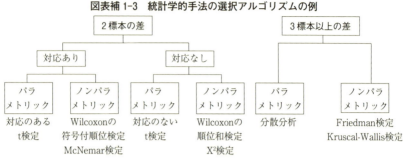

図表補1-3　統計学的手法の選択アルゴリズムの例

出典：著者作成．

パラメトリックの統計学的分析を行う場合は，扱うデータが従うであろう確率分布に常に注意するようにしてください．正規分布，t分布，F分布，二項分布，ポアソン分布など医学領域で用いられる典型的な確率分布に加え，最近はベイズ統計学の応用が進んでベータ分布やガンマ分布，逆ガンマ分布なども用いられるようになっています．統計学的手法を正しく用いるためには，当たり前のことですが，その分析の前提となっている変数の分布について常に意識するようにしてください．

ちなみに，統計学的手法の選択方法については，図表補1-3のようなものがあります．標準的な教科書には必ずこのような説明がありますので，参考にするとよいでしょう．

注
　身長が0cmという人は絶対に存在しないわけですが，理屈上は身長0cmというのはありえますね．他方で，気温は便宜上摂氏0度というのを定義していますが，その範囲は−∞から+∞までで，絶対的0度はありません．だから，摂氏と華氏があり，摂氏0度は華氏32度になるわけですね．

引用文献
Simpson, Edward H. "The interpretation of interaction in contingency tables." *Journal of the Royal Statistical Society.* Series B (Methodological): 238-241, 1951.

補論 1　統計学の学び方

2-1　分散分析

　では，仮想データを用いて実際に分析を行いながら GLM の説明をしてみたいと思います．

　図表補 1-4 は異なる病院間で，医師を対象として残業時間とストレススコアとの関連について調査を行った結果を示したものです（仮想データです）．ここで用いる変数は以下の通りです．

Overtime_work：2 週間の残業時間，（比率尺度）

Stress_score：調査票で把握したストレススコア．高いほど高ストレス．（比率尺度）

Facility：施設名（ここでは A，B，C），（名義尺度）

Emergency_C：総入院患者数に占める救急患者の割合（比率尺度）

　最初の Research Question（検討すべき課題）は「施設間でストレススコアの平均に差があるのか」です．

　施設という名義尺度を変数として，ストレススコアの高低を議論するので，用いるモデルは分散分析（Analysis of Variance：ANOVA）になります．

　分散分析では，平均そのものを比較するのではなく，「3 群が同じ母集団から取られているのであれば，分散も同じはずである」との仮説の上に，「群間変動と群内変動の比」を計算して，それが大きければ帰無仮説を否定するという考え方をとります．

　図表補 1-5 のような分散分析表を作成して計算を行うとわかりやすいと思います．

$$Y_{jk} = \mu + \beta_j + e_{jk} \qquad e_{jk} \sim N(0, \sigma_e^2) \quad ただし \sum_{J=1}^{J} \beta_j = 0$$

Y_{jk}：施設 j の k 番目の医師のストレススコア

μ　：ストレススコアの全体の母平均

289

補論 1　統計学の学び方

図表補 1-4　医師の残業時間とストレスの関連性に関する仮想データ

Overtime_w	Stress_score	Facility	Emergency_C
34.2	82.2	A	47.5
29.3	73.6	A	47.5
30.8	78.5	A	47.5
28.7	70.5	A	47.5
32.1	80.1	A	47.5
43.6	38.8	B	25.1
53.1	50.1	B	25.1
49.3	46.7	B	25.1
45.7	40.3	B	25.1
46.6	42.5	B	25.1
50.2	28.5	C	12.4
65.2	34.3	C	12.4
69.2	39.0	C	12.4
55.1	29.8	C	12.4
66.7	35.6	C	12.4

出典：著者作成.

図表補 1-5　分散分析表

	Degree of freedom	Variance	Variance ratio
among groups variance	$df_A = k-1$	$S_A^2 = S_A/df_A$	$F = S_A^2/S_E^2$
Within group variance	$Df_E = N-k$	$S_E^2 = S_E/df_E$	
Total variance	$N-1$		

出典：著者作成.

β_j：全体母平均からの施設 j に固有な偏差

e_{jk}：誤差

　このモデル式の意味するところは β_j が医師 k によらず，施設 j によってのみ変化すると考えていることです．

　すなわち，$\mu_j = \mu + \beta_j$ と表現すると，施設 j に勤務するすべての医師の真のストレススコアは μ_j という施設 j に固有の値であり，観察される医師のストレススコアは真の値の周りに e_{jk} の誤差をもって分布していると考えるのです．

290

補論 1　統計学の学び方

　ではこれを医学研究でもっとも使われている統計ソフトの 1 つである Stata で分析した結果を説明したいと思います．なお，Stata の基本的な使い方については，浦島充佳先生の『Stata による医療系データ分析入門』（東京書籍，2014）などを参考にしてください．

　構文は Oneway stress_score facility, scheffe tabulate です．

　これは一元配置の分散分析（＝oneway）でストレススコア（stress_score）に施設別（facility）の差があるかを検定し，さらに施設間の差について scheffe の方法で検定する（scheffe tabulate）ということを表しています．

　結果は図表補 1-6 に示した通りです．3 つの施設のストレススコアの平均には有意の差があり（p<0.001），かつ scheffe の方法で分析した結果，A, B, C の 3 つの施設間にはいずれも有意な平均値の差があることがわかります．なお，この分散分析ができるためには，「分散が均一である」ということが前提となりますが，これについて Stata では Barllet 検定を default で行ってくれます．この例では，「均一でない」という帰無仮説が棄却されていますので，このまま分散分析の結果を解釈できます．

2-2　共分散分析

　ところで，3 つの施設をまとめて各医師の残業時間とストレススコアの散布図を作成してみると図表補 1-7 のようになります．どの施設も残業時間が長くなるほど，ストレススコアも大きくなっていますね．

　このような場合，残業時間を補正して施設間の差を検討することで分散分析の検定力を高めることができます．これが共分散分析（Analysis of covariance: ANCOVA）です．単純化して説明すると，連続尺度の共変量（covariate）を追加して分散分析を行う方法が共分散分析ということになります．

　構文は anova stress_score c.overtime_w i.fac です．

　これはストレススコア（stress_score）に施設別（i.fac）の差があるかを残業時間を共変量（c.overtime_w）として共分散分析（＝anova）で検定するということを表しています．

291

補論1　統計学の学び方

図表補 1-6　仮想データにおける分散分析の結果

. oneway stress_score facility, scheffe tabulate

Facility	Summary of Stress_score		
	Mean	std. Dev.	Freq.
A	76.979999	4.8142489	5
B	43.58	4.6628317	5
C	33.439999	4.3003488	5
Total	51.366666	19.705172	15

Analysis of Variance					
Source	ss	df	MS	F	Prob > F
Between groups	5182.46517	2	2591.23258	122.59	0.0000
Within groups	253.647964	12	21.1373304		
Total	5436.11313	14	388.293795		

Bartlett's test for equal variances:　chi2(2)　=　0.0480　prob>chi2　=　0.976

Comparison of Stress score by Facility (Scheffe)

Row Mean-col Mean	A	B
B	-33.3	
	0.000	
C	-43.54	-10.24
	0.000	0.014

3つの群は母集団が異なる

Bartlett 検定は「分散が均一であるかどうか」を検定. 分散分析を行う際, 群の分散が均一であることが必要. Bartlett 検定によって分散が均一でないと判断された場合は, Kruskal-Wallis 検定や Friedman 検定などのノンパラメトリック検定を行う.

出典：著者作成.

図表補 1-7　仮想データにおける施設で層化した残業時間とストレススコアとの関係

twoway scatter stress_score overtime_w, mlabel(facility)

出典：著者作成.

292

補論 1　統計学の学び方

　ちなみに R-squared はデータのばらつきがこのモデル式でどのくらい説明できているかを表すもので決定係数と呼ばれるものですが，図表補 1-8 をみると，この値が分散分析の 0.9456 から共分散分析では 0.9855 まで上昇しており，モデルの説明力が上昇していることがわかります．

2-3　回帰分析

　さて次は回帰分析です．その考え方は図表補 1-9 に示した通りです．ここでは直線の回帰式（一次回帰）を考えています．x と y との間に，真の直線回帰が理論上成り立つとします．特定 x_i の値に対する真の回帰式上の (x_i, y) と，実際のデータ (x_i, y_i) との間には誤差が生じます．二次平面上でこの誤差は 2 点間の距離になります．ここでは $y_i - y$ ですが，この二乗を考えます．$(y_i - y)^2 = (y_i - b_0 - b_1 \times x_i)^2$ ですね．

　回帰分析におけるモデル式は上記の偏り（誤差の二乗）の合計が最小になるように推計します．これを最小二乗法といいます．

　ここで誤差の二乗の合計は $\Sigma e_i^2 = \Sigma (y_i - b_0 - b_i \times x_i)^2$ となります．

　求める b_0, b_1 はこの合計を最小にするものですね．それは上式を b_0, b_1 の関数と考えてそれぞれを偏微分したものが 0 になるという連立方程式を解くことで得られます．教養で習った数学が役立ちますね．

$$
\begin{cases}
\dfrac{\partial f}{\partial b_1} = -2 \Sigma x_i \cdot (y_i - b_1 \cdot x_i - b_0) = 0 \\[2mm]
\dfrac{\partial f}{\partial b_0} = -2 \Sigma (y_i - b_1 \cdot x_i - b_0) = 0
\end{cases}
$$

これから

$$
\begin{cases}
b_1 = \dfrac{n \cdot \Sigma x_i \cdot y_i - \Sigma x_i \cdot \Sigma y_i}{n \cdot \Sigma x_i^2 - (\Sigma x_i)^2} \\[3mm]
b_0 = \dfrac{\Sigma x_i^2 \cdot \Sigma y_i - \Sigma x_i \cdot y_i \cdot \Sigma x_i}{n \cdot \Sigma x_i^2 - (\Sigma x_i)^2}
\end{cases}
$$

また，

293

補論1 統計学の学び方

図表補1-8 仮想データにおける残業時間とストレススコアとの共分散分析の結果

anova stress_score c.overtime_wi.fac

| | Number of obs = | 15 | R-squared | = 0.9855 |
| | Root MSE = | 2.67851 | Adj R-squared | = 0.9815 |

Source	Partial ss	df	ms	F	Frob>F
Model	5357.1947	3	1785.7316	000	0.0000
overtime_w	174.72952	1	174.72952	24.35	0.0004
fac	1697.5971	2	848.79857	118.31	0.0000
Residual	78.918441	11	7.1744038		
Total	5436.1131	14	388.29379		

残業時間も施設も有意

説明力が向上

anova stress_score_score i.fac

| | Number of obs = | 15 | R-squared | = 0.9533 |
| | Root MSE = | 4.59754 | Adj R-squared | = 0.9456 |

Source	Partial_ss	df	MS	F	Prob>F
Model	5182.4652	2	2591.2326	122.59	0.0000
fac	5182.4652	2	2591.2326	122.59	0.0000
Residual	253.64796	12	21.13733		
Total	5436.1131	14	388.29379		

分散分析

出典：著者作成．

図表補1-9 回帰分析の概要

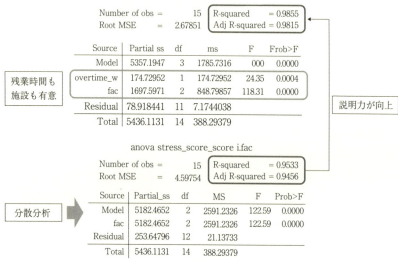

出典：著者作成．

補論 1　統計学の学び方

$$b_1 = \frac{n \cdot \Sigma x_i \cdot y_i - \Sigma x_i \cdot \Sigma y_i}{n \cdot \Sigma x_i^2 - (\Sigma x_i)^2} = \frac{\Sigma x_i \cdot y_i - \dfrac{\Sigma x_i \cdot y_i}{n}}{\Sigma x_i^2 - \dfrac{(\Sigma x_i)^2}{n}} = \frac{\Sigma(x_i - \bar{x}) \cdot (y_i - \bar{y})}{\Sigma(x_i - \bar{x})^2} = \frac{Sxy}{Sxx}$$

ただし，$x_i \cdot y_i$ の偏差平方和・積和をそれぞれ Sxx・Syy・Sxy とすると

$$Sxx = \Sigma(x_i - \bar{x})^2 \qquad Syy = \Sigma(y_i - \bar{y})^2$$
$$Sxy = \Sigma(x_i - \bar{x}) \cdot (y_i - \bar{y})$$

です．以上から，単回帰式は
$$Y - \bar{y} = b_1(x - \bar{x}) \quad \rightarrow \quad Y = \frac{Sxy}{Sxx}(x - \bar{x}) + \bar{y} \quad と表されます．$$

　説明変数が複数ある重回帰分析の場合は $b_0, b_1, b_2, \cdots b_n$ について同様に偏微分をした式を考え，連立方程式を解きます．

　なお，重回帰分析については上式を行列の正規方程式として一般化することで同様の結果を得ることもできます．ここでは説明を省略しますが関心のある人は久米均・飯塚悦功『回帰分析』（岩波書店，1987）などの標準的な教科書を参照するとよいでしょう．ただ，正規方程式を手計算で解くことはなかなかに手間がかかります．Marthematica などの数学パッケージが使える環境にある人はそれを使うとよいでしょう．Excel のソルバー機能を使うことでも，簡単な回帰分析はできますので，それで試してみてもよいと思います．

　さて，今回のモデルデータで 3 つの施設をまとめて回帰分析を行うと図表補 1-10 のようになります．また，図表補 1-11 はその分析結果を示したものです．図表補 1-11 だけ見ると，残業時間が長いほどストレスレベルが低いという奇妙な結果が出てきます．図表補 1-10 を見れば，このおかしな結果の理由がわかりますね．それぞれの施設では残業時間とストレススコアとの間に有意の正相関があるのに，それぞれの施設のストレススコアのレベルに大きな差があり，しかも残業時間が長い施設ほど，ストレススコアの平均が小さいために，このようなおかしな結果を生じているのです．都道府県別の

295

補論 1　統計学の学び方

図表補 1-10　回帰分析の概要

twoway scatter stress_score overtime_w, mlabel (facility) || lfit stress_score overtime_w

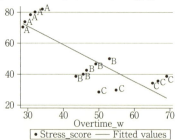

出典：著者作成.

図表補 1-11　仮想データにおける残業時間とストレススコアとの回帰分析の結果

```
. regress stress_score overtime_w
```

Source	SS	df	MS		
Model	3659.59755	1	36.59.59755		
Residual	1776.51558	13	136.655045		
Total	5436.11313	14	388.293795		

Number of obs	=	15
$F(1, 13)$	=	26.78
Prob > F	=	0.0002
Re-Squared	=	0.6732
Adj Re-Squared	=	0.6481
Root MSE	=	11.69

Stress_Score	Coef.	Std. Err.	t	P>|t|	[95% Conf. Interval]
overtime_w	-1.177688	.2275759	-5.17	0.000	-1.669366　-.6860398
_cons	106.3097	11.03788	9.63	0.000	82.46384　130.1556

⬇

残業時間が長いほどストレスレベルが低い？？？

出典：著者作成.

図表補 1-12　仮想データにおける残業時間とストレススコアとの回帰直線
（施設単位でみた場合）

twoway (scatter stress_score overtime_w, mlabel (facility)) (lfit stress_score overtime_w if fac==0) (lfit stress_score overtime_w if fac==1) (lfit stress_score overtime_w if fac==2)

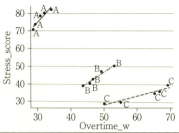

出典：著者作成.

補論1　統計学の学び方

図表補 1-13　仮想データにおける残業時間とストレススコアとの回帰直線

(施設単位でみた場合)

. xi : regress stress_score overtime_w i.facility

i.facility　　　　　　_Ifacilty_1-3　　　(_Ifacilty_1 for facility==A omitted)

Source	SS	df	MS			
Model	5357.19469	3	1785.73156	Number of obs	=	15
				F(3, 11)	=	248.90
				Prob > F	=	0.0000
Residual	78.9184413	11	7.17440376	R-squared	=	0.9855
				Adj R-squared	=	0.9815
Total	5436.11313	14	388.293795	Root MSE	=	2.6785

Stress_Score	Coef.	Std. Err.	t	P>|t|	[95% Conf. Interval]	
overtime_w	.7149561	.1448736	4.94	0.000	.3960916	1.033821
_Ifacility_2	-45.19687	2.946391	-15.34	0.000	-51.68183	-38.71191
_Ifacility_3	-65.17457	4.699799	-13.87	0.000	-75.51876	-54.83038
_cons	54.80206	4.650884	11.78	0.000	44.56553	65.03859

出典：著者作成.

値のような集団の平均値を説明変数として分析を行うと，しばしばこのようなおかしな結果が得られることがあります．これを生態学的誤謬 (Ecological fallacy) といいます．集団の平均値を用いて回帰分析等を行う場合，しばしばこのような結果が得られ，変数間の関係について間違った解釈をしてしまうことがあります．くれぐれも注意してください．

今回のモデルデータで3つの施設それぞれで回帰直線を書いてみると図表補 1-12 のようになります．

このようなデータを扱う場合，施設をダミー変数化して回帰分析するということを行います．Stata の構文は xi: regress stress_score overetime_w i.facility です．

最初に xi: regeress とすることで，この回帰分析はダミー変数を含んでいることを宣言します．そして，i.facility とすることで施設がダミー変数化されます．ここで Stata の優れていることは，このダミー変数化を自動的にやってくれることです．この例では施設 A が参照で（施設 B ダミー＝0，施設 C ダミー＝0），施設 B（施設 B ダミー＝1，施設 C ダミー＝0），施設 C（施設 B ダミー＝0，施設 C ダミー＝1）という形でモデル式に取り込まれています．

補論1　統計学の学び方

　分析結果をみると（図表補1-13），残業時間が長くなれば有意にストレススコアが上昇すること（回帰係数＝0.7149561），施設B，施設Cはそれぞれ施設Aよりもストレススコアが45.19687，65.17457 有意差をもって低いことが示されています．

　では，ここで一般線形モデル General Linear Model（GLM）の概要について復習しておきましょう．

　説明変数が，

　　名義尺度である場合は分散分析，
　　連続尺度（間隔尺度，比率尺度）である場合は回帰分析，
　　名義尺度と連続尺度が混合している場合は共分散分析

となるのでしたね．

　分散分析を本節で示したモデル式で説明することに違和感を感じる方もいるかもしれませんが，一般線形モデルでは分散分析をある群に属するすべての観測値を同一の固定値である群平均で近似するモデルという扱いにすると考えると納得できますね．

2-4　混合モデル

　さて，ここで少し込み入ったモデルを説明したいと思います．少し難しくなりますが，多施設共同研究などでは必須の統計学的手法ですので頑張って理解してください．多施設共同研究の場合，目的としている結果に，そもそも施設の差が関係している場合があります．たとえば，新しい手術手技の効果を検討する場合，その施設の習熟度や周術期の管理体制のレベルが影響する場合がありますね．このような場合，上記で説明したように，施設をダミー変数化して分析することも可能ですが，仮に参加施設が100以上あったとすると，ダミー変数の設定に手間がかかり，あまり適切なモデルではないですね．また，後述のように自由度を消費してしまうので，検定力が落ちてし

補論1 統計学の学び方

まいます．このような場合に有効な手法がマルチレベルモデル（混合モデル）です．ここではそれを説明しましょう．ただし，このモデルを理解する前に，いくつか押さえておかなければならない概念があります．まず，これらを説明します．

【尤度】

N 個のデータ $x_1, x_2, \cdots\cdots, x_N$ を観測したとき，それぞれの値が生じる確率を $p(x_i)$ とすると，それらが同時に生じる確率 $p(x)$ は $p(x_1) p(x_2)\cdots\cdots p(x_N)$ となります．これが尤度（likelihood）です．そして，あるモデル式を推計する際に，この尤度が最大になるようなパラメータを選ぶこと，すなわち，示されたデータの下で仮定した分布がもっとも「もっともらしい」パラメータを決める手法を最尤法（maximum likelihood method）と呼びます．

なお，前述の回帰分析の例では，観察された分布と回帰式との誤差が最小になるように最小二乗法（Least Square Method: LSM）を用いましたが，誤差に関する独立性，正規分布性の仮定が成り立つ場合において，LSM と最尤法の推計値は一致することが知られています．

【固定効果（fixed effect）と変量効果（random effect）】

回帰分析の基本的な原則は説明変数の観測値と予測値の誤差が独立していることでした．仮に3つの施設それぞれで勤務している医師の特性が施設類型に関係する何らかの要因で類似しているとするとこの独立性が成り立ちません．この場合は同じものを同じでないと判断する過誤である第1種の過誤を起こしやすくなります．

ここまで説明した一般線形モデルでは各医師の切片と傾きがパラメータとして母集団に存在するとして求めましたが，そもそもこの仮定は正しいのでしょうか．もしかすると医師ごとに固有の切片と傾きがパラメータとして存在すると考えるべきなのかもしれません．今回観察した医師がある母集団からとられた標本であると考えるのであれば，各医師の切片と傾きは各施設の

299

補論1　統計学の学び方

切片と傾きを平均（期待値）とし，ある分散を持つ分布から抽出されたものと考えるべきではないかというモデルも考えられます.

ここで，

母集団において固定した値とみなされるものの効果を固定効果（fixed effect），母集団において確率的にふるまうものの効果を変量効果（random effect）と呼び，固定効果と変量効果が混ざり合ったモデルのことを混合モデル（mixed model）と呼びます.

　モデルに確率的な変数（誤差を持つ）が存在するために，係数の推計を単純な最小二乗法で求めることができない場合，確率的な変数に関して反復計算を行って，複数の異なる推計モデルの当てはまりの良さ（尤度）を基準に最尤法でモデル推計を行う手法が開発され，それが混合モデルにおける推計方法です.

　マルチレベルモデルはこの混合モデルの1つであり，本節の例で説明すると，モデルを考えるレベルとして個々の医師のレベルと，得られた医師レベルの回帰係数を施設という予測変数で決まる固定値からの偏差として考えるというレベルの2つの異なったレベルの混合モデルとして考えるということを意味します.

　マルチレベルモデルは以下のような数式で記述されます.

　　レベル1（個人）の式　$Y_{ij} = \beta_{0j} + \beta_{1j} \times x_{ij} + e_{ij}$
　　レベル2（集団）の式　$\beta_{0j} = \gamma_{00} + u_{0j}$
　　　　　　　　　　　　　　　　$\beta_{1j} = \gamma_{10} + u_{1j}$
　以上を合わせると，

$$Y_{ij} = \gamma_{00} + u_{0j} + (\gamma_{10} + u_{1j}) \times x_{ij} + e_{ij}$$
$$= \gamma_{00} + \gamma_{10} \times x_{ij} + (u_{0j} + u_{1j} \times x_{ij}) + e_{ij}$$

となりレベル1の切片 β_{0j} と係数 β_{1j} を固定効果（γ_{00}, γ_{10}）と変量効果

（μ_{0j}, μ_{1j}）にわけて推計します．推計は最尤法によって行います．

　ではどのような場合にマルチレベル分析を行うのでしょうか？　一般的には以下のような場合にはマルチレベルモデルを用いることが推奨されています．

1. 級内相関が高く，誤差項の独立性が保証できないとき[*]
2. 集団間での差の原因を，集団の特性を代表する変数で説明したいとき
3. 集団の数が多数あり，ダミー変数で対応することが困難なとき[**]

[*]：下記の式で計算される級内相関が高い場合
　（通常 0.1 以上であれば ML を採用；ちなみに本書の例では ICC＝0.795）

$$ \mathrm{ICC} = \frac{(MS_B - MS_W)}{(MS_B + (k^* - 1)MS_W)} $$

・k^*：集団内の平均的な人数
・MS_B：集団間の分散
・MS_W：集団内の分散

[**]：集団が多数ある場合はダミー変数で対応することは不適切です．もし施設数が 1,000 あれば，999 個のダミー変数を作成することになり自由度を消費してしまい，推計力が低下してしまうからです．この場合，切片をダミー変数としてではなく，確率変数として扱う，すなわち，施設ごとに固定の影響（ダミー変数）があるのではなく，切片がランダムにばらついているという仮定を導入することで，より頑健性のある推計が可能になります．

　では，モデルデータでやってみましょう．

補論1　統計学の学び方

まずは Null モデル（個人レベルでの説明変数がないモデル）で推計を行ってみます．

これは，この結果を他のモデルの結果と比較するためです．Stata コマンドは下記のようになります．

xtmixed stress_score ||facility:, var

推計が終わった後，モデルの統計量を保存するために以下のコマンドを書いておくと便利です．

estimates store m1（ここで m1 は統計量を保存したモデルの名前で付け方は任意です）

また，estat icc とコマンドを実行することで級内相関が得られます．図表補 1-14 は Null モデルの結果を示したものです．

次に残業時間（overtime_w）の変数をレベル 1 に投入すると図表補 1-15 の結果が得られます．コマンドはこの図表にある通りです．施設間の違いを考慮しても残業時間が延びるとストレススコアが有意に上昇することがわかりました．

ここでモデルの適合性を検討してみましょう．Null モデルと残業時間（overtime_w）の変数を追加したモデルとを比較して，どのくらい適合性が向上したかを尤度比検定によって検討してみます．

ここで尤度比検定について説明します．モデル 0，モデル 1 の尤度をそれぞれ L_0, L_1 とすると，下記の式は帰無仮説のもとで χ^2 分布に近似することが知られています（自由度はゼロに固定したパラメータの数）．これを用いてモデル間の適合性の評価を行います．

補論 1　統計学の学び方

図表補 1-14　仮想データにおける残業時間とストレススコアとのマルチレベル分析（Null モデル）

Log Likelihood = -50.771958　　wald chi2(0)　=　．
　　　　　　　　　　　　　　　　Prob>chi2　　=　．

stress_score	Coef.	Std. Err.	z	P>|z|	[95% Conf. Interval]
_cons	51.36667	10.73154	4.79	0.000	30.33323　72.4001

Random-effects Parameters	Estimate	Std. Err.	[95% Conf. Interval]
facility: Identity var(_cons)	341.2706	282.1034	67.52629　1724.745
var(Residual)	21.13732	8.629275	9.49617　47.04912

LR test vs. linear model: chibar2(01)=29.42　　Prob >= chibar2 = 0.0000

施設間に有意の差がある*

＊：分散 341/SE282 で与えられる z-score は 1.2 となり，Wald 検定的には有意差が否定されますが，ここでは分散の 95％信頼区間で考えることにします。

級内相関

Level	ICC	Std. Err.	[95% Conf. Interval]
facility	.9416753	.0507586	.7251747　.9899789

 0.942 と非常に高くなっている

出典：著者作成．

図表補 1-15　仮想データにおける残業時間とストレススコアとのマルチレベル分析（残業時間をレベルに追加したモデル）

xtmixed stress_score overtime_w||facility：
estimates store m2

Log Likelihood = -44.898314　　Wald chi2(1)　=　24.88
　　　　　　　　　　　　　　　　Prob > chi2　 =　0.0000

stress_score	coef.	std. Err.	z	P>|z|	[95% Conf. Interval]
overtime_w	.6887267	.138072	4.99	0.000	.4181106　.9593428
_cons	19.23527	16.83655	1.14	0.253	-13.76376　52.2343

施設間の違いを考慮しても残業時間が延びるとストレススコアが有意に上がる．

Random-effects Parameters	Estimate	Std. Err.	[95% Conf. Interval]
facility: Identity var(_cons)	724.6096	599.852	143.0394　3670.73
var(Residual)	6.596133	2.70099	2.956233　14.71671

施設間の分散が大きくなる

LR test vs. linear model: chibar2(01)　=24.39　　Prob >= chibar2 = 0.0000

級内相関

Level	ICC	Std. Err.	[95% Conf. Interval]
facility	.9909791	.0082982	.9468386　.9985263

0.991 と非常に高くなっている

出典：著者作成．

補論1　統計学の学び方

$$-2(\log L_0 - \log L_1) = -2log\frac{L_0}{L_1}$$

今回のモデル例で Null モデルと残業時間を投入したモデル間の尤度比検定の結果は下記の通りです．適合度が有意に改善していることがわかります．

　・lrtest m1 m2

Likelihood-ratio test　　　　　　　　　　　　LR chi 2(1) ＝　　11.75

（Assumption: m1 nested in m2）　　　　　　Prob > chi 2＝　　0.0006

ところで，図表補 1-14 でも図表補 1-15 でも有意にストレススコアの差が観察されていますが，この施設間の差は何で生じているのでしょうか？　気になりますよね．そこで施設の特性を示す変数として救急患者割合（emergency_c）をモデルに投入してみた結果が図表補 1-16 の結果です．施設間の分散がほとんどなくなっていますね．級内相関も 0.164 と大きく低下していますね．この結果は施設間のストレススコアの差は入院してくる救急患者の割合で説明できることを示しています．施設 A は残業時間は短いのですけれど，救急患者の割合が高いためにストレススコアが高いのですね．他方で施設 C は残業時間は長いのですが，救急患者割合が低いために施設全体としてのストレススコアは低くなっているのでしょう．

今回のモデル例で残業時間を投入したモデル m2 とさらに救急患者割合を投入したモデル m3 間の尤度比検定の結果は下記の通りです．適合度は有意に改善していますね．

　・lrtest m2 m3

Likelihood-ratio test　　　　　　　　　　　　LR chi 2(1) ＝　　16.79

（Assumption: m2 nested in m3）　　　　　　Prob > chi 2＝　　0.0000

図表補 1-16　仮想データにおける残業時間とストレススコアとのマルチレベル分析
　　　　　　（残業時間をレベルに追加し，さらに救急患者割合を変数に加えたモデル）

```
xtmixed stress_score overtime_w emergency_c||facility
estimates store m3
```

Log likelihood = -36.502205　　　　　Wald chi2(2)　=　417.10
　　　　　　　　　　　　　　　　　　Prob > chi2　 =　 0.0000

stress_score	Coef.	Std. Err.	z	P>|z|	[95% Conf. Interval]
overtime_w	.7595809	.1369797	5.55	0.000	.4911057　1.028056
emergency_c	1.913134	.1329388	14.39	0.000	1.652579　2.173689
_cons	-38.27577	9.898993	-3.87	0.000	-57.67744　-18.8741

→ 施設間の違い及び救急患者割合を考慮しても残業時間が延びるとストレススコアが有意に上がる．

Random-effects Parameters	Estimate	Std. Err.	[95% Conf. Interval]
facility: Identify var(_cons)	1.304951	2.309194	.0406761　41.86485
var(Residual)	6.633262	2.732319	2.958742　14.87124

LR test vs. linear model: chibar2(01) = 0.56　　　Prob >= chibar2 = 0.2269

→ 施設間分散がほぼ解消された．
施設間分散の大部分は，救急患者割合で説明できた

級内相関

Level	ICC	Std. Err.	[95% Conf. Interval]
facility	.1643885	.2640298	.0045269　.8948554

 0.164 と大きく低下する

出典：著者作成．

　以上の分析の結果，施設間の違い及び救急患者割合を考慮しても残業時間が延びるとストレススコアが有意に上がることから，残業時間はストレススコアに有意に関連していると結論できそうです．また，救急患者割合という施設特性の変数を投入することで施設間のばらつきが大きく減少することから，施設間の差のかなりの部分が救急患者割合によっていることがわかります．

　マルチレベル分析は少し難しいかもしれません．私も理解するまでに時間がかかりました．でも，とても有用な方法ですので，ぜひ理解してください．参考書としては藤野善久・近藤尚己・竹内文乃『保健医療従事者のためのマルチレベル分析活用ナビ』（診断と治療社，2013）がお勧めです．

補論 1　統計学の学び方

図表補 1-17　ベイジアンモデルによる新薬の効果の検証に関するモデルデータ

対象	効果		
1	有	治験人数	5
2	有	効果有の数	4
3	有		
4	有		
5	無		

尤度 $f(D|\theta) = {}_5C_4\theta^4(1-\theta) \, (0 \leqq \theta \leqq 1)$
事前分布 $\pi(\theta)$ はわからないので定数とする $(\pi(\theta) = k)$
$\int_0^1 k d\theta = 1$ より $k = 1$
$\pi(\theta|D) \propto f(D|\theta)\pi(\theta) \rightarrow \pi(\theta|D) \propto {}_5C_4\theta^4(1-\theta)1$
$\qquad\qquad\qquad\qquad\qquad \rightarrow \pi(\theta|D) \propto k\theta^4(1-\theta)$
$\int_0^1 k\theta^4(1-\theta)d\theta = 1$ より $k = 30$
出典：著者作成.

2-5　一般線形モデルのまとめ

　さて，ここまで一般線形モデルについて説明してみました．分散分析から共分散分析，回帰分析，マルチレベル分析までを 1 つの流れとして説明したのですが，ここまでの流れで分析手法を選択する上では何がもっとも重要だと思われるでしょうか？　それは最初にデータの記述的分析をすることです．まず，図表補 1-7 のようにデータの分布を確認することが基本中の基本です．そして，何を知りたいのかです．施設間のストレススコアの差を検証したいのであれば，間隔尺度としての残業時間を変数として取り込んだ共分散分析を行うことになります．他方で，各施設間のベースラインでの差を考慮して，残業時間とストレススコアとの関係を検証したいのであれば施設をダミー変数化して回帰分析を行う，あるいは施設を第 1 レベルに設定したマルチレベル分析を行うことになります．どうでしょうか？　分析の各段階で生じた疑問に対して，適切な統計モデルを使って，徐々に深堀していく感じが共有できましたでしょうか？　私に統計学と疫学を教えてくださった土井徹先生は，疫学的分析は推理小説を読むような楽しみがあると言われていました．膨大なデータの海を眺めながら，そこにあるかすかな傾向を見つけて，それを記述的に分析していく．それによりかすかだった傾向がより明らかなものにな

補論1　統計学の学び方

っていきます．そして，そのような傾向が生じている原因が何なのか，さらに関連していそうな変化を探っていく．これはと思った発見ができたときの知的興奮は何物にも代えがたいものです．そして，繰り返しになりますが，こうした発見ができるためには，丁寧な記述疫学的な分析が不可欠なのです．

2-6　ベイズ統計

最後に今後おそらく重要になってくると考えられるベイズ統計について少し触れておきたいと思います．

ベイズの公式については，「赤玉・白玉」問題等，受験で皆さん解いたことがあると思います．条件付確率の問題でしたね．それを確率分布として一般化すると以下の式になります．

$$\pi(\theta \mid D) = \frac{f(D \mid \theta)\pi(\theta)}{P(D)}$$

ここでベイズ統計ではデータ D が得られた後のことを考えるわけですので，事象 D が起こる確率 P(D) は定数になります．したがって，上式は下記のように考えることができます．

$$\pi(\theta \mid D) = kf(D \mid \theta)\pi(\theta), \quad ここで k は定数$$

上式で，この定数 k は確率の総和が 1，すなわち θ のすべてについて和が1になるという性質を用いて求めることができます．これを規格化の条件といいます．

ここでこの式の意味を考えてみると π(θ|D) は事後分布，kf(D|θ) は尤度，π(θ) は事前分布ですね．

307

補論 1 統計学の学び方

ではベイズ統計を用いて，例題を解いてみましょう．

新しい感染症患者に対する新薬の効果が仮に図表補 1-17 のようであったとします．この薬の効く確率を θ としたとき θ が 0.5 以上である確率（＝効果がある確率）を計算するという例題です．

尤度 $f(D|\theta) = {}_5C_4\theta^4(1-\theta)\ (0 \leq \theta \leq 1)$

事前分布 $\pi(\theta)$ はわからないので定数とします（$\pi(\theta) = k$）

ただし，規格化の条件がなりたつため，$\int_0^1 k d\theta = 1$ より $k = 1$

$\pi(\theta|D) \propto f(D|\theta)\pi(\theta) \rightarrow \pi(\theta|D) \propto {}_5C_4\theta^4(1-\theta)1$

$\qquad\qquad\qquad\qquad\qquad \rightarrow \pi(\theta|D) \propto k\theta^4(1-\theta)$

$\int_0^1 k\theta^4(1-\theta)d\theta = 1$ より $k = 30$

この分布は図表補 1-18 に示したように Be(5,2) というベータ分布になります（右図はこれをグラフ化したもの）．

有効である確率（上手で 0.5 から 1.0 までの面積）を求めると下記のようになります．

$$\int_{0.5}^1 30k\theta^4(1-\theta)d\theta = 57/64 = 0.89$$

すなわち，効果がある確率は 89% ということになります．実際には関連する要因ごとに層化してこの分析を行うことになりますので，検討はより複雑なものになりますが，新しい感染症に対する医薬品の開発など，緊急性のあるときには有用な手法ですね．しかも，データが増えるたびに，推計の信頼度を更新することができます．ベイジアンならではの特徴です．今回の COVID-19 の流行がそうでしたが，今後，こうしたベイズ統計の考え方で，新薬の試験的治療を行いながら，効果を検証していくということが増えてくるだろうと私は予想しています．希少疾患の治験などでは有効な手法ですよ

図表補1-18　図表補1-17のデータが従うベータ分布及びそのグラフ

(3) 確率分布表の作成

θ	事前分布 $\pi(\theta)$	尤度 $f(D\|\theta)$	事後分布 $\pi(\theta\|D)$
0.000	1.000	0.000	0.000
0.050	1.000	0.000	0.000
0.100	1.000	0.000	0.003
0.150	1.000	0.002	0.013
0.200	1.000	0.006	0.038
0.250	1.000	0.015	0.088
0.300	1.000	0.028	0.170
0.350	1.000	0.049	0.293
0.400	1.000	0.077	0.461
0.450	1.000	0.113	0.677
0.500	1.000	0.156	0.938
0.550	1.000	0.206	1.235
0.600	1.000	0.259	1.555
0.650	1.000	0.312	1.874
0.700	1.000	0.360	2.161
0.750	1.000	0.396	2.373
0.800	1.000	0.410	2.458
0.850	1.000	0.392	2.349
0.900	1.000	0.328	1.968
0.950	1.000	0.204	1.222
1.000	1.000	0.000	0.000

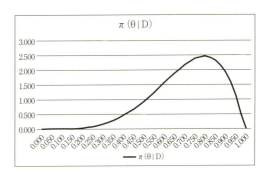

出典：著者作成.

ね．ということで，この本を読んでくれている若い方々にはぜひベイズ統計についても勉強してもらいたいと思います．やはり，数学は大事ですよね．

　本書の目的は統計学全般を説明することではありませんので，これでこの補論は終わりにしたいと思います．私自身の経験が一般的に受け入れられるものなのかどうかわかりませんが，前述のように私自身は一般線形モデルを理解したときに，統計学に自信を持てるようになりました．大学の教養で習った基礎解析学や線形代数の意味が腑に落ちたように思います．実際問題として，皆さんが研究で用いる手法の多くはGLMだろうと思います．その意味でもGLMを使いこなせるようになることが重要です．わかりやすく説明したつもりではあるのですが，説明が不十分なところもあると思います．冒頭でも述べましたが，自分にあう統計学の教科書をみつけ，ぜひそれを読み

補論 1　統計学の学び方

込んでみてください．できれば英語の本も 1 冊読むといいでしょう．また，関連する数学との紐づけ作業もきちんとやっておくことをお勧めします．

　さて，ここまで書いてきて，もう 1 つ蛇足を付け加えたくなりました．たとえば，皆さんはロジスティック回帰をよく行うと思うのですが，なぜ得られた係数がオッズ比になるのでしょうか？

　通常の多変量解析の場合には，y の値が時に 0 未満や 1 以上の値を取るために，生か死か（0 か 1 か）という目的変数を扱うような分析には使うことができませんね．ところが，ある事象が起こる確率を p として，p の logit を λ とすると，下記のようになります．

$$\lambda = \mathrm{logit}\ p = \log\left(\frac{p}{1-p}\right)$$

ここでロジスティックモデルの一般式は次の通りでしたね．

$$\mathrm{logit}\ p = a + b_1 x_1 + b_2 x_2 + b_3 x_3 + b_4 x_4 + \cdots + b_n x_n$$

　予後に関連する要因の中には性別や抗体の有無のように 2 つの値しか持たない場合があります．上式で x_1 が 0，1 の 2 つの値しか持たないとしましょう．$x_1 = 0$ の場合，上式は，

$$\mathrm{logit}\ p_{x1=0} = a + b_2 x_2 + b_3 x_3 + b_4 x_4 + \cdots + b_n x_n$$

となり，$x_1 = 1$ の場合，上式は，

$$\mathrm{logit}\ p_{x1=1} = a + b_1 + b_2 x_2 + b_3 x_3 + b_4 x_4 + \cdots + b_n x_n$$

となります．ここで後者から前者を引くと，

310

$\text{logit } p_{x_1=1} - \text{logit } p_{x_1=0} = b_1$

左辺 $= \log\left(p_{x_1=1}/(1-p_{x_1=1}) \div p_{x_1=0}/(1-p_{x_1=0})\right)$

したがって，$p_{x_1=1}/(1-p_{x_1=1}) \div p_{x_1=0}/(1-p_{x_1=0}) = \exp(b_1)$ と展開できます．ここで，上式の左辺 = Odds ratio（OR）ですので，ロジスティックモデルを用いることで OR が求められることがわかりますね（なお，95％信頼区間は $\exp(b_1 \pm 1.96SE)$）．

比例ハザードモデルも同様です．

基準とする群のハザード関数を $h_0(t)$，比較する群のハザード関数を $h(t)$ とすれば，ハザード比は $h(t)/h_0(t)$ となります．

予後因子 x_1, x_2, ……, $x_n = 0$ のときを基準としてハザード比を考え，ハザード比の $\log$ が x_1, x_2, x_n の一次式であるというモデルを作ると，

$$\log\{h(t)/h_0(t)\} = a + b_1 x_1 + b_2 x_2 + b_3 x_3 + b_4 x_4 + \cdots + b_n x_n$$
$$h(t) = \exp(a + b_1 x_1 + b_2 x_2 + b_3 x_3 + b_4 x_4 + \cdots + b_n x_n)h_0(t)$$

となります．

ここで b_1, b_2, b_3, ……, b_n が与えられたデータより推計されれば，予後因子 x_1, x_2, x_3, ……, x_n のそれぞれについてのハザード比が計算できることになりますね．

ここで，x_1 が 0 と 1 の 2 つの値を持つものとしてみましょう（たとえば転移無し = 0，あり = 1 というような例です）．

$x_1 = 0$ のときのハザードは，

$$h(t) = \exp(a + b_1 \times 0 + b_2 x_2 + b_3 x_3 + b_4 x_4 + \cdots + b_n x_n)h_0(t)$$

補論 1　統計学の学び方

であり，$x_1 = 1$ のときのハザードは，

$$h(t) = \exp(a + b_1 \times 1 + b_2x_2 + b_3x_3 + b_4x_4 + \cdots + b_nx_n)h_0(t)$$

となります．従って，$x_1 = 0$ となる群を基準とした $x_1 = 1$ のハザード比は，

$$h(t)/h_0(t) = \exp(b_1)　となります（指数の割り算 e^a/e^b = e^{a-b} でしたね）.$$

　面倒くさいかもしれませんが，使う手法について，このような数学的理解をしておくと，統計学的手法を自信をもって使いこなせるようになると思います．ここまでお示ししたように使っている数学はさほど高度なものではありません.

312

補論2　AHP（Analytic Hierarchy Process: 階層分析法）の概要

　AHP（Analytic Hierarchy Process 階層分析法）は1970年代にピッツバーグ大学のサーティ教授（Thomas L. Saaty）らによって開発された意思決定手法です．詳細については参考書を読んでいただければと思います．ここでは簡単な事例でその概要を説明しましょう．今，ある組織における禁煙対策の選択を行うという意思決定上の課題があったとします．方法は禁煙教室，禁煙コンテスト，自己学習キットの3つです．選択に関連する基準として，対象者に受け入れられやすいかという受容性，費用，効果の3つがあったとします．これを構造化すると図表補2-1のようになります．

　AHPでは1対比較の結果を行列に落とし込んで，その基準化をすることによって比較対象間の重要度を決めます．たとえば，図表補2-1では，選択にあたって重視する基準間の1対比較をまず行います．その結果を示したのが図表補2-2です．ここでは効果と費用は同じくらい重要で（値は1）効果

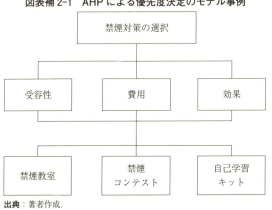

図表補2-1　AHPによる優先度決定のモデル事例

出典：著者作成．

補論 2　AHP（Analytic Hierarchy Process: 階層分析法）の概要

図表補 2-2　選択基準間の重要度の比較行列

	効果	費用	受容性	
効果	1	1	3	0.429
費用	1	1	3	0.429
受容性	1/3	1/3	1	0.143

判定基準　1：同じくらい重要　　　　　　3つの条件間の
　　　　　3：やや重要　　　　　　　　　　重み行列
　　　　　5：かなり重要
　　　　　7：非常に重要
　　　　　9：極めて重要
出典：著者作成.

図表補 2-3　各選択基準に対する 3 つのプログラムの比較行列

効果

	自己学習キット	禁煙コンテスト	禁煙教室	
自己学習キット	1	1	1/3	0.200
禁煙コンテスト	1	1	1/3	0.200
禁煙教室	3	3	1	0.600

費用

	自己学習キット	禁煙コンテスト	禁煙教室	
自己学習キット	1	3	5	0.637
禁煙コンテスト	1/3	1	3	0.258
禁煙教室	1/5	1/3	1	0.105

受容性

	自己学習キット	禁煙コンテスト	禁煙教室	
自己学習キット	1	3	5	0.637
禁煙コンテスト	1/3	1	3	0.258
禁煙教室	1/5	1/3	1	0.105

出典：著者作成.

図表補 2-4　階層分析法による 3 つの戦略間における優先度の決定

$$
\begin{matrix}
\text{自己学習キット} \\
\text{禁煙コンテスト} \\
\text{禁煙教室}
\end{matrix}
\begin{pmatrix}
0.200 & 0.637 & 0.637 \\
0.200 & 0.258 & 0.258 \\
0.600 & 0.105 & 0.105
\end{pmatrix}
\begin{pmatrix}
0.429 \\
0.429 \\
0.143
\end{pmatrix}
=
\begin{pmatrix}
0.450 \\
0.233 \\
0.317
\end{pmatrix}
$$

　　効果，費用，受容性の 3 つを考慮すると，
　　プログラムの優先度の順位は
　　自己学習キット＞禁煙教室＞禁煙コンテストとなる
出典：著者作成.

補論 2　AHP（Analytic Hierarchy Process: 階層分析法）の概要

は受容性よりやや重要（値は3）となっています．当然ですが，その反対である受容性と効果の比較では値は 1/3 になりますね．

　次に，図表補 2-3 に示したように判定基準の各々に対する各プログラムの評価を 1 対比較で行います．たとえば，費用に対する 3 つのプログラムの重要性を比較した結果をみると自己学習キットは禁煙コンテストよりもやや重要（＝ややコストがかからない），禁煙教室よりもかなり重要（＝かなりコストがかからない）という結果になっています．

　そして，図表補 2-4 に示したようにこれら 2 段階の 1 対比較の行例を掛け合わせると，各プログラムの各判断基準への影響の効果を考慮したうえでの，プログラムの優先度が推計できるわけです．

　この例では効果，費用，受容性の 3 つを考慮すると，プログラムの優先度の順位は自己学習キット＞禁煙教室＞禁煙コンテストとなります．

　実際の分析では多数の対象者の意見をもとに行列の各成分の値を決めますが，慣例としては幾何平均を使うことが多いようです．

　現在は ANP（Analytic Network Process）などその発展形も開発されています．おもに工学系や心理系で多くの論文が出ていますので，興味のある方はそのような論文を読んでみるとよいと思います．ヘルス分野でのいろいろな応用例を見つけられると思います．

補論 3 事例調査

　私は事例調査をよく行います．目的は対象によってさまざまですが，大きく分けると2つです．1つめはデータ分析をしていて気になったことを確認するためです．統計学的手法を用いたデータ分析では，平均値や中央値と言った代表値によって，施設間比較や地域間比較をするのですが，公衆衛生政策的な視点で問題となるのは，そのような平均値ではなく，外れ値であることが少なくありません．データに誤りがない限り，外れ値として出てくるものには，何か問題があるはずです．そして，そこを深堀することで，社会病理的なことに気づかされるということを，これまで私は何回も経験してきました．また，そうした事例には問題が重層的に生じている場合が少なくありません．ぜひ皆さんも外れ値に注目してみてください．

　2つめは，ドラッカー（Peter Ferdinand Drucker）の言うところの「すでに起こった未来」を知るためです．高齢化の進む日本は大きな構造変化の時代を迎えています．このような時代の変わり目には，必ずその変化に敏感な先進的な経営者が現れます．彼らは，日常の臨床や経営の実践の中で，時代変化のかすかな兆候に気づき，それを演繹的に考えて，将来に対する準備を始めます．こうした事例を見学させていただくのは非常にワクワクします．どうしてそのようなことに気づいたのか，それをどのように検証し，組織変革への理解を得ることができたのか，その結果をどのように評価しているか等について，当事者の方々から伺うことで，私自身の社会に対する理解が深まることを実感できます．本書の補論で取り上げるのはその一部にすぎません．その他の事例については，医学書院の『病院』誌に「ケースレポート 地域医療構想と病院」というテーマで連載していますので，興味のある方は参照していただければと思います．

補論 3　事例調査

　ちなみに，事例調査はなかなか大変です．事前に，その施設のホームペー
ジを読み，また DPC や病床機能報告などの公開データを用いて，その施設
の地域における位置づけを把握します．さらに，施設関係者が発表している
論文や記事などを収集し，それを読み込み，質問事項を整理します．また，
当該地域の人口の動向や社会経済環境の経時的変化に関しても，事前にデー
タ収集して臨みます．ヒアリング内容は，できる限り，その日のうちに整理
するようにします．齢も齢なので，忘れてしまいますからね．そして，不明
点については，それをまとめてメールで質問します．場合によっては再訪問
することもあります．事例調査はフィールド研究の醍醐味です．質的研究の
領域になるため，なかなか一般性のある研究にはなりにくいですが，「すで
に起こった未来」を知るためのとても知的な作業だと思います．

1　事例 1　あさかホスピタルグループ——精神障害者を支える
医療・福祉・社会復帰の一体的サービスの展開

(医学書院『病院』76(2) 143-148 より転載.)

1-1　病院の概要[1]

　あさかホスピタルグループは医療法人あさかホスピタルを中心に，知的障
害や発達障害を持つ子どもの就学前の療育支援から，成人後の地域生活や就
労支援という幅広いサービス提供を行っている社会福祉法人安積愛育園，2
つの特別養護老人ホームと有料老人ホームを運営している社会福祉法人安積
福祉会，そしてデイケア，訪問看護と連携して精神障害者への生活支援から
就労支援を統合的に展開している NPO 法人アイキャンの 4 つの組織から構
成されています．中核施設であるあさかホスピタルは 470 床からなり，標榜
診療科は総合心療科（精神科・心療内科・児童精神科），内科，神経内科，脳
神経外科，放射線科，歯科，小児歯科，矯正歯科となっています．精神病棟
入院基本料 15 対 1，看護補助 30 対 1 の病床基準で，精神科救急病棟 1，精
神療養病棟 1，認知症治療病棟 1，特殊疾患病棟 2，精神科作業療法，精神科

317

補論3　事例調査

図表補 3-1-1　あさかホスピタルグループの基本理念である「統合型地域精神科治療プログラム（OTP）」の概要

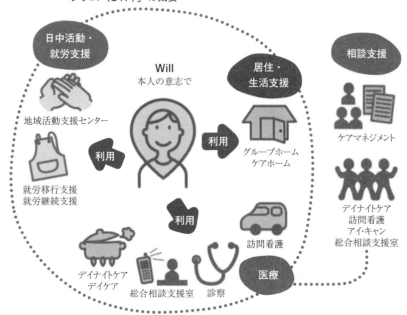

出典：http://asaka.or.jp/

　デイケア（大規模），精神科ショートケア（大規模），精神科ナイトケア，精神科デイナイトケア，重度認知症患者デイケアなど，急性期から回復期，慢性期まで含めた総合的な精神医療を行っています．また，法人内にはさくまメンタルクリニックもあり，あさかホスピタルと連動して地域精神医療を支えています．こうした幅広い地域精神保健医療活動を支えている理念は Ian R. H. Falloon 医師の提唱した「統合型地域精神科治療プログラム（OTP: Optimal Treatment Project)」であると，理事長である佐久間啓先生は説明してくれました．同法人ではこの理念に基づき，多職種からなる支援チームが病院の内外で認知行動療法アプローチにより，各患者の医学的・社会的問題の解決のために協働しているのです（図表補 3-1-1）．

補論 3　事例調査

　平成 26（2014）年 11 月に出された OECD の医療の質に関する提言書は我が国の精神科医療について質の改善と社会復帰対策のさらなる努力を求めています[2].とくに，長い入院期間と社会復帰のための支援が十分でないことが問題であるとしています.ただし，日本の精神科入院医療については先進諸国の定義に従えば中間施設的なものもかなり含まれており，単純に在院日数の長短を比較することは妥当ではありません.もちろん，中間施設的なサービスが入院の枠組みにある現状は改善されなければならず，そのためにはそうした社会参加のための施設・サービスを充実させなければならないことは確かです.

1-2　あさかホスピタルグループによる地域精神保健医療実践の実際

　あさかホスピタルグループの地域精神保健医療実践は非常に広範囲にわたり，この紙面でそのすべてを紹介することは難しいと思います.ここでは精神障害児及び精神障害者の社会復帰支援に焦点をあててあさかホスピタルグループの取り組みを紹介します.

精神障害児の養育支援

　COVID-19 の流行前まで，あさかホスピタルの敷地には，昭和 50 年代にあさかホスピタルグループが誘致した知的障害のある児童生徒が通う特別支援学校である，福島県立あぶくま養護学校あさか分校がありました.小学部と中学部からなる小さな学校でしたが，あさか愛育園の総合児童発達支援センター・アルバに入所している児童も多くはこの学校や本校に通っていました.アルバは入所：30 名，短期入所：8 名の福祉型障害児入所施設であり，施設は全個室，ショートステイ用の 1 ユニットを含めた 5 つのユニットで構成されています.各ユニットには 8 つの個室があり入所児の生活リズムの違いを考慮して性別・年齢で分けられており，落ち着いて過ごせるように配慮されています.

　現在は養護学校はなくなってしまいましたが，あさかホスピタルに院内学

319

補論 3　事例調査

級が設置されており，そこでメンタルヘルス上の課題を抱える児童生徒が授業を受けています．

　あさかホスピタルグループ内には後述の K ファームなど，精神・知的障害者の就労支援施設がありますが，これらの施設で院内学級の児童・生徒や地域の特別支援クラスの生徒たちのための見学実習などが行われており，社会への統合のために総合的な取り組みが行われています．

精神障害者の就労支援

　OECD の報告書に指摘されるまでもなく，我が国の精神障害者の社会復帰支援は欧米先進国に後れを取っています．しかしながら，その主たる原因は精神医療側にあるというよりも社会全体の受け入れ態勢にあると私は考えています．実際，あさかホスピタルグループだけでなく多くの医療機関が敷地内外での就労プログラムを準備するなど努力をしているのですが，その先の受け皿がないために苦労しているというのが実態だと思います．一般的にはこのような状況ですが，あさかホスピタルグループは農業を通じた就労支援を行う K ファーム，就労継続支援 A 型（雇用型）を中心とした就労を支援するパン工房「ブォーノブォーノ」やイタリアンレストラン「バール・イルチェントロ」，就労継続支援 B 型（非雇用型）のサービスを提供する「みはる工房」など種々の就労機会を提供しています．また，職域のメンタルヘルス不調者の支援を目的とした EAP（Employee Assistance Program）やストレスチェック関連事業やカウンセリングの提供も行っており，健常者や軽度のメンタルヘルス不調者も含めた連続的な支援を行っていることも特徴であるといえます．

　日本の障害者の就労支援に関しては，残念ながら常にスティグマ的な負の印象が付きまといます．しかしながら，あさかホスピタルグループの就労支援はそのような負のイメージがなく，非常に洗練されたものになっているのが特徴です．些細なことだと思われるかもしれませんが，私はこのようなイメージへの配慮が精神障害者を社会が受け入れることができるために重要な

補論3　事例調査

鍵の1つであると考えています．本書で紹介したフランスのCATでは，障害者が手作業でまじめに有機栽培のハーブを作っているというイメージ戦略を上手に行って，消費者の支持を獲得していました．たとえば，そのCATが販売しているハーブのパッケージは素朴な風合いのもので，手作り感を前面に押し出していました．あさかホスピタルグループではこうした事業を理事長が示されるmissonをもとに医療法人の事業企画グループが中心となって他法人と連携し，計画・実施する体制となっているのですが，製品のパッケージデザインなどはとてもおしゃれで，法人の経営センスの良さが十二分に発揮されています．

精神科病院入院患者の地域移行

精神科病院入院患者の地域移行は難しい課題です．理念的にそれが望ましいとわかっていても，地域住民の反対などのためになかなか進まないのが現状です．「街が障害者に慣れる．そして，障害者が街に慣れる」という言葉があります．さいたま市の「ヤドカリの里」の事例が示すように，漸進的な取り組みで徐々に施設・病院と地域とが徐々に慣れ，そして相互理解を深め，最終的に統合されていく仕掛けが必要です[3]．あさかホスピタルグループでは「ささがわプロジェクト」と呼ばれるものがありました．これは，2002年に開放型病棟であった笹川病院を廃床し，それを地域活動支援センター・共同住居「ささがわヴィレッジ」に発展させることで入院患者の地域移行を実現するというもので，実際にこれを成功させています．これが可能であったのは法人の長年の努力により，開放型病院として地域に受け入れられていたことが大きいと，担当者の方は言われていました．具体的には，イベントを通じた地域住民との交流や就労機会の提供など複層的な努力が地道に行われていたのです．また先述したIan R. H. Falloon医師の提唱した統合型地域精神科治療プログラムを学んだ医療法人とNPO法人からなる多職種チームが支援することで，14年が経過した後も退院患者の多くが地域生活を継続することができていることも重要です．これにより受け入れ側の地域住民の安

321

補論 3　事例調査

心が確固たるものになっていくからです.

1-3　まとめ

　厚生労働省の第 4 期障害福祉計画では「入院 3 か月時点の退院率：64% 以上，入院 1 年時点の退院率：91% 以上」という目標が掲げられていました.この目標を実現すると精神病床の平均在院日数は 170 日前後と現在の約半分になります.これは我が国の精神病床数を大きく減らすことにつながるのですが，そのためには少なくとも以下の 2 つの施策を重点的に行っていく必要があります.

　①入院初期の精神科医療の重点化
　②社会復帰のための社会資源の充実（教育，就業，住まい等：とくに長期入
　　院患者）

　①を実現するためには，急性期を担う精神病床の人員配置を重点化する必要があるのですが，急性期，回復期，慢性期を継続的に治療する精神病床で人員をどのように傾斜的に配置すればよいのかについては工夫が必要です.
　そして，日本においてより重点的に行わなければならない施策は②の社会資源の充実です.本書で紹介したフランスなど他の先進諸国に比較すると我が国の精神障害者向けの社会資源は圧倒的に少ないのが実情です.社会の受け皿の充実を抜きにして，精神病床の長期入院の問題は解決しません.小児の場合は教育現場との連動，そして成人の場合は雇用の場と住まいの確保が不可欠となります.あさかホスピタルグループは，まさにその実践を行っているモデル事例です.これをどのように横展開していくかが日本の地域精神保健医療の重点課題だと私は考えています.そのためには，こうした先進事例をもとに広い範囲の関係者が精神障害者の社会への統合（Social integration）を実現するための話し合いを行い，具体的な改革工程表を作成する必要があります.しかしながら，国の関連委員会で，精神障害者・児の社会復

322

補論3　事例調査

帰の受け皿となる企業や教育の関係者が委員になることは稀です．結果として，総論賛成，各論反対という状況が蔓延してしまうのです．先進的な精神科病院が地域の中に退院患者のための居住施設を作ろうとしても，地域住民の反対にあい押し返されるという事例が少なくありません．この点でも開放型精神科病院であった笹川病院を完全に廃止し，患者の地域移行を行ったあさかホスピタルグループの経験は重要であると思います．単に開放型というだけでなく，地域住民との長期にわたる交流を行うことで地域の心理的な受け入れ準備を行い，また十分な住民への説明を行い，多職種チームにより継続的に支援し，それを実現したあさかホスピタルの経験はきちんと研究され，そして他地域でそれを実現するための方法論として整理されるべきだと考えます．

　あさかホスピタルグループが行っている農業やレストラン，パン工房，そして法人内での petit travail（軽作業）などを通じた精神障害者の就労支援は，他の多くの精神医療機関でも行われていることです．しかしながら，同グループでは事業企画グループがこのような事業の立案運営にかかわり，ビジネスとして成立することがきちんと目指されていることが特筆されます．国の支援を声高に要求するのではなく，さまざまな工夫を行うことで現行の枠組みの中でもできる限りの自立をしていこうという姿勢がそこにはあります．

　2014 年の OECD の報告書で改めて指摘された我が国の精神医療の問題点を解決していくためにも，あさかホスピタルグループをはじめとした全国の先進的施設が行っている取り組みを事例集として整理し，それを一般化するための枠組み作りが必要だと考えます．そしてその一般化のためにはフランスの CDAPH のような仕組みが整備され，そこに広く関係者が集まり，医療と社会の橋渡しを個別に丁寧に行う体制があることが望ましいと思います．ここで図表補 3-1-1 と図表 3-3 を比較すると，フランスで CDAPH を中心に整備されている地域精神保健医療を，まさにあさかホスピタルグループが内製化していることがわかります．その意味では，新たに公的な組織を作るよりも先進的精神医療機関に，ケアマネジメント機能も委託して地域展開して

323

補論 3 事例調査

いくことの方が，日本の場合は現実的であると考えます．いずれにしても，実践に基づく共通理解を通してあさかホスピタルグループが行っている各種事業がどこでも事業として成り立つような環境整備を制度として行っていくことが必要であると考えます．医療介護総合確保基金はこのような活動にこそ使用されるべきでしょう．

参考文献

1) あさかホスピタルグループホームページ：https://asaka.or.jp/ （平成 28 年 7 月 15 日参照）
2) OECD: 医療の質レビュー 日本 スタンダードの引き上げ 評価と提言，Paris: OECD, 2014.
3) やどかりの里ホームページ：http://www.yadokarinosato.org/（平成 28 年 7 月 15 日参照）
4) 厚生労働省：第 4 期障害福祉計画に係る国の基本指針の見直しについて，https://www.mhlw.go.jp/file/05-Shingikai-12601000-Seisakutoukatsukan-Sanjikanshitsu_Shakaihoshoutantou/0000045985.pdf

初出

松田晋哉：連載ケースレポート 地域医療構想と民間病院・13 あさかホスピタルグループ——精神障害者を支える医療・福祉・社会復帰の一体的サービスの展開，病院，76(2)：143-148, 2017 に加筆修正し収録．

2 医療介護情報共有の先進事例——函館道南 MedIka プロジェクト

（医学書院『病院』75(9) 708-713, 82(2) 170-177 より転載．）

2-1 はじめに

現在，厚生労働省では日本における医療情報の活用を促進することを目的に，医療情報ネットワークの基盤に関するワーキンググループが組織され，医療情報ネットワークの基盤のあり方（主体，費用，オンライン資格確認等システムや政府共通基盤との関係，運用開始時期等）及び技術的な要件について調査検討が進められています（図表補 3-2-1)[1]．ここではまず 3 文書（診療情報提供書，退院サマリー，健診結果報告書）6 情報（傷病名，アレルギー，感染症，

補論3　事例調査

図表補 3-2-1　現在厚生労働省で検討が進められている電子カルテ情報交換サービスの概要

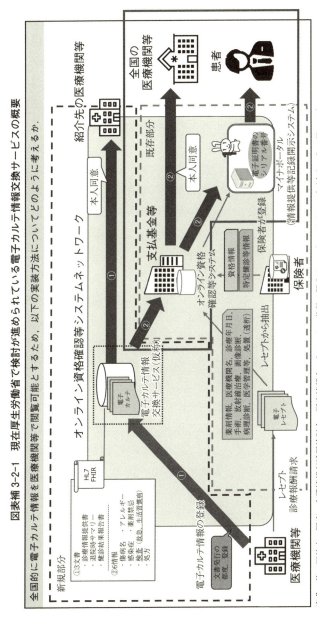

出典：第4回健康・医療・介護情報利活用検討会．医療情報ネットワークの基盤に関する ワーキンググループ（令和4年5月16日）
資料1「全国的に電子カルテ情報を閲覧可能とするための基盤について」に加筆．

補論 3　事例調査

薬剤禁忌，検査（救急，生活習慣病），処方）について，標準仕様を定め，それ
を HL7FHIR で記述することで，医療機関相互の情報交換を可能にすること
が予定されています．図表補 3-2-1 の右下の部分は既存の仕組みで，オンラ
イン確認システムでマイナンバーを介して支払基金等に集積されているレセ
プト情報，特定健診・特定保健指導が紐づけられることになります．これに
より PHR（Personal Health Record）の実装も一体的に進むことが予定されて
います．

　厚生労働省のこのプロジェクトにおいては，「医療 DX も踏まえた電子カ
ルテ情報を共有できる仕組みの実装方法」を検討することが目指されていま
すが，この背景には創薬など新しい産業創成への活用に関する期待がありま
す．この目的のためには臨床系の各学会が行っている症例登録と同レベルか
それ以上の情報をサマリーとして作成し，データベース化することが必要と
なります．仮に各学会の検討をもとに検討項目が決められ，それがすべての
医療機関に要求されるとすると，その作成作業の負荷が大きくなりすぎ，情
報作成は進まないことが予想されます．これは COVID-19 の流行時に HER-
SYS で多くの医療機関が経験したことです．同じ轍を踏まないために，す
でに作成されている情報を利用する形で整備を進めることが実際的であると
私は考えています．また，構築される医療情報基盤は，各医療機関の業務の
効率化に資するものでなければ，その活用は進まないでしょう．それは地域
医療再生基金によって鳴り物入りで導入が試みられた地域共通電子カルテの
ほとんどが，現在稼働していないことからも明らかです．参加する医療機関
にそれを使うことのメリットが実感されなければ，その活用は進むことはあ
りません．さらに高齢化の進展に伴い，医療と介護の複合ニーズを持った患
者が増加していることを考えれば，構築される情報基盤は介護にも対応した
ものでなければなりません．介護領域に関しては用語の標準化が進んでおら
ず，いわゆる業務記録システムである「介護電子カルテ」に記載された内容
を HL7FHIR で交換することは，現時点では相当程度の困難が伴うことは明
らかです．

補論 3　事例調査

　このような問題をクリアするためには，現在こうした情報の利活用を実際
に行っている仕組みを参考にすることが有用です．私の知る限り，地域レベ
ルで多施設が医療と介護の情報共有を実働させている仕組みとしては，道南
地域医療連携協議会（道南 MedIka：以下 MedIka）がもっとも優れています[注].
そこで本節ではその中心的役割を担っている高橋病院と市立函館病院のヒア
リング結果をもとにその概要と将来の発展性について論考してみます．

2-2　MedIka の概要[2]

　MedIka で採用されているのは，函館に本社を置く SEC が開発した ID-Link
です[3]．この仕組みのポイントは記録されている情報のアドレスと患者 ID を
紐づけることで，異なる電子カルテ間の相互参照を VPN を用いてインターネ
ット環境下で可能にしていることです．すなわち，ID-Link では，医療施設
のシステムがすでに保存している医療情報を参照するためのショートカット
（エイリアス）だけを連携サーバに置いているために連携サーバの構築及びそ
のメンテナンスが安価であるだけでなく，連携サーバに実体データがないた
め，データセキュリティの点でも優れているのです．実はアドレスと ID を
紐づけ，そのアドレスを管理するサーバーを介して患者情報を共有する仕組
みは，フランスの医療情報共有システムである DMP（Dossier Médical
Partagé)[4] でも採用されているきわめて合理的な仕組みです．本来であれば，
この仕組みを国の標準にして医療介護情報の共有を可能にすることが合理的
だと思うのですが，そのような意思決定ができないしがらみがあるのが日本
の課題だろうと思います．

　MedIka の開発は平成 18（2006）年に遡ります．開発された ID-Link のプ
ロトタイプに関して，患者の紹介・逆紹介が多かった市立函館病院と高橋病
院間で電子カルテ情報共有のためのワーキンググループが週 1 回のペースで
開催され，翌平成 19（2007）年から実験が開始され，その結果を踏まえて道
南地区での医療情報の共有を目的として平成 20（2008）年 1 月 19 日道南地
域医療連携協議会が設立されました．この試みは総務省の地域 ICT 利活用

327

補論3　事例調査

モデル構築事業／遠隔医療モデルプロジェクトに採択され，その後全国各地にこの仕組みが広がり ID-Link 研究会の設立につながっています．現在，この研究会を通じて，国内各組織の経験の共有が行われています．ちなみに，道南地域では令和4年現在228施設がこの情報共有ネットワークに参加しており，その内訳は医療機関80，調剤薬局50，保健所2，介護支援施設48，訪問看護ステーション28となっています．この規模で多職種間での情報共有ができている地域は他にありません．

2-3　MedIka を活用した医療介護連携の実際

上記で示したように MedIka では228もの施設がネットワークに参加し，それが日常業務の効率的な運用に効果をあげています．この点について，以下，MedIka の導入において中心的役割を果たしてきた市立函館病院の下山則彦前副院長，高橋病院の滝沢礼子氏，二橋大介氏へのインタビュー結果をもとにその概要を紹介します．

下山氏が MedIka 導入の最大のメリットとして強調していたのが，連携の推進とそのための事務作業の負荷の大幅な軽減でした．高度急性期・急性期機能を担う市立函館病院は紹介患者も多く，急性期の治療を終えた後の患者の逆紹介を適切に行うことを求められます．しかし，在院日数が徐々に短縮して連携対象の件数が増加し，さらにその連携先が道南地区全域にわたっている状況で，限られた地域連携室のスタッフ数でその業務にあたることは困難です．市立函館病院では，MedIka の情報共有機能を用いることで，連携のために必要な情報を効率的に共有することを可能にしています．また，たとえば遠隔地（青森県の大間国保病院など）の病院から診療支援を求められた場合，相互参照の仕組みがあることで，それに適切に対応することが可能になっています．市立函館病院の場合，患者の半数以上は函館市以外の自治体からやってきます．退院後のフォローアップを，人的資源の乏しい過疎地域の医療機関が行うためには，MedIka を用いた市立函館病院との情報共有が有効です．さらに，市立函館病院に救急車で初めて運ばれてくる患者につい

328

補論3　事例調査

ても，もともと治療を行っていた医療機関の情報を閲覧することが可能であるため，到着前に種々の準備が可能になっているということでした．そのほかにも，連携している薬局の薬剤師が必要なカルテ情報を閲覧することで処方内容の確認や服薬指導を適切に行うことが可能になり，医療の質向上にも役立っていると下山氏は説明していました．

　他方，市立函館病院のような急性期病院から患者を受ける側の高橋病院の立場としては，診療情報提供書という1枚の紙だけでは，回復期，慢性期の療養を行う上で必要な情報が十分でない場合が少なくない，と滝沢氏は言います．患者の認知症の状況（たとえば，徘徊や意思疎通の状況），栄養の状況，リハビリテーションを行うにあたって留意すべき合併症のリスクなどの情報が，川下の医療機関や介護施設では不可欠であり，その情報をMedIkaを介して共有できるメリットはとても大きいと滝沢氏は指摘しています．退院サマリーを事前に参照することで複数科での処方や検査データ，画像などの情報を把握でき，それにより転院に際してさまざまな事前準備ができることはとても便利だということです．そして，こうした連携を入院と在宅，および医療と介護との間でさらに実効性のあるものにするために，MedIkaでは図表補3-2-2に示したような「はこだて医療・介護連携サマリー　基本ツール」が作成されています[5]．これは病院を退院する際に病院側が作成するサマリーです．このサマリーにはトリガーが設定されており，たとえば「特別な医療等」の「食事摂取困難」にチェックが入ると図表3-2-3に示した「応用ツール④食事摂取困難管理」の記載が求められ，患者を受け入れる介護あるいは在宅医療側が食事摂取の状況についてより詳細な情報が得られるようになっています．内容も主治医意見書に準拠したものになっており，医療者側としても使いやすいものになっています．

　なお，この連携サマリーの設計は函館市医療・介護連携推進協議会情報共有ツール作業部会が事務局を担当し[6]，現場の関係者との議論を踏まえて構築されている点は重要です．函館においてこのような試みが始まったのは，医療・介護関係者からの声がきっかけでした．滝沢氏によると平成27年の5

329

補論 3　事例調査

図表補 3-2-2　はこだて医療・介護連携サマリー　基本ツール

はこだて医療・介護連携サマリー【基本ツール】

情報提供先施設名称		御中	情報提供先担当者名		様

● 基本情報等

氏名	(フリガナ)		生年・性別等	□男 □女 (満　歳)	生活保護 □無 □有	障害等認定 □無 □有	□無 □身障(　級) □療育(　級) □精神(　級) □特定疾患(　)

現住所		電話番号	

居住	□戸建(　階) □集合住宅(　階) ※エレベータ □有 □無 □施設( )	医療保険等	□健康保険 □国民健康保険 □後期高齢者 □その他 ( )

要介護度	認定有効期間	年　月　日 ~ 　年　月　日	障害高齢者日常生活自立度(寝たきり度)	認知症高齢者日常生活自立度

同居家族	□無 □配偶者 □子 □子の配偶者 □兄弟姉妹 □その他( )

連絡先①	続柄	□同居 □別居	電話	関係 □主介護者 □キーパーソン □その他( )
連絡先②	続柄	□同居 □別居	電話	関係 □主介護者 □キーパーソン □その他( )

● 医療情報等　*歯科医師等が摂食や口腔ケアに介入されている場合は、応用ツール④を作成下さい。

主病名	医療機関等名称	診療科名等	担当医	受診状況等	*特記
					□
					□
					□

*特記印の付く場合は応用ツール⑧を作成して下さい。

● 身体・生活機能等

	評価日　令和　年　月　日		□入院時 □入院中 □退院時 □地域生活時 □その他( )

*起居動作	□自立 □見守り □一部介助 □全介助	移動	□自立 □杖 □歩行器 □車いす □介助 □その他( ) □左上肢 □右上肢 □その他( ) □左下肢 □右下肢
麻痺の状況	□無 □軽度 □中度 □重度	麻痺の部位	□左上肢 □右上肢 □その他( ) □左下肢 □右下肢
視力[日常生活に支障]	□無 □有⇒( )	・眼鏡	□無 □有
聴力[日常生活に支障]	□無 □有⇒( )	・補聴器	□無 □有
意思の伝達	□可 □時々可 □ほとんど不可 □不可	失語症	□無 □有 □不明
*認知症症状	□無 □記憶障害 □幻覚・妄想 □昼夜逆転 □介護への抵抗 □暴言・暴力 □不潔行為 □抑うつ・不安 □徘徊 □その他( )		

食事摂取	*食形態	□普通 □刻み □ソフト □ミキサー □流動	水分トロミ	□無 □有
	*食動作	□自立 □見守り □一部介助 □全介助	食事・水分制限	□無 □有
口腔	*口腔ケア	□自立 □見守り □一部介助 □全介助	義歯使用	□無 □有 □要アセスメント
排泄	排尿介助	□自立 □見守り □一部介助 □全介助	Pトイレ使用	□無 □夜間 □常時
	排便介助	□自立 □見守り □一部介助 □全介助	オムツ使用(パッド含む)	□無 □夜間 □常時
衣服の着脱		□自立 □見守り □一部介助 □全介助	*服薬管理	□自立 □見守り □一部介助 □全介助
入浴(保清等)		□自立 □見守り □一部介助 □全介助		

*特別な医療等 ☑の付く項目はお記入の応用ツールを作成下さい。	□褥瘡 (応用ツール⑧ 作成) □皮膚疾患 (応用ツール⑨ 作成) □認知症 (応用ツール③ 作成) □食事摂取困難 (応用ツール④ 作成) □自己腹膜灌流装置 (応用ツール⑤ 作成) □透析液供給装置 □酸素療法 (応用ツール⑥ 作成) □吸引器 □輸液ポンプ □中心静脈栄養 (応用ツール⑦ 作成) □在宅自己注射(インスリン) (応用ツール⑧ 作成) □経管栄養 (応用ツール⑤ 作成)	□留置カテーテル (応用ツール⑩ 作成) □自己導尿 (応用ツール⑩ 作成) □腎瘻・尿管皮膚瘻 (応用ツール⑩ 作成) □ドレーン (部位:) □人工呼吸器 (応用ツール⑪ 作成) □気管カニューレ (応用ツール⑬ 作成) □人工肛門・人工膀胱 (応用ツール⑭ 作成) □感染症 (応用ツール⑮ 作成) □リハビリテーション (リハビリテーションサマリー 作成) □癌末期疼痛管理 (応用ツール⑪ 作成) □その他 (応用ツール⑱ 作成)
在宅介護サービス等	□訪問診療 □訪問歯科診療 □訪問看護 □訪問介護 □訪問入浴 □訪問リハ □通所サービス □ショートステイ □福祉用具 □住宅改修	
*介護上 特に注意すべき点等 (有)の場合応用ツール⑧ 作成	□無 □有	*介護・看取りに関する本人・家族の意向等 (有)の場合応用ツール⑧ 作成 □無 □有

*起居動作[自立・見守り]以外は応用ツール⑧を、認知症症状[無]以外は応用ツール③を作成下さい。
*食形態・動作・口腔ケアの項目で[普通・自立・自立]以外を選択した場合は応用ツール④を、服薬管理[自立]以外は応用ツール⑧を作成下さい。

本サマリーの記入者	所属名	
電話	FAX	記入者	作成日

*応用ツール以外の書式を添付する場合は応用ツール①を必ず作成下さい。

出典：函館市医療・介護連携支援センター・はこだて医療・介護連携サマリー　https://www.medika.or.jp/

補論3 事例調査

図表補 3-2-3　はこだて医療・介護連携サマリー　応用ツール④食事摂取困難管理

はこだて医療・介護連携サマリー　　　　記載日 令和　年　月　日

応用ツール④ 食事摂取困難管理

1. 氏　名　　　　　　　　　　　　生年月日

2. 食事摂取に対しての問題（該当するものに☑）
- □ ①　口の中に関する問題
  - □ 入れ歯が合わない　　□ むし歯　　□ 口内炎等により痛いところがある
  - □ 歯が無いのに入れ歯を使っていない　□ 口臭がある
  - □ 口が渇いた感じ，ねばねばした感じがする

- □ ②　食事摂取に関する問題
  - □ 最近3ヶ月間に，食事姑が減った
  - □ 最近3ヶ月間に，食事にかかる時間が長くなった
  - □ 最近3ヶ月間に，食形態に変化があった
  - □ 最近3ヶ月間に，3キロ以上体重の減少があった
  - □ 最近1年間に肺炎にかかった

- □ ③　食事中，気になる事
  - □ 食べようとしない
  - □ 食べこぼしや，うまく噛めないことがある
  - □ 飲み込んだ後に食べ物が口に残っている
  - □ 食事中によくむせる
  - □ 飲み込んだものが逆流することがある
  - □ 不明

- □ ④　食事を摂取しない場合の問題
  - ＊ 疾患との関連性　　　　　□ 有　　□ 無
  - 　　　　　　　有の場合の要因（　　　　　　　　　　　　）
  - ＊ 内服薬の内容との関連性　□ 有　　□ 無
  - 　　　　　　　有の場合の要因（　　　　　　　　　　　　）
  - ＊ 拒食の意思表示　　　　　□ 有　　□ 無

3. 現在の食事摂取カロリー及び払
- ＊ 現在の食事提供カロリー（ ）kcal 提供中
- ＊ 現在の食形態
  - □ 刻み食　　　□ 軟食　　　□ トロミ食　　　□ ミキサー食
  - □ その他（　　　　　　　　　　　　）
- ＊ 主食
- ＊ 副食

4. その他

作成者所属　　　　　　　　　　　　　記入者

ツール管理者所属　　　　　　　　　　氏名

出典：函館市医療・介護連携支援センター・はこだて医療・介護連携サマリー　https://www.medika.or.jp/

331

補論3 事例調査

月に函館市が行ったアンケート調査や，平成27年度に開催された第1回多職種研修会の中で「書式は，様々なものが出ているが統一されればと思う」，「医療，介護，在宅，共通の情報ツールで情報共有したい」等々の意見があげられ，サマリーの作成が課題となったことを契機として，MedIkaにおいて医療介護の情報共有の仕組みの実装が始まりました．もちろん，函館でこのような試みが可能であったのは，MedIkaの構築に当初から急性期以後の医療介護を担当する高橋病院の高橋肇理事長をはじめとする関係者がかかわっていたからだと思います．この間の経緯については函館市医療・介護連携推進多職種研修会の内容が参考になりますので，関心を持たれた方は参照してください[7]．また，函館市における医療と介護連携についても，函館市のホームページで紹介されています[8]．

　情報共有システムはこのような現場レベルでの検討を通して構築されることが，その実効性を高めるために重要であると考えます．また，情報体系の議論に関しては，当初から実際の情報化を担う情報技術者がかかわっていることが望ましいと二橋氏は述べていました．情報の専門家からみて合理的な情報体系にしなければ，その後の改修が困難になるからです．また，開発にあたっては「少し枯れた仕組み」を用いることが合理的です．最先端のテクノロジーはまだ不安定で，種々の改修が入る余地が大きいからです．

2-4　MedIkaの実践が示す我が国の医療DXの方向性

　医療のIT化は何を目的にして行うのかといえば，第一義的には質の高い医療を効率的に行うことを支援するためです．情報を作成する医療職や介護職がその利活用の利便性を実感できなければ，取り組みはうまくいかないでしょう．過去日本は地域共通電子カルテに関して数多くの事業を試み，そして失敗を重ねてきました．私自身が研究者であることを踏まえて，自省的にその失敗の原因を考えると，実務者の視点が不十分であったこと，情報をIT化する前提としての用語や記述方法の標準化が不足していたこと，システム導入にあたっての優先順位の設定およびその関係者間での共有が不十分

補論3 事例調査

であったことが指摘できます．実務者がそのメリットを実感できなければ，情報化はうまくいきません．それは COVID-19 の流行にあたって HER-SYS の運用が壁にあたってしまったことからも明らかです．

　現在，厚生労働省が進めている医療情報ネットワーク基盤の構築にあたっても，実務者の視点が重要です．具体的には情報の作り手である現場の医療関係者がその有用性を実感できることが第一義的なものであり，蓄積された情報の産業利用は副次的なものであるという理解が不可欠です．情報の産業利用が第一の目的で，そのための情報作成の負荷が大きく，また実務者にその有用性が実感できなければ，これまでの類似プロジェクトのように事業は頓挫するでしょう．その意味で実務者に活用されている MedIka やあじさいネット[9] の仕組みが，十二分に参照されるべきであるし，また新しい医療情報ネットワーク基盤が現在機能している MedIka やあじさいネットの仕組みを壊してしまうものであってはならないでしょう．とくに，医療と介護との複合ニーズに対応する仕組みを構築するのであれば，図表補3-2-3，図表補3-2-4 で示した「はこだて医療・介護連携サマリー」の仕組みを一般化するようなシステムになることが望ましいと考えます．また，どのような情報を必須項目にするかについては，現場での実務に対する配慮が必要です．研究者の視点で，あれもこれもという情報フォーマットになってしまうと，現場の負荷が高くなり，システムが機能しなくなります．その意味でも種々の試行錯誤をしてきた MedIka の経験は重要であると考えます．

　また，連携や情報蓄積のためのサーバーをどのレベルで構築するかについても十分な検討が必要です．MedIka と同様に ID と情報が記録されているアドレスを用いて相互参照を行う仕組みを採用しているフランスの DMP では，当初国レベルで連携のためのサーバーを構築することが目指されたのですが，サーバーへの物理的負荷が過剰になることから，地方単位でサーバーを構築し，さらにその地方レベルのサーバーを国レベルで必要に応じて参照するためのサーバーを立ち上げるというような2段階の仕組みが採用されました．他方，ケベックなどではクラウドを用いた仕組みが採用されています．医療

補論 3　事例調査

情報のネットワーク化という点において後進国である日本は，このような諸外国における経験も踏まえて，費用対効果の面でも，また実用面でもより良い仕組みを考えることができるはずです．また，日本社会の国際化が進むことを踏まえれば，医療情報システムは International Patient Summary（IPS）[10] のような国際標準に準拠したものであることが望ましいと考えます．他方で，介護に関する情報のように，国際レベルでの体系的な情報化が進んでいない領域では，25 年の介護保険の経験を活かして日本がその標準化のイニシアティブをとるべきでしょう．情報産業の世界ではデファクトスタンダードになることが，産業政策的に重要であることを，日本はこれまでも身に染みて理解しているはずです．

　ところで，厚生労働省のプロジェクトでは push 型で収集する情報と pull 型で収集する情報を分けて議論されています[11]．急性期の診療に関する情報について病院側が診療所の電子カルテを参照する必要性はそれほど大きくないでしょう．患者の継続的管理への活用を考えれば診療所と病院との関係に関しては，診療所が病院の情報を参照しにいく仕組みがあれば十分で，実際 MedIka ではそのような仕様になっています．これは全体としての運用コストを低減させる効果もあります．厚生労働省における検討に関しては MedIka におけるこうした工夫についても十分参考にされるべきです．また，医療情報の利活用は現場における有用性が担保されなければ進みません．その意味でも病院関係者が健康・医療・介護情報利活用検討会における議論に関心を持ち，必要に応じて意見を述べることが必要です．加えて，システムは標準化されてこそその有用性と経済性が高まります．すでに動いている仕組みをベースとした標準化に向けて，医療・介護関係者の意識が共有されることを期待したいと考えています．

注
医療機関をネットワーク化したものとしては長崎県のあじさいネットも，情報提供病院が 38 施設と大きなネットワークとなっています．

補論 3　事例調査

引用文献

1) 厚生労働省 健康・医療・介護情報利活用検討会 医療情報ネットワークの基盤に関するワーキンググループ：第 5 回委員会資料 1-1（令和 4（2022）年 11 月 28 日．https://www.mhlw.go.jp/content/10808000/001016920.pdf

2) 特定非営利活動法人 道南地域医療連携協議会 道南 MedIka: https://www.medika.or.jp/

3) ID-Link Web: https://www.mykarte.org/

4) 松田晋哉：フランスにおける患者情報共有システム DMP（Dossier Médical Personnel; 個人医療記録）について，社会保険旬報 No. 2507：16-20, 2012.（注：Dossier Médical Personnel はその後 Dossier Médical Partagé と名称を変えている）

5) 函館市医療・介護連携支援センター・はこだて医療・介護連携サマリー https://www.medika.or.jp/

6) 函館市医療・介護連携推進協議会情報共有ツール作業部会 https://www.city.hakodate.hokkaido.jp/docs/2016092300032/

7) 函館市医療・介護連携推進多職種研修会 https://www.city.hakodate.hokkaido.jp/docs/2016052600059/

8) 函館市：函館市の医療と介護の連携について https://www.city.hakodate.hokkaido.jp/docs/2016090800077/

9) あじさいネット http://www.ajisai-net.org/ajisai/04_patient/index.html

10) The International Patient Summary https://international-patient-summary.net/

11) 厚生労働省 健康・医療・介護情報利活用検討会 医療情報ネットワークの基盤に関するワーキンググループ：第 5 回委員会資料 1-3（令和 4（2022）年 11 月 28 日．https://www.mhlw.go.jp/content/10808000/001016922.pdf

初出

松田晋哉：連載ケースレポート 地域医療と民間病院・9　社会医療法人高橋病院——地域包括ケアを支える医療介護統合の拠点機能を目指して，病院，75(9)：708-713, 2016 に加筆修正し収録.

松田晋哉：連載ケースレポート 地域医療と病院・51　医療介護情報共有の先進事例——道南 MedIka プロジェクト（北海道函館市），病院，82(2)：170-177, 2023 に加筆修正し収録.

補論 3 事例調査

3 道東勤医協釧路協立病院

(医学書院『病院』83(2) 154-161, 83(4) 333-337, 83(8) 660-665 より転載.)

3-1 はじめに

人口構造の変化は, 当該地域の医療機関に機能の見直しを求めます. しかし, 2 年ごとに繰り返される診療報酬改定に対応することが病院経営にとって重要であることから, 個々の医療機関は中期的な展望が持ちにくいのが現状です. また, 診療報酬の改定では, ボリュームの大きい都市部の議論が中心になりがちです. その結果, 人口構造の変化がより進んでいる地方の場合, 気がついたときには自院の機能が地域で必要とされているものと大きく乖離してしまっていることがしばしば起こってしまいます. この際, それまで急性期を担ってきた病院の対応は 2 つに分かれます. 閉院や診療所への転換により病院機能をやめてしまうか, あるいは新しい機能を再定義し, その整備を進めるかです.

私は高齢化が進む地域社会において, 病院は住民の安心を支える社会的インフラであると考えています. したがって, 上記のような場合, まず考えるべきは地区診断と自施設のポジショニングによる, 機能の再定義であるべきです. その結果としての, 閉院や診療所への転換であるなら合理的であると考えられますが, 地域のニーズがある状況でそれに応えないという選択肢はできうる限り避けるべきです.

しかし, 機能転換は組織内に大きな軋轢を生むことが少なくありません. こうした事態を避けるためには, データに基づきながら, 院内の関係者が忌憚のない意見を交換し, 納得して機能転換を進めることです. そして, この議論の際, 中心に置くべきは, 地域住民のニーズです. こうした難しい機能転換を見事にやり遂げ, 結果として地域住民の安心を直接的に支えるだけでなく, 他の医療機関や介護施設を支援する地域のハブ的な病院になったのが, 道東勤医協釧路協立病院です (以下, 釧路協立病院). 本節では公開データを

補論 3　事例調査

用いた釧路医療圏の地区診断と、その結果を踏まえた訪問調査で黒川聰則理事長と谷口和基事務長をインタビューした内容と、谷口氏の論文等をもとに[1]、同病院の機能転換の過程について紹介し、新しい地域医療構想の在り方について論考してみたいと思います.

3-2　釧路医療圏の概況

公的データによる医療介護サービス提供体制の分析

　図表補 3-3-1 は釧路医療圏の人口推移を見たものです[2]. 2010 年以降人口は減少していますが、85 歳以上の人口は 2020 年から 2040 年で倍増します.高齢化の進行により図表補 3-3-2 に示したように入院需要は 2030 年まで増加し、その後徐々に低下します[1]. ただし、増加するのは急性期以後の入院需要であり、また急性期に関しても入院需要増加の中心は肺炎、心不全、骨折、脳血管障害となります. これらの傷病はすでに介護保険を使っている高齢者から、その多くが発生します. 図表補 3-3-3 は DPC の公開データで釧路医療圏、根室医療圏の病院の MDC 別患者数を見たものです[3]（MDC：Major Diagnosis Categories 主要診断カテゴリー診療科に相当. たとえば MDC 01 は神経系疾患）. 急性期医療は市立釧路総合病院、釧路労災病院、釧路赤十字病院、釧路孝仁会記念病院が中心となって支えていることがわかります. また、いずれの病院も総合的に医療を行っているのですが、市立釧路総合病院は呼吸器、循環器、腎臓・泌尿器、精神科、釧路労災病院は消化器と血液、釧路赤十字病院は眼科と産婦人科、小児科、釧路孝仁会記念病院は脳神経と循環器というように、それぞれの得意領域を持っています. そして、実際に、このような機能分化を前提として、診療科別の輪番制など、釧路医療圏では施設間の連携体制が構築されています.

　図表補 3-3-4 は医療介護提供体制を SCR でみたものです[4]. 釧路医療圏は一般病棟、療養病棟、地域包括ケア病棟の入院は全国より多いのですが、初再診、回復期リハビリテーション病棟入院は少なくなっています. 在宅および介護系では訪問診療、訪問看護、通所介護、ショートステイ、施設介護、

337

補論3 事例調査

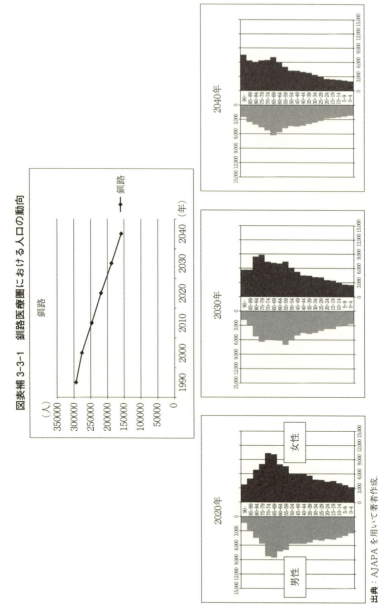

図表補 3-3-1 釧路医療圏における人口の動向

出典：AJAPA を用いて著者作成。

補論3　事例調査

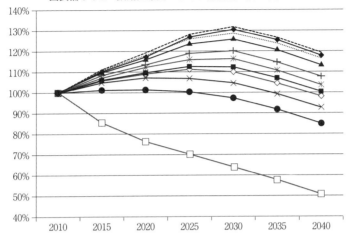

図表補 3-3-2　釧路医療圏における傷病別入院患者数

凡例:
- 10　呼吸器系の疾患(肺炎)
- 15　妊娠,分娩及び産じょく
- 19　損傷,中毒及びその他の外因の影響(骨折)
- 2　新生物(悪性新生物)
- 4　内分泌,栄養及び代謝疾患(糖尿病)
- 5　精神及び行動の障害
- 6　神経系の疾患
- 9　循環器系の疾患(脳血管疾患)
- 9　循環器系の疾患(その他の心疾患)
- 9　循環器系の疾患(虚血性心疾患)
- 総数

出典：AJAPA を用いて著者作成.

サ高住の提供量が少ないですが，訪問介護の提供量は多くなっています．

図表補 3-3-5 は令和2年度の病床機能報告で，釧路及び根室医療圏の病院・有床診療所の人的資源の状況を見たものです[5]．医師の常勤医比率をみると，過疎地の公的病院でその割合が低くなっています（たとえば，標茶町立病院は 31.3％）．また，こうした過疎地の病院では，医師の高齢化も進んでおり，医師数が1けた台の病院では，今後常勤医の確保が困難になる可能性が高いことを，釧路市内の病院関係者は指摘していました．

釧路医療圏の直面する課題

前項で述べたように，釧路医療圏では釧路市立総合病院，釧路赤十字病院，

339

補論3 事例調査

図表補 3-3-3 釧路医療圏・根室医療圏における DPC 病院の実績（令和 2 年度　MDC 別入院患者数）

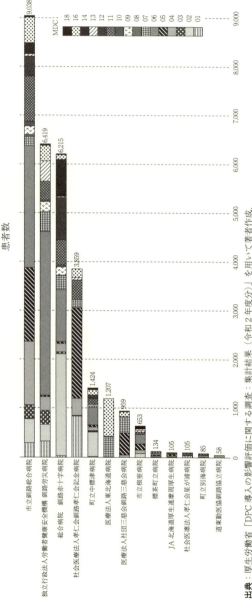

出典：厚生労働省「DPC 導入の影響評価に関する調査：集計結果（令和 2 年度分）」を用いて著者作成．

340

補論3 事例調査

図表補3-3-4 釧路医療圏・根室医療圏・札幌医療圏におけるSCR（2019年）

二次医療圏	初再診料	一般病棟入院基本料等	療養病棟入院基本料	有床診療所入院基本料	有床診療所療養病床入院基本料	回復期リハビリテーション病棟入院料	地域包括ケア入院医療管理料	往診等	緊急往診加算等
0104 札幌	98.2	131.8	174.6	149.1	54.8	107.7	80.1	86.4	54.8
0120 釧路	77.3	152.1	159.2	42.4	0.0	0.0	124.0	31.1	41.3
0121 根室	43.5	90.7	0.0	0.0	0.0	0.0	0.0	2.7	2.7

二次医療圏	在宅患者訪問診療料等	救急搬送診療料	訪問看護指示料	介護施設SCR	サ高住SCR	ショートステイSCR	訪問看護SCR	通所サービスSCR	訪問介護SCR
0104 札幌	115.5	56.4	110.0	76.2	163.4	48.6	115.6	67.3	93.6
0120 釧路	63.3	103.3	27.6	89.2	85.1	73.0	43.6	69.1	128.5
0121 根室	18.9	160.3	10.7	91.2	120.5	44.0	24.6	63.6	65.7

注：医療サービスのSCRは内閣府データ，介護サービスのSCRは著者の独自推計．
出典：内閣府「経済・財政と暮らしの指標「見える化」ポータルサイト．医療提供状況の地域差」を用いて著者作成．

釧路労災病院という3つの公的基幹病院と民間病院である釧路孝仁会記念病院が連携して，診療科別の二次輪番制や診療科の機能分化を行い，地域医療を支えています．これらの病院の医師は釧路医療圏に加えて根室医療圏の他の公立病院の外来応援も行っています．他方，基幹病院以外の病院もそれぞれの地域で地域住民の一般診療を支えています．しかし，結論からいえば，すべてがぎりぎりであり，1つ歯車が狂えば厳しい医療提供体制になりかねない状況だと思います．すべての原因は人的資源の少なさにあります．以下，釧路医療圏の直面する課題について論考してみたいと思います．

① 医局の医師派遣機能の低下

伝統的に，北海道の地域医療は道内3大学の医局からの派遣によって支えられてきました．しかし，近年この医師派遣力が落ちています．地域の関係者はその原因の1つとして，新臨床研修制度の影響があるといいます．私が医学生の頃は，医学部に入るということは，その大学の医局に入り，その地

341

補論 3　事例調査

図表補 3-3-5　釧路医療圏・根室医療圏の病院における人的資源の状況

医療機関名	入院患者数合計・1年	退院患者数合計・1年	常勤医師数	非常勤医師数	常勤看護師数	非常勤看護師数	常勤准看護師数	非常勤看護師数	常勤医師割合	常勤正看護師割合
市立釧路総合病院	12,352	12,349	101.0	3.8	533.0	27.9	8.0	1.7	96.4	98.5
総合病院釧路赤十字病院	11,323	11,079	48.0	5.3	317.0	48.0	10.0	0.0	90.1	96.9
独立行政法人労働者健康安全機構釧路労災病院	8,489	9,189	57.0	1.9	319.0	6.8	3.0	7.2	96.8	99.1
社会医療法人孝仁会 釧路孝仁会記念病院	6,771	6,774	27.0	7.0	204.0	8.8	12.0	0.4	79.4	94.4
医療法人社団三慈会釧路三慈会病院	3,071	3,135	9.0	6.5	84.0	5.0	16.0	0.8	58.1	84.0
町立中標津病院	2,815	2,791	16.0	12.7	84.0	7.9	15.0	1.3	55.7	84.8
医療法人東北海道病院	2,452	2,447	7.0	9.5	78.0	4.7	15.0	1.1	42.4	83.9
市立根室病院	2,022	2,058	16.0	5.6	96.0	1.6	13.0	1.2	74.1	88.1
道東勤医協釧路協立病院	1,320	1,322	7.0	3.1	66.0	5.7	9.0	5.9	69.3	88.0
町立別海病院	1,035	1,042	7.0	0.5	52.0	2.1	5.0	1.1	93.3	91.2
社会医療法人孝仁会 星が浦病院	752	764	6.0	1.8	76.0	0.0	6.0	0.0	76.9	92.7
JA北海道厚生連摩周厚生病院	488	482	2.0	0.0	40.0	4.0	0.0	1.0	100.0	100.0
標茶町立病院	478	487	2.0	4.4	31.0	0.8	5.0	1.7	31.3	86.1
医療法人太平洋記念みなみ病院	372	364	6.0	0.7	36.0	4.9	6.0	0.0	89.6	85.7
医療法人社団美生会釧路第一病院	266	162	2.0	0.3	38.0	0.5	17.0	0.0	87.0	69.1
医療法人豊慈会釧路北病院	140	152	6.0	1.3	37.0	2.0	30.0	3.1	82.2	55.2
医療法人嗣恵会石田病院	75	76	2.0	0.5	13.0	1.3	9.0	0.9	80.0	59.1
医療法人社団敬愛会白樺台病院	69	77	1.0	2.0	16.0	0.0	26.0	0.7	33.3	38.1

出典：病床機能報告（厚生労働省、北海道）を用いて著者作成.

域で医師として働くということが，不文律のようなものでした．しかし，新臨床研修制度により，卒業生は卒後研修の場を自由に選択できるようになりました．フランスやドイツのような地域別の必要医師数の制限がない日本で，勤務先の選択を実質的に自由化すれば，地域間の需給バランスが崩れることは十分に予想できたはずです．しかし，日本では，地域別・診療科別の需給バランスを確保するような施策は導入されませんでした．

　加えて，この時期に大学受験における医学部人気が高まったことも地域偏在に拍車をかけることになりました．折からの経済不況の問題もあり，理系の成績上位者がこぞって医学部を目指すようになったことが，医師の地域偏在を加速したといえるのかもしれません．受験技術に長けた都市部の中高一貫校の卒業生が偏差値に従って，地方の医学部に入学し，卒業後はまた都市部に戻るということが一般化してしまったのです．医学部側は地域枠を作って，地元出身の高校生を入学させるのですが，そうした学生も義務年限を終えてしまえば，勤務先の選択は自由です．卒後9年という義務年限は，医師として一人前になりつつあるときに勤務場所の選択に関する自由を縛ることを意味します．仮に，義務年限中に，過疎地の医療機関で本人の希望に沿わないような勤務上の問題を経験した若い医師は，二度と過疎地に赴くことはないでしょう．地域枠出身の医師のキャリア形成に関する丁寧な配慮が求められています．しかし，実際には地域枠出身の医師の人事権を持つ行政側が，一方的な指示を出してしまい，それに若い医師が反発したり，働く意欲を奪われるという事態が生じるという例が少なくありません．著者がインタビューを行った釧路医療圏の病院管理職からも，地域枠に期待したけれども，状況がほとんど改善しないことへの失望の声を聞きました．

②　地域医療と専門医制度の齟齬
　新臨床研修制度を導入するに至ったもっとも重要な理由は何だったのでしょうか．それは，今後の高齢社会において必要となる幅広に診療ができる能力をもった医師の育成だったはずです．また，研究に偏りがちだった医学部

補論 3　事例調査

の体質をより臨床的なものに変えていくという狙いもあったのだと思います.
旧態依然とした医局の体質も問題であったでしょう. これらの問題に対応し
ようとした行政側の姿勢は必ずしも間違ってはなかったと私は思います. し
かし, 目的を達成するための具体的な仕組みの準備と工程表の設計が十分で
はなかったために, 行政側が期待していた方向には医療界は動いていきませ
んでした. たとえば, 医局が持っていた重要な機能の1つに, 公的なもので
はないとしても, 医局員の資質の評価とキャリア形成に関する指導システム
がありました. 新臨床研修制度では 10 年スパンで見たときこの機能が欠け
ています. 医師の臨床能力を担保する仕組みとして, 専門医制度が導入され
ましたが, 皮肉なことに, この専門医制度が地方の医師不足に拍車をかけて
います. 地方の病院の場合, 仮にそれがその地域の基幹病院であり, 当該領
域で十分な経験と技術を持っている指導医がいたとしても, 症例数の不足や
設備の問題で専門医機構が求める認定施設になれない例が少なくありません.
結果として, 医局からの派遣も難しくなってしまうのです.

　加えて, 標茶町立病院のように, 幅広に患者を診ることができる総合医的
な医師を必要としている病院については, そもそもそれを派遣する臨床系の
講座が大学にないという問題があります. かつては, 内科系の教室や外科系
の教室から派遣される若手医師が, それぞれの専門診療科をもちながらも,
一般内科的, 一般外科的な診療を行うことで医師としての総合的な力をつけ
ることができていました. しかし, 各専門医制度において要求される種々の
基準をクリアするために, こうした総合性を持った診療を行いにくくなって
いる現状があります. 専門医制度の在り方について再考が必要であるように
思います.

③　深刻な看護師及び看護補助者不足
　高齢化が進む地方では, 急性期, 回復期, 慢性期のいずれの入院において
も, また在宅医療の現場でも看護師や看護補助者, 介護士のニーズが大きく
なります. しかし, 地方では若年層の減少により, 看護師や看護補助者, 介

補論 3　事例調査

護士のなり手が不足しています．釧路市内にも 3 つ看護師の養成校がありますが，1 か所を除いて定員割れしているのが現状です．過疎化が進む地方で，外部からこうした看護・介護人材を集めることは容易ではないでしょう．やむを得ず釧路医療圏内の多くの病院や施設が人材紹介会社を介して，看護・介護人材を雇用していますが，定着率は低く，また紹介会社に払う手数料や雇用する看護・介護人材の給与も比較的高く設定されることから，経営への負荷が大きくなっています．理想としては，当該地域の住民から看護・介護人材を確保することが望ましいと私は考えています．准看護師制度に内在していた問題を整理したうえで，看護・介護人材の確保のための教育体系の再検討が必要であるように思います．看護師・介護士不足の問題に直面したオランダは，2 つの資格を統合したうえで，看護師になるためのキャリアパスを複線化しています[6]．具体的には教育内容をブロック化し，介護士でキャリアを始めた者が，看護学校で継続的な教育を受け，当該科目のクレジットを積み上げることで，看護師受験資格を取得できる制度としたのです．もちろん，看護教育の高度化のために，看護教育の大学教育化も併せて行っています．質の高い在宅ケアサービスとして有名なオランダの Buurzorg を立ち上げた Jos de Blok 氏も大学で経済学を学んだ後，この複線的な看護教育を活用して地域看護師となっています．

　釧路市の場合，炭鉱の閉山，製紙工場の撤退など，地域における雇用の場がなくなり，失業率が高い状況が続いています．こうした現役世代が，看護や介護の領域で職を得ることができる仕組みづくりが必要ではないでしょうか．青森の慈恵会では，農家の主婦の方々を，日中の空き時間を活用して入所者の入浴介助を行う専門的なパートタイマーとして活用するという工夫をしていました[7]．ベッドメーキングや配食等で同様の工夫を行っている病院や施設は少なくありません．こうした働き方は複数の仕事を持つことにもつながり，経済的にも効果があります．オランダはこのような働き方を奨励することで，医療介護分野における労働力不足に対応しました．我が国もこのオランダの経験から学ぶことは多いと考えます．そして，仮にこのような施

345

補論3　事例調査

策を進めるのであれば，過去の経緯に拘泥した感情的な議論は避けるべきでしょう．目の前にある課題を解決するために，どのような方法が可能なのかを考えるプラグマティックな姿勢が必要です．

　私が訪問した釧路地域の病院では，勤務する看護師や看護補助者の負担を軽減するために，看護部長の方が看護補助者としても当直業務に入っていました．個人の責任感に頼り切ったこのような状況は決して望ましいものではありません．釧路管内の関係者だけで対処するのではなく，社会として解決すべき課題であると考えます．医療関係の各団体の責任ある立場にいる方々にもこうした地方の現状にもっと関心を持ち，具体的な解決策を互いに協力して進めていただきたいと思います．医療界はもっと実際的な議論を行わないといけないのではないでしょうか．

④　診療所機能の支援

　釧路訪問で教えていただいた重要な問題点の1つが，地域の診療所機能の維持を支援することの重要性です．少子高齢化が進む地方では，診療所の医師も高齢化しており，しかもほとんどのケースで継承問題があります．仮に地域でプライマリケアを担っている診療所が閉院してしまうと，その患者が残った地域の基幹病院の外来に押し寄せることになります．ただでさえ少ない人員で入院治療や救急医療を行っている病院の医療職の負荷はとても大きいものになってしまうのです．加えて，そうした外来診療は総合診療的なものが多く，専門医制度に有利な診療を行いたい若い医師にとっては，勤務する魅力に乏しいものになってしまいます．釧路地域の病院で勤務している中堅医師の相当数は単身赴任で，しかも後任が得られないという状況のために，長期にわたって釧路の病院に勤務しています．こうした状況も若い医師が地方に赴任する阻害要因になっているということでした．私がインタビューを行った内科医の先生は，午前の外来が2時3時にようやく終わったとき，時々言いようもない虚無感に襲われることがあるといいます．同じ医師としてその理由がよくわかるだけに，私はかける言葉が見つかりませんでした．

346

補論3 事例調査

そのときだけ訪問できた外部の者が訳知り顔で同情するような，そんな無責任な対応ができない厳しい環境がそこにはあります．

　過疎地の医療において，このプライマリケア機能をどのように維持していくかが，病院医療が機能するためにも必要です．フランスではこの問題に対処するために，過疎地域の自治体などが多科診療所を作り，そこに毎日都市部からパートタイムで医師がやってくるという仕組みを作っています[6]．現在，過疎地の診療所や小規模病院の外来支援は釧路市内の基幹病院が行っているし，北海道内の3つの医学部も行っています．この機能を，経済的にも社会的にもより高く評価すべきだと考えます．そして，こうした活動の費用こそ，医療介護総合確保基金で賄われるべきものだと思います．とくに，過疎地のこうした医療を支えている大学病院の役割についてはしっかりとした経済的評価が必要です．

　上記のような地域医療の支援が，働き方改革が進む中で，今後も可能なのかは，釧路地域の基幹病院の幹部職員の先生方がもっとも悩んでいることでした．対象とする診療圏域が広いために，移動時間も含めると拘束時間は当然長くなります．人的資源の少なさは，所属医療機関における勤務時間の長さをもたらします．そして，こうした労働条件の厳しさが，若い医師がこうした地域で働くことを躊躇させることになるのです．働き方改革が過疎地の医療にどのような影響を及ぼすかについて，厚生労働省として精査し，必要な対策を準備すべきだと考えます．

3-3　釧路医療圏の地区診断

　本項では地域医療のあり方を検討するための前提となる地区診断をSWOT分析で行う例を紹介してみたいと思います．SWOT分析は経営分析の初歩的なもので，よく知られている手法ですが，簡単にその概要を説明しておきます．図表補3-3-6はSWOT分析の基本的枠組みを示したものです．まず，内部環境分析，外部環境分析，自地域（施設）の強み・弱みに基づいて4分割で分析を行います．次のステップでは内部環境の強み・弱みと，外部環境

補論3　事例調査

の機会・脅威とをクロスさせて領域別の診断を行います．強み×機会がクロスするセルは「強化すべき領域」，強み×脅威がクロスするセルは「連携を考えるべき領域」，弱み×機会がクロスするセルは「参入を検討すべき領域」，弱み×脅威がクロスするセルは「最悪の事態を避けるべき領域」となります（図表補 3-3-7）．地区診断における外部環境に関する情報は，国全体の社会経済環境，医療介護政策の動向，人口の動向などです．他方で，内部環境における情報は，自施設における上記情報になります．いずれもその多くは DPC，NDB オープンデータ，病床機能報告，介護保険事業報告，患者調査，医療施設調査，国立社会保障・人口問題研究所の人口推計など，公開データで入手できます．

　図表補 3-3-8 は SWOT 分析による釧路医療圏の地区診断を示したものです．強み（Strength）としては，急性期を担う一般病棟の機能が充実していること，在宅を支える地域包括ケア病棟が充実していること，療養病床が充実していることが指摘できます．他方，弱み（Weakness）としては，診療所機能が低下していること，在宅医療が弱いこと，回復期リハビリテーションが不足していること，若手医療職の確保が難しいことなどがあげられます．こうした状況下で，あえて機会（Opportunity）を列挙するとすれば，高齢者人口が 2040 年まで維持されること，慢性期の後期高齢者からの急性期イベントが増加すること，介護ニーズ，とくに施設介護のニーズが増加することが挙げられます．他方，脅威（Threat）としては，典型的な急性期医療のニーズが減少するために専門医にとっての魅力が低下し，医療職の確保が困難になる可能性があること，また急性期の需要が減少するために，全体としてのダウンサイジングが避けられないこと，働き方改革のために大学等からの医師派遣の維持が難しくなる可能性があること，などが挙げられます．

　こうした分析結果を踏まえて，釧路地域の今後の対策を検討したものが図表補 3-3-9 です．強み×機会がクロスする「強化すべき領域」としては，急性期を担う病院の充実×高齢者の急性期イベントの増加という特性を活かして，がん，循環器疾患，周産期・小児などへの対応を維持しながら，高齢者

348

補論 3　事例調査

図表補 3-3-6　SWOT 分析の概要（地域レベル・施設レベル）

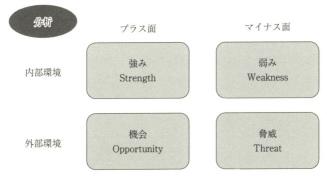

出典：筆者作成．

図表補 3-3-7　SWOT 分析を用いた計画の立案方法（地域レベル・施設レベル）

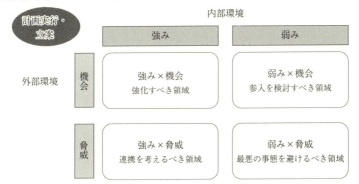

出典：著者作成．

救急の体制を整備すること（ただしダウンサイジングと機能分化は不可欠），回復期のモデル事例（釧路協立病院，後述）を参考に急性期 - 回復期 - 在宅・介護の連携体制を構築することなどが考えられます．弱み×機会がクロスする「参入を検討すべき領域」としては人的資源の不足に対応するために代替政策（タスクシェア・タスクシフト）の先進地域になること，医療介護複合体あるいはアライアンスを形成することでサービス提供体制の効率化を図ること，ICT を積極的に活用し（はこだて医療介護連携サマリー[8]）やオンライン診療の積

349

補論3 事例調査

図表補3-3-8 SWOT分析による釧路医療圏の地区診断

分析	プラス面	マイナス面
内部環境	**強みStrength** • 急性期を担う一般病棟の機能が充実 • 在宅を支える地域包括ケア病棟が充実 • 療養病床が充実	**弱みWeakness** • 診療所機能が低下している • 在宅医療が弱い • 回復期リハビリテーションが不足している • 若手医療職の確保に困難がある
外部環境	**機会Opportunity** • 高齢者人口が2040年まで維持される • 慢性期の後期高齢者からの急性期イベントが増加する • 介護ニーズ,とくに施設介護が増加する	**脅威Threat** • 典型的な急性期医療のニーズの減少(→専門医にとっての魅力の低下) • 働き方改革(医師派遣の維持)

出典:著者作成.

極的採用),その先進地域となることなどが考えられます.強み×脅威がクロスする「連携を考えるべき領域」としては,典型的な急性期入院症例の減少を踏まえて,病院間の機能分化や現在の急性期病院のケアミックス化(地域包括ケア病棟あるいは回復期リハビリテーション病棟の併設),診療所の外来機能低下を踏まえた在宅療養支援病院の強化などが考えられます.また,周辺自治体の医療機関の機能低下に対してはオンライン診療の強化等連携体制の充実が考えられます.弱み×脅威がクロスする「最悪の事態を避けるべき領域」としては,働き方改革や専門医制度の影響による人的資源の確保の難しさに対応するための広義の代替政策の実施が考えられます.これについては沖縄県立中部病院,島根県奥出雲の株式会社 Community Care(コミケア)を参考に,総合医や特定看護師の研修地域としての魅力の向上及び受け入れ態勢の強化などが考えられるかもしれません.また,釧路医療圏は広い圏域に加えて,根室地域の入院・外来の診療を支えることも求められるため,沖縄県立中部病院が採用している,同病院から離島に派遣された医師をオンラ

350

補論 3　事例調査

図表補 3-3-9　SWOT 分析に基づく釧路地域の今後の対策

計画立案・実行

内部環境

強み	弱み

強み×機会　強化すべき領域
- 急性期を担う病院の充実 × 高齢者の急性期イベントの増加→がん，循環器疾患，周産期・小児などへの対応を維持（ただしダウンサイジングと機能分化は必要）しながら，高齢者救急の体制を整備
- 回復期のモデル事例（釧路協立病院）を参考に急性期 – 回復期 – 在宅・介護の連携体制を構築（→はこだて医療介護連携サマリの導入）

弱み×機会　参入を検討すべき領域
- 人的資源の不足→代替政策（タスクシェア・タスクシフト），医療介護複合体あるいはアライアンスの形成，ICT の積極的な活用（はこだて医療介護連携サマリやオンライン診療の積極的採用）

強み×脅威　連携を考えるべき領域
- 典型的な急性期入院症例の減少→病院間の機能分化や現在の急性期病院のケアミックス化（地域包括ケア病棟あるいは回復期リハビリテーション病棟の併設）
- 診療所の外来機能低下→在宅療養支援病院の強化
- 周辺自治体の医療機関の機能低下→連携体制の充実（オンライン診療の強化等）

弱み×脅威　最悪の事態を避けるべき領域
- 働き方改革や専門医制度の影響による人的資源の確保の難しさ→広義の代替政策の実施（総合医や特定看護師の研修地域としての魅力の向上及び受け入れ態勢の強化　沖縄県立中部病院モデル，島根県奥出雲のコミケアモデル）
- 広域医療支援モデル（カスケードモデル）の構築

外部環境　機会

外部環境　脅威

出典：著者作成.

インで支える仕組みなどを参考に，広域医療支援モデル（カスケードモデル図表補 3-3-10）を構築することなどが考えられます．また，医療 MaaS の活用による D to P with N（訪問看護を併用したオンライン診療）などの先進地域になることも可能でしょう．

　ここで，留意すべき点は，以上提案した内容の多くは，少子高齢化の進むわが国の状況を踏まえて，医療・介護 DX など国がその取り組みをモデル的に始めているものだということです．過疎地域である釧路医療圏が今抱えている課題は，都市部の古いベッドタウンを含めて，日本の多くの地域が今後

351

補論3　事例調査

図表補3-3-10　医療資源支援のカスケード方式

北海道全体での医師派遣に関する具体的計画（地域医療計画）

道内三医学部

根釧地域内で相互に整合性のある地域医療計画と介護保険事業計画の策定

人的支援

札幌地域の医療機関・医師会

釧路医療圏の医療機関

オンライン診療の活用

人的支援特にマイナー診療科

根室医療圏の医療機関や介護施設

このような医師派遣（医療介護職派遣）を促進する診療報酬・介護報酬の充実が必要ではないか？

出典：著者作成.

　直面する問題です．課題先進地域である釧路医療圏は，こうした問題を解決するためのモデル地域になりうる大きな可能性を持っています．限られた医療資源・介護資源で，地域のニーズに応えるためには連携が不可欠です．そして，この連携を進める過程で，施設間の機能分化も進んでいきます．この点に関して，北海道では補論3-2で紹介したように「はこだて医療介護連携サマリー」という標準的な連携ツールがすでに稼働しており，しかもそれがID-Link[9] という医療DXに対応した仕組みで長年にわたって運用されています．北海道内の多くの地域はID-Linkを採用しており，したがって，道内の3医学部と医師会や看護協会などの関係職種の団体が協力することで，その他の地域が参考になる仕組みを構築することが可能であると考えます．医療・介護DXの実装にあたってはモデル地区が必要になります．釧路医療圏を含む北海道の各地域が，そのモデル地域として，国の財政的支援を得ながら，普遍性のある仕組みを構築することは公衆衛生政策としても大きな意義があるように思います．少々誇大広告的な記述ではありますが，このような

352

補論3　事例調査

ポジティブな思考も地域医療構想の実効性を向上させるために必要ではない
でしょうか.

3-4　道東勤医協釧路協立病院における地区診断と自施設が求められる機能の再定義

道東勤医協釧路協立病院の概要[10]

　釧路協立病院は一般135床（うち，地域包括ケア病床108床，休床27床）と
看護多機能小規模施設から構成される医療介護複合体のコミュニティホスピ
タルで，標榜診療科は内科・総合診療科（院内標榜），リハビリテーション科,
整形外科です．日本専門医機構認定総合診療プログラムの研修施設であり，
また，北海道民医連整形外科専門医研修プログラムの連携施設にも指定され
ています．さらに日本プライマリ・ケア連合学会の新・家庭医療専門研修プ
ログラムの対象施設でもあります．関連施設としては，協立すこやかクリニ
ック，桜ヶ岡医院，ねむろ医院，老人保健施設ケアコートひまわりがあり,
釧路，根室地域のプライマリケアと介護も支えている複合体です．

釧路協立病院における機能の再定義課程

　釧路協立病院は，1983年に開院し，内科，外科，整形外科，麻酔科，小児
科を標榜し，当初は自己完結型の医療活動を行ってきました．しかし，2000
年以降は医師不足のために，自己完結を前提とした医療活動を継続すること
が徐々に困難となり，経営的にも赤字基調になっていきました．前述のよう
に，釧路地域は3つの公的病院と1つの民間病院が急性期医療の大半を担っ
ており，釧路協立病院がこの地域で急性期医療の地域中核病院として機能す
る必然性は低下していました．他方で，地域経済の低迷と高齢化のために,
釧路協立病院が支えなければならない複雑な医療介護ニーズを抱えた住民は
増加していました．そこで，釧路協立病院は自施設の機能見直しを全職員で
行うことを決断し，実行します．図表補3-3-11は全職員で行った3C分析の
結果を示したものです．市場（Customer）の分析では人口は減少しているが,

353

補論3　事例調査

図表補 3-3-11　釧路協立病院で取り組まれた 3C 分析

市場（Customer）
・人口減少，高齢者は変わらず
・回復期病床が不足
・訪問看護の成長，在宅ニーズ

自社（Company）
・医師体制不安定
・看護師等も離職が多い
・自己完結の限界
・総合診療医が多い

競合（Competitor）
・基幹急性期病院
・在宅医療が少ない
・地域包括ケア病棟の差別化が必要
・水平連携が進んでいる

コミュニティホスピタルとしての自院の再定義
出典：谷口和基氏提供.

　高齢者数は比較的維持されること，地域としては急性期以後（回復期）の病床が不足していること，訪問看護および在宅のニーズが大きくなることが確認されました．この市場の変化に対し，自院（Company）の特徴の分析を行うと道東地域の特徴として医師や看護師の確保が徐々に困難になってきており，また開院当初から掲げてきた自己完結型医療が限界になっているという課題がある一方で，道東地域で今後その必要性が高まる総合診療医が多いという強みがあるという長所が確認されます．総合診療の強化に関しては，呼吸器内科医である黒川聰則理事長が，その重要性を認識し，自らが総合医的な機能も担うプライマリケア医の役割も担うことになったことが大きいと思います．この決断があり，釧路協立病院は日本専門医機構認定総合診療プログラム及び日本プライマリ・ケア連合学会の新・家庭医療専門研修プログラムの研修施設となり，関連の診療所に総合医を派遣することができています．この点について，黒川理事長は，地方で若い総合診療医の活躍を応援する存在になることを，釧路協立病院の重要な mission であると明確に述べられています．競合する施設（Competitor）については，前述のように4つの急性

補論 3 事例調査

期病院があり，そのニーズは飽和している状況にあります．この4つの急性期病院間では機能の水平分化が進んでおり，急性期入院医療に関しては地域全体として不足しているものは少なくなっています．他方で，これらの急性期病院における治療を終えた後，介護につないでいくための機能が不十分であり，地域包括ケア病棟の機能の差別化や在宅医療の受け皿づくり及び在宅医療を支える仕組みづくりが必要になっていました．

　このような3C分析の後に行ったSWOT分析の概要を図表補3-3-12に示しました．強み（Strength）として総合診療科があること，在宅療養支援病院としての実績があること，複合体として医療介護の連携の実践を行っていること，良好なチームワークのもとで，高い理念をもって地域医療を担ってくれる熱心な職員の存在，高齢社会において重要となる筋骨格系疾患を担う整形外科部門があることが確認されると同時に，機会（Opportunity）として，地域包括ケアシステムを具体化する組織が必要になっていること，在宅医療の支援や一次的な経過観察を必要とする脆弱高齢患者への対応といった地域の診療所を支える需要が増加していること，急性期病院での治療後に在宅医療や介護につなぐポストアキュート機能が地域で必要になってきていることなどが確認されました．釧路地域では医療機関間の連携が進んでおり，釧路協立病院がサブアキュート・ポストアキュート機能を担うことは，地域の他の病院からも期待されていることであったといえるでしょう．

　医療は経済活動の1つですが，それはソーシャルキャピタルとして非営利的な特徴を期待されているものでもあります．したがって，ドラッカーが非営利組織の経営に関する著作で強調しているように[11]，病院経営ではミッションマネジメントが重要になります．釧路協立病院では，上記の分析結果をMission・Vision・Valueの枠組みで再検討し，図表補3-3-13のようにまとめています．ここで最上位に掲げられている「地域で暮らす全ての人々が安心して暮らし続けられるよう，無差別・平等の医療・介護・福祉で役割を果たす」というMissionを私はとくに評価したいと思います．

　私の思い過ごしかもしれませんが，最近の医療経営においては，なし崩し

355

補論3 事例調査

図表補 3-3-12 釧路協立病院で取り組まれた SWOT 分析

Strength（強み）

総合診療科の標榜
バックベッドを持つ在宅療養支援病院としての実績
医療・介護の継続性の前進
6プロジェクトの実践
民医連医療・介護の連携と友の会の豊かな活動→コロナ禍で減少
経営改善
頑張ってくれる職員，チームワーク
整形外科の機能転換

新型コロナウイルス
回復期病棟の競合
自然災害への対応
人口減少，所得格差

Threat（脅威）

Weakness（弱み）

退院先に苦慮することがある
法人全体の経営課題，残業が多い
古い組織風土，変化への機敏な対応
教育体制が脆弱
外部との顔が見える繋がりに消極的

真の意味での地域包括ケアを進める医療機関としての期待
サブアキュートの前進（地域開業医からの紹介）
ポストアキュートの前進（連携パスへの参加）
顔の見える連携が進んでいる
多くの職種で新人が入職してくれている
→教育を見直すきっかけ

Opportunity（機会）

コミュニティホスピタルとしての自院の再定義
出典：谷口和基氏提供.

的に新自由主義的・市場原理主義的な傾向が強くなってきているように見えます．国民が拠出する保険料と税金で支えられている日本の医療においては，釧路協立病院が掲げるような Mission に基づいて医療が実践されることが，国民の理解を得るために不可欠ではないでしょうか．その意味でも釧路協立病院のアプローチは秀逸であると思います．

　いずれにしても，上記のような検討結果を経て，釧路協立病院は図表補3-3-14 に示したような過程で，2016 年以降病院機能の転換を行ってきました．まず，一般病床を地域包括ケア病床に徐々に転換していき，最終的には全病床を地域包括ケア病棟としています．そして，この期間に在宅療養支援病院としての活動を強化していきます．さらに特筆すべきは，2016 年に療養病棟を休止して以来空きフロアーとなっていた4 階部分に看護多機能小規模施設を開設していることです．黒川理事長はこの看護多機能小規模施設に加え，そこに訪問看護，訪問リハビリテーション，居宅介護支援事業者を配置したことで，入院医療と介護および在宅の連携がスムーズになったと評価していました．現在，たとえば老人保健施設において，医療ニーズの高い要介護高齢者への対応が課題となっていますが，医療・介護・生活の複合ニー

356

補論 3　事例調査

図表補 3-3-13　釧路協立病院で取り組まれた Mission・Vision・Value の見直し

MISSION
日々果たすべき使命

地域で暮らす全ての人々が安心して暮らし続けられるよう，
無差別・平等の医療・介護・福祉で役割を果たす

VISION
実現したい未来

■その人らしさを最大限に尊重し，暮らしや健康をサポートするいちばん身近な病院として道東の地域力を創造する

■医療・介護の一体提供を地域連携をすすめ，総合診療の視点で外来・入院・在宅医療を更に強化し地域包括ケアの中心的役割を担う

VALUE
共通の価値観

■患者中心：患者さんに寄り添う医療
■連携：病院間，医療と介護，職種間・チーム
■共同：プロジェクトや委員会，友の会や地域
■持続可能な経営：必要利益，全員参加の経営
■共育：学び合いと多様性の許容
■安全：医療の質向上
■社会と地域：アウトリーチや社保活動

高度急性期以外の医療と介護の全てをワンストップ・シームレスで提供するコミュニティホスピタルを目指そう

コミュニティホスピタルとしての自院の再定義

出典：谷口和基氏提供.

図表補 3-3-14　釧路協立病院における病棟機能の見直し過程

2016 年度	2017 年度	2018 年度	2019 年度	2020 年度	2021 年度
療養病棟休止 地域包括ケア病棟：9 床→30 床		地ケア 30 床→58 床 2 病棟で地ケア開始 看護多機能小規模施設開設	地ケア 58 床→70 床	全病床地ケア化（108 床） コロナ病床 8 床	コロナ病床 10 床 重点医療機関 4F 病棟全部を看多機化
地域包括ケア病棟：30 床 一般：78 床 休床 72 床（一 27，療 45）	地ケア：30 床 一般：78 床 休床 72 床（一 27，療 45）	地ケア：58 床 一般：50 床 休床 27 床	地ケア：70 床 一般：38 床 休床 27 床	地ケア：108 床 休床 27 床	地ケア：108 床 休床 27 床
訪問診療集約 在宅療養支援病院強化型	透析を完全 2 部制			外来再編 総合診療の院内標榜	
		外科手術休止	外科診療終了	整形外科手術休止	

注：地ケア＝地域包括ケア病棟，看多機＝看護多機能小規模施設
出典：谷口和基氏提供.

357

補論 3 事例調査

ズを持った後期高齢者が増加していることを踏まえれば，それぞれのニーズに包括的かつ柔軟に対応できる仕組みがあることが合理的です．釧路協立病院のこの転換事例は，今後人口の高齢化が進む他地域の病院の機能転換を考えるうえで参考になると考えます．

3-5 釧路協立病院の経験から学ぶ
──地域における医療と介護の結節点の必要性

今後，日本では，各地で高齢化の進行により後期高齢者，とくに90歳以上の高齢女性が増加します．これに伴い高齢単身女性の増加，そして不十分な年金のために彼女たちの貧困問題が，地域公衆衛生行政において大きな政策課題の1つになるでしょう．この問題に対処するためには，医療と介護，そして生活を包括的に支える仕組み，地域包括ケアシステムを具体化することが求められます．そして，この具体的な形の1つは医療介護福祉全般に対応できる釧路協立病院のような複合体です．そして，この複合体は，その期待される機能を果たすために「地域で暮らす全ての人々が安心して暮らし続けられるよう，無差別・平等の医療・介護・福祉で役割を果たす」という釧路協立病院のような明確な Mission Statement を持っている必要性があります．それがなければ，単に営利的な目的で，支払い能力のある利用者だけを対象に囲い込みを行う組織になりかねません．こうした営利的な組織は，地域の医療介護福祉の体制を殺伐としたものにしかねないと私は考えています．その意味でも，地域包括ケアの中核機能を担う医療介護複合体は，釧路協立病院のように，地域の他の組織との連携のもとで機能すること，とくに総合的な相談機能と行政や他組織との調整機能を持つことが不可欠だと考えます．

令和6年から新しい地域医療構想の議論が本格化しています．これまで地域医療構想の議論が進まなかった理由の1つとして，私は種々のデータが十分に活用されず，結果として地区診断やその結果を踏まえたうえでの自施設のポジショニングが行われてこなかったことが大きいと考えています．その意味でも釧路協立病院の取り組みは，同じような立ち位置にある他の病院の

補論 3　事例調査

参考になると考えます.

　地域包括ケア病棟を中核として，訪問診療，介護サービス，住宅サービス
を整備することで地域包括ケアサービスの中核となるという経営戦略は，高
齢化が進む他の地域の，とくに中小病院にとって参考になるものです. 地域
包括ケアを担う機能を限られた人的資源で果たしていくためには，総合医的
な診療を行うことが不可欠になります. 呼吸器科医である黒川理事長はこう
したニーズに対応するために自らが総合診療にも対応できるジェネラリスト
的機能を果たすように努力しています. また，整形外科疾患が多い高齢者の
診療を行うためには整形外科の配置は重要であるという認識の一方で，全身
麻酔を必要とする整形外科的手術は行わないという決断を，整形外科医の理
解を得ながら行っています. 病院機能の選択に際しては，各診療科について
もこのようなニーズの点検作業を行うことが求められるのです.

　以上のような努力が効果をあげ，釧路協立病院の経営は改善基調に乗るこ
とになりました[1]. この間 COVID-19 の感染拡大の影響を受けましたが，地
域ニーズの基本的な動向は変わっておらず，釧路協立病院の経営方針は現在
の方向性で問題ないと考えます.

3-6　まとめ

　今後，新しい地域医療構想の議論が進むにつれて，地区診断と自施設の機
能の再検討を行い，釧路協立病院のような機能選択を行う病院が増加すると
予想されます. 高齢化に対応するために，このような機能を持つ病院群を増
やすことが地域医療構想の重要な目的でした. 令和 6 年度の診療報酬制度改
定の方向性もこうした動きを促進するでしょう. ただし，改革の流れを促進
するためには診療報酬制度でさらに評価すべき項目も多いと思います. 以下
に，釧路協立病院の訪問を通して気づいたことについて述べてみたいと思い
ます.

359

補論 3　事例調査

ADL ケアの負荷の評価

　釧路医療圏のような高齢化が進んだ地域では，一般病棟に ADL ケアを必要とする高齢患者が多数入院しています．私が病棟を訪問させていただいたのは，ちょうど昼食の時間帯でしたが，多くの高齢者が食事介助を必要としている状況でした．現行の看護補助者の人的配置基準で十分なケアを行うことの困難さを私は認識させられました．それでも，釧路協立病院では，看護師，看護補助者，リハビリテーション職が協力し，入院患者のケアを優先して食事介助を行っていました．ADL 介助のためのより多くの人的資源が必要になっている状況が一般的になっていると考えられます．令和 6 年度の診療報酬改定では 7：1 看護配置基準の評価項目から患者の自立度を評価する B 項目が外されるなど，ADL ケアに対する評価が後退した印象を私は持っています．高齢社会を支える病院における ADL ケアの質を担保し，またそこで働く看護・看護補助職・リハビリテーション職の労働対価を正しく評価するためにも，ADL ケアを診療報酬上でもより高く評価すべきではないでしょうか．また，給食の在り方そのものも課題が多いと感じました．病院の給食に関しては，「病院」誌で詳細な論考がされているので[12]，興味のある方は参照されてください．

診療報酬及び介護報酬制度間の中立的な評価

　地域包括ケア病棟は，それが正しく機能すれば，地域の在宅確率を高める機能を持つと思います．また，病棟ではリハビリテーションや減薬，ジェネリックへの転換といった服薬管理指導も行われます．これらの機能は介護保険制度における老人保健施設と重なるものです．しかしながら，両者で同じような機能を果たしながら，たとえば服薬管理指導については，老人保健施設では加算がつきますが，地域包括ケア病棟ではつかないというように相違点があります．病院も介護施設も高齢者の複合ニーズへの対応を求められている点で大きな差はありません．医療介護の連携をスムーズに進めるためにも両制度間のサービスの整合性について整理が必要であると思います．

補論3　事例調査

ICT を活用した情報共有の推進

　複合ニーズを持つ高齢患者の増加は，医療介護のさまざまなサービス間の情報共有を求めます．限られた人的・物的資源で効果的に連携を行っていくためには，ICT を活用した情報共有が不可欠です．しかも，この情報は医療介護双方の関係者の合意に基づいた標準的な用語で記載されている必要があります．この情報共有のツールとしては，補論 3-2 で紹介したはこだて医療介護連携サマリーがもっとも優れていると私は評価しています．その普及を図るべきでしょう．

　ところで，令和 6 年度の診療報酬及び介護報酬の改定では，介護施設が日常的にその医療を支える病院と契約することで，介護施設，病院の双方に加算がつきました．しかし，その要件をみると定期的な会議の実施など，人的資源に余裕がない現状では十分な対応が難しい内容になっています．函館地域では ID-Link を用いて，参加施設が時系列で情報を共有できる仕組みが構築されています．このような仕組みがあれば，協力施設間で頻繁に会議等を開く必要性はありません．連携がスムーズに機能するためには，道南地域のように協力施設間の情報がリアルタイムで閲覧できる仕組みになっていれば，それで加算の要件になるというようなものにすべきでしょう．

　以上，釧路地域の医療環境に関する地区診断とその結果を踏まえた上での釧路協立病院の近年の取り組みについて紹介しました．同病院の機能転換の経緯は，私が病床機能別患者数の推計を厚生労働科学研究で行った際に想定していたものです．全国的に機能の見直しが進まない状況下で，同病院の取り組みを知り，私は自身の当初の考えが間違っていなかったことを確認できたように思います．興味を持たれた方は，ぜひ谷口氏の論文などを参考にしていただければと思います[1]．

引用文献
1) 谷口和基：釧路協立病院はどのように変わったのか──自己完結型から地域連

補論 3　事例調査

携型医療への転換のとりくみ，民医連医療 No. 590（2021 年 11 月号）: 16-17,
2021.

2）AJAPA：産業医科大学医学部公衆衛生学教室ホームページ　https://sites.
google.com/site/pmchuoeh/

3）厚生労働省：DPC 導入の影響評価に関する調査 集計結果　https://www.mhlw.
go.jp/stf/seisakunitsuite/bunya/0000049343.html

4）内閣府：経済・財政と暮らしの指標「見える化」ポータルサイト医療提供状況
の地域差　https://www5.cao.go.jp/keizai-shimon/kaigi/special/reform/mieruka/
tiikisa.html

5）北海道：北海道における医療機能ごとの病床の現状 病床機能報告　https://
www.pref.hokkaido.lg.jp/hf/iyk/iry/imu/byousyoukinou.html

6）松田晋哉：欧州医療制度改革から何を学ぶか――超高齢社会日本への示唆，勁
草書房，2017.

7）松田晋哉：地域医療構想と病院・54 地方都市における地域包括ケアシステム
のモデル事例――一般社団法人慈恵会（青森市），病院 82(8): 726-732，2023.

8）函館市医療・介護連携支援センター：函館医療介護連携サマリー，https://
hakodate-ikr.jp/about

9）ID-Link: https://www.mykarte.org/

10）道東勤医協釧路協立病院 https://www.dotokin-medwel.jp/

11）P.F. ドラッカー／上田惇生，田代正美訳：非営利組織の経営――原理と実践，
ダイヤモンド社，1991.

12）特集 病院給食の新しいカタチ，病院 81(8)，2022.

初出

3-1.　松田晋哉：連載 ケースレポート 地域医療構想と病院・57 人口過疎地域にお
ける病院医療の課題――釧路医療圏の訪問調査から，病院 83(2)，154-161,
2024 に加筆修正し収録.

3-2.　松田晋哉：連載 ケースレポート 地域医療構想と病院・58 地域医療構想策
定における地区診断の必要性――釧路医療圏を事例として，病院 83(4)，333-
337，2024 に加筆修正し収録.

3-3.　松田晋哉：連載 ケースレポート 地域医療構想と病院・60 道東勤医協釧路
協立病院，病院 83(8)，660-665，2024 に加筆修正し収録.

補論 3　事例調査

4　カナダ・ケベック州 Jewish General Hospital における
家庭医の活動

（医学書院『病院』79(10) 781-786, 79(12) 952-955 より転載.）

4-1　はじめに

　医療制度の国際比較研究の結果として，強いプライマリケアシステムを有
している国は，医療アウトカムが優れているうえに，費用対効果的であると
いう知見が出されています[1],注．その代表的な国の1つがカナダであるとさ
れます．本節で説明するようにカナダでは Medicare と総称される税金に基
づく皆医療保障制度下で，家庭医が中心とした医療提供体制の整備が強化さ
れています．

　少子高齢化の進む日本では，多様な慢性疾患を持ち，介護や生活支援のニ
ーズもある高齢者に対して，いかに効率的に質の高い総合的サービスを提供
していくかが課題となっています．この総合性は診療領域の総合性に加えて，
医療・介護・生活ケアの総合性やサービス間の連続性を要求します．たとえ
ば，認知症と糖尿病がある 87 歳の高齢女性が自宅で転倒し股関節骨折を受
傷してしまい急性期病院の整形外科で股関節置換術を受けたとします．外科
手術を受けるところまでは整形外科の患者ですが，術後は認知症と糖尿病に
対応しながらリハビリテーションを行い，退院調整を行うことになるでしょ
う．このときに病棟で主治医機能をもって患者の診療にあたるのはホスピタ
リストとしての総合医が適切です．済生会熊本病院ではこうした問題意識に
基づいて，病院総合医が院内主治医として機能しています[2]．本節で説明す
るカナダ・ケベック州では，医療と社会サービスを総合的に提供する中核に
家庭医が位置づけられており，家庭医が病院医療や高齢者施設における医療
に体系的に組み込まれる仕組みとなっています．この取り組みは日本の今後
の病院医療の在り方を考える上でも参考になると私は考えています．

　本節では文献調査と訪問調査に基づき，カナダ・ケベック州の Jewish Gen-

363

補論3 事例調査

eral Hospital における家庭医の役割を中心に紹介します.

4-2 ケベック州の医療制度

カナダの公的医療保障の一般原則

カナダは 13 の州及び準州（以下，州と総称）から構成される連邦国家です.
3 つの準州については連邦政府の責任で公的医療保障制度が整備されていますが，その他は州ごとに公的医療保障を提供する制度が設けられています.
この仕組みは Medicare と総称されます．この医療保障に加入することで，すべてのカナダ国民はカナダ全土で自己負担なしでカバーされる公的医療保障を受けることができます.

Canada Health Act は州の Medicare サービスについて以下の 5 つの基準を遵守することを求めており，それが連邦政府から州政府への医療保障における財政補助（Canada Health Transfer）の前提となっています[3].

- ・public administration　行政による管理
- ・comprehensiveness　総合的であること
- ・universality　すべての国民がカバーされていること
- ・portability　カナダのどこでも（居住地と違う州でも）サービスを受けることができること
- ・accessibility　アクセスが保証されていること

さらに，州政府が運営する医療保障制度は非営利原則のもとで，公的に提供されなければならないと規定されています.

カバーされるサービスは「医学的に正当な」入院医療，診療所等での外来医療，6 歳未満の歯科診療です．カナダにおける医療保障を連邦政府レベルで規定するのは Canada Health Act です．この法律では何が「医学的に正当か」については定義しておらず，それは各州政府がサービス提供者の団体と協議して決めることとなっています.

364

補論3　事例調査

ケベック州の公的医療保障

　次に，ケベック州における公的医療保障 Medicare について説明します．公的医療保障の運営主体はケベック健康保険（La Régie de l'Assurance Maladie du Québec: RAMQ）という公的組織です[4]．医療財政は，所得税を原資としています．

　医療保障に加入するためには，住居がケベック州内にあり1年間のうち183日以上ケベック州にいることが条件になります．ただし申請後3か月間は待機期間があり，この間は無保険状態になるので，民間保険に加入しておくことが推奨されています．

　従来，外来で処方される医薬品は Medicare でカバーされていませんでしたが，現在は処方された医薬品をカバーする保険（la Régime Public d'Assurance Médicaments）が整備されています．薬価は公示価格であり，INESSS（Institut National d'Excellence en Santé et en Services Sociaux イギリスの NICE に相当．医療だけでなく社会サービスについても有効性や費用対効果の分析を行い，州政府にリコメンデーションを提供．各種ガイドラインも作成）による医療経済評価の結果を受けて，州政府と製薬メーカーとの交渉によって決まります[5]．

　Medicare で医療を受けた場合，原則医療費の自己負担はありません．州の保健省が発行する保険カードを持っていれば，誰でも同一レベルの医療サービスを受けることができます．民間企業がフリンジベネフィットとして提供している民間医療保険では歯科診療など Medicare でカバーされていない給付も対象にしていることが多いようです．美容外科などは Medicare が対象とすべき基本的医療とみなされないため，公的保険の対象となりません．

　医療サービス利用の一般的な流れは救急を除いて，患者は診療所等でプライマリケアサービスを受け，入院や専門医の診療が必要な場合はその紹介状を持って当該医療機関を受診するというものです．プライマリケア機関としては，家庭医の診療所（ほとんどがプライベート），健康社会サービスセンター Health and Social Service Center（Centre de la Santé et Services Sociaux: CSSS 我が国の保健福祉事務所的な公的組織で外来診療や各種福祉サービスを住民に提

365

補論 3　事例調査

供しています），Walk in Clinic が主なものです．住民は医療機関を自由に選
べますが，一般的には家庭医の診療所に登録しています（地理的な条件や登
録人数により家庭医は登録を拒否することもできます）．

　ケベック州政府は，現在，家庭医のグループ化を推奨しています．具体的
には家庭医グループ（Groupe de Médecine de Famille: GMF，Groupe de Méde-
cine de Famille Réseau: GMF-R）あるいは病院も交えたネットワーク化（Cli-
nique-Réseau: CR）が進められています．

家庭医グループ GMF

　GMF は 2000 年に制度化された新しい仕組みです．形態としては，私が
訪問した Herzl Family Practice Centre[6] のように複数の家庭医が勤務する大
規模な診療所以外に，ソロプラクティスの診療所が地域共通電子カルテを通
じてグループに参加し，ネットワークに所属する組織の看護師やソーシャル
ワーカー，臨床心理士も参画するというネットワーク型のものもあります．

　2005 年以降，州政府は大学に家庭医部門をつくることを優先課題とし，大
学が GMF に積極的にかかわる仕組みを構築しています．インタビューを行
った McGill 大学家庭医部門の前教授である Howard Bergman 氏によれば
GMF はケベック的な Medical home であるといいます．そのポイントは患者
を中心にして，家庭医が単なるゲートキーパーではなく，多職種連携を基礎
に継続的に総合的サービスを提供することにあります．診療内容についても，
かなり踏み込んだものになっており，現在糖尿病患者の 80％は家庭医が診
察しています．また，抗凝固療法の進歩により心房細動の患者の継続的診療
も家庭医が行うようになっています．心エコーなどの診断機器を家庭医が使
用することも普通です．

　現在，ケベックでは 70％以上の患者が家庭医によって管理されており，
60％の家庭医が GMF に参加しています．GMF に参加することで家庭医は看
護師（NP）やソーシャルワーカーの支援を受けながら診療を行うことが可能
になります．また，共通の電子カルテを供与されることで，グループで患者

366

を診ることが可能になり，時間外やウィークエンド，祝祭日，バカンス時の対応負荷が軽減されます．

家庭医診療所の電子化

ケベック州の医療機関においてはケベック政府がライセンスを発行している7つの電子カルテシステムが用いられています．ライセンス発効の条件として，後述のDossier Santé Quebecとの連結可能性があります．たとえば，筆者が訪問したJewish General Hospitalに付属している診療所ではMEDFARというクラウド上で動く電子カルテを用いていました．この電子カルテには2つのウインドウがあります．1つはオンラインでDossier Santé Quebec（DSQ）[7]からpdf形式で登録された種々の医療情報（他の医療機関での処方や検査結果，退院サマリ）をみることができます．患者に医療サービスを行った医療職はDSQに情報を登録します．情報には電子カルテからテキストデータとして提供するものとpdf形式で提供するもの（たとえば画像診断の結果レポートや紹介状など）とがあります．このウインドウではINESSSが公開している診療ガイドラインを見ることもできます．第二のウインドウでは院内での各種診療情報を見ることができます．患者単位で種々の情報を他の組織と共有できます．このシステムに入るために，医師は接続のためのトークンが必要ですが，これがあれば院内外含めてどこからでもインターネット経由でシステムに入ることができます．ただし，2024年7月にケベックを再訪問した際，説明してくれた医師は，共有のためにpdf化することが求められている様式に，電子カルテから自動的に転記が行われないために，改めて入力し直さなければならないという不便があることを指摘していました．どの国も情報の標準化・電子化には苦労しているようです．

家庭医の特別医療活動

ケベックでは家庭医の特別医療活動（Activités Médicales Particulières: AMP）という制度が法律で制定されています[8]．これは，家庭医が家庭医としての

補論 3　事例調査

通常の診療活動に加えて，救急，CLSC などの一次医療機関での診療及びフォローアップケアの提供，入院医療，産科，CHSLD（Centre d'Hébergement et de Soins de Longue Durée）と総称される高齢者施設での医学的管理及び在宅医療，保健大臣によって承認されたその他の医療活動（刑務所及び青少年センターでの医療サービス，中絶などの実施）の 6 つの活動のうち，複数を選択し，週に 12 時間以上行わなければならないというものです．各家庭医は各地域の一般医組織（Département Régional de Médecine Générale：DRMG）が提示している当該地域で必要とされている AMP の種類と提供場所のリストから複数を選択し，それを DRMG に届け出ます．DRMG はそれを RASQ に提出し，各家庭医とそのサービス提供を契約します．サービスに対しては月に 4,000 カナダドル（規定量以上のサービスを行った場合は追加支払いがあります）の付加給付が行われます．実施状況はモニタリングされており，正当な理由がなく家庭医が AMP の実施を怠った場合は，診療報酬が 30％減額されます．AMP の契約は 2 年単位で，途中で内容を変更することも可能です（四半期ごと）．とくに申し出がない限り，契約内容は自動更新されます．

4-3　Jewish General Hospital

Jewish General Hospital（JGH）は 1934 年にケベック州都モントリオール市の Côte-des-Neiges 地区に設立され，ケベック州を主体にさまざまな宗教的および文化的背景を持つ患者に最先端の治療と急性期から慢性期までの総合的なケアを提供してきています[9]．病床数は 637 床で，McGill 大学医学部の教育病院でもあります．年間 23,000 人を超える入院患者，年間 300,000 人以上の外来患者，67,000 人の緊急患者，4,000 人以上の出産に対応しています．

JGH はがん及び産婦人科の診療に力を入れており，とくにがんについては The Segal Cancer Centre と The Peter Brojde Lung Cancer Centre の 2 センターでがんの予防，診断，治療，心理社会的サポート，栄養サポート，およびがんの臨床的および基礎的研究を組み合わせた最先端の診療を行っています．また，同病院には The Goldman Herzl Family Practice Centre という家庭医診

368

補論 3　事例調査

療専門の外来部門があり，内科，小児科，産婦人科および心理学のプライマリケアを担当しており，ここが救急（ER）部門とともに JGH の診療活動の起点になっています（Herzl Patient Portal）．この外来診療センターは登録患者の予約制ですが，これ以外に予約なしで緊急の診療を望む登録患者に対しては Walk-in centre で対応しています．登録患者数は約 32,000 名で，31 人から 32 人の家庭医でその患者の対応をしています．患者は医師に登録されますが，電子カルテを活用することで，他の医師が当該患者の診療を行うことも可能になっています（グループ診療）．また，Walk in clinic には年間 20,000 人から 25,000 人の患者が来院します．ここでは診療看護師がトリアージを行っています．

　Côte-des-Neiges 地区は海外からケベック州に移民として入ってくる外国人が最初に居住することの多い地域であり，病院では常時 50 近い言語が飛び交う状況になっています．ケベック州は原則として英語とフランス語で公的業務を行うことになっていますが，医療や福祉といった生活に密着したサービスに関して外国人が母国語以外でニーズを正確に伝えることは困難であり，そのため JGH ではこうした多言語に対応した相談サービスを提供しており，また多くの病院ボランティアがそうした移民の支援を行っています．さらに Côte-des-Neiges 地区はモントリオール市の中でも高齢化が進んだ地域でもあり，医療と介護との複合的なニーズを持った高齢患者への対応も行っています．具体的には，急性期病院に家庭医が担当する 50 床のベッドがあり，ナーシングホームや在宅に移行する前の総合的なケアを行っています．また，グループ内にナーシングホームが 7 つあり，合計で 1,200 床となっています．私のインタビューに応じてくれた Mark Karanofsky 医師（家庭医・The Goldman Herzl Family Practice Centre センター長）はナーシングホームの 40 床と急性期病院の 25 床を担当するホスピタリストであり，主たる業務としてのグループ内の家庭医医療センター（外来診療のみ）に加えて，急性期及び慢性期の入院医療も担当していました．このような病院及び高齢者施設における家庭医の活動は前述の AMP の枠組みで行われています．図表補 3-4-1 は

369

補論3 事例調査

以上のような JGH の活動の概要を示したものです.

4-4 まとめ

この訪問調査で私がとくに関心を持った点は，JGH という McGill 大学医学部の協力病院である医療機関が急性期入院からナーシングホームまでを包括する複合体を形成し，総合的かつ連続的なサービスを提供する中核的な役割を家庭医（我が国でいえば総合診療医）が担っていることでした．そして，異なる組織との情報共有を円滑に行うために，ケベック州政府が電子カルテのフォーマットを標準化し，それを用いることを施設に義務化していた点が重要だと思います．このような努力により病院と複数の家庭医が勤務する大規模な診療所（GMF）に加えて，ソロプラクティスの診療所が地域共通電子カルテを通じてグループに参加し，ネットワークに所属する組織の看護師やソーシャルワーカー，臨床心理士も参画するチーム医療が提供できる体制となっているのです．そして，こうしたネットワークがあることで，患者が継続的な管理を受けることができるよう工夫されています．家庭医が診療所の勤務に加えて病院で総合診療医（ホスピタリスト）として働く，あるいは AMP の枠組みでナーシングホームや Walk-in clinic での診療を州政府（RAMQ）との契約下で行うという仕組みも日本におけるかかりつけ医の位置づけを考える上で参考になると考えられます.

繰り返しになりますが高齢化の進展は医学的ニーズの複合化に加え，急性期から慢性期までの複合化，そして医療・介護・生活ニーズの複合化をもたらします．ケアのどの場面においても総合性が求められるのです．こうした点を踏まえれば病院総合医の役割が日本においても今後さらに重要になることは確実でしょう．COVID-19 の流行は介護事業者における医療対応の脆弱性を露見させました．介護保険制度はある意味において介護の脱医療化を目指したものであると思われますが，本来そこで目指されたのは専門化・細分化・施設化された医療での対応からの脱却であって，総合医療的な対応を否定するものではなかったと思います．介護保険の利用者の平均年齢が 80 歳

補論3　事例調査

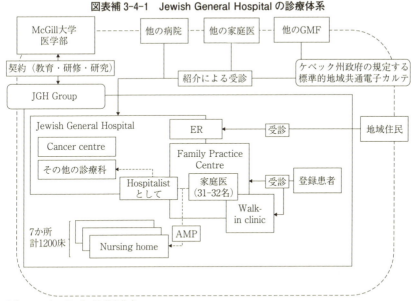

図表補 3-4-1　Jewish General Hospital の診療体系

出典：ヒアリングに基づき著者作成.

代後半に移行しつつあることを考えれば，吉岡先生[10]や方波見先生[11]が高齢者の実診療にあたる者の実感として考えている「命を完成させること」を目的とした慢性期医療の役割は入院・入所，在宅双方において重要になっていると考えるべきでしょう．

　イギリス，フランス，アメリカの文化的影響を受けながら，独自の皆保障制度を運用しているケベック州の実践は日本の今後の医療制度改革の在り方を考える上で参考になる点が多いと思います．複数の慢性疾患を持った高齢患者が急増する日本では，今後総合医の活躍する場が増加することは疑いのないところです．ケベックの実践を参考にすれば，活躍の場は診療所の外来だけではなく，急性期病院から介護施設まで多岐にわたるでしょう．こうした視点からの総合医の育成が必要であると考えます．とりわけ McGill 大学という国際的にもトップレベルに位置づけられる大学が急性期から慢性期，

補論 3　事例調査

そしてプライマリケアまで関わっていることの意味を日本の医療関係者の
方々にも考えていただきたいと思います.

引用文献

1) Starfield B, Shi L: Policy Relevant Determinants of Health: An International Perspective, *Health Policy* 60（2002）201-218.
2) 中尾浩一：医療機能分化と連携の創る高価値医療——急性期病院の自立とアライアンス, 病院経営シンポジウム in 東京 2019 資料（2019 年 6 月 15 日）.
3) Government of Canada: Canada Health Act. https://laws-lois.justice.gc.ca/eng/acts/c-6/
4) La Régie de l'assurance maladie du Québec: http://www.ramq.gouv.qc.ca/fr/Pages/accueil.aspx （令和 2 年 7 月 9 日閲覧）
5) INESSS: https://www.inesss.qc.ca/ （令和 2 年 7 月 9 日閲覧）
6) Herzl Family Practice Centre https://www.mcgill.ca/familymed/teachingsites/fmu/smbdjgh （令和 2 年 7 月 9 日閲覧）
7) Gouvernement du Quebec: Dossier Santé Quebec. https://www.quebec.ca/sante/vos-informations-de-sante/dossier-sante-quebec/ （令和 2 年 7 月 9 日閲覧）
8) Federation des Medecins Omnipraticiens du Quebec: Tout sur les AMP, Les activités médicales particulières. https://www.fmoq.org/pratique/installation-en-pratique-informatisation/activites-medicales-particulieres/ （令和 2 年 7 月 9 日閲覧）
9) The Jewish General Hospital https://www.jgh.ca/ （令和 2 年 7 月 9 日閲覧）
10) 吉岡充, 村上正泰：高齢者医療難民——介護療養病床をなぜ潰すのか, PHP 新書, 2008.
11) 方波見康雄：生老病死を支える——地域ケアの新しい試み, 岩波新書, 2006.

注

優れたプライマリケアシステムにおいて医療の質が高い傾向があることは, 多くの論文で確認されていますが, 二木先生はそれが費用効果的であるか否かについては明確なエビデンスはないことを指摘しています. 詳細は「二木教授の医療時評（205）」プライマリケアの拡充で医療費は抑制できない, むしろ増加する——過去 20 年間の実証研究の結論『文化連情報』2022 年 10 月号（535 号）：24-31 を参照されてください.

初出

松田晋哉：連載ケースレポート　地域医療構想と病院・37　カナダ・ケベック州の Jewish General Hospital における家庭医の活動, 病院, 79(10)：781-786, 2020

補論 3　事例調査

に加筆修正し収録.

松田晋哉；連載ケースレポート　地域医療構想と病院・38　カナダ・ケベック州の
McGill 大学病院における家庭医養成，病院，79(12)：952-955，2020 に加筆修
正し収録.

補論 4　計画策定の考え方

　私はこれまで基礎自治体から国レベルまで，保健医療介護関連の計画策定
に多くかかわってきました．しかし，フランスで公衆衛生監督医候補生とし
て担当した地域医療計画に比較すると，日本の各種計画の実効性の低さにい
ら立ちを覚え続けてきました．行政関係者の方には不愉快な記述になるかも
しれませんが，本補論ではあえてこの問題に触れてみたいと思います．

1　何のために計画を策定するのか

　さて，現在，日本では多くの保健医療介護関係の計画が作られています．
1990 年前後から，わが国の公衆衛生行政においては，地域保健医療計画，
市町村老人福祉計画，障害者計画，介護保険事業計画など多くの計画がたて
られてきました．
　ここで質問です．では，これらの計画は各地域においてどのような展開を
され，そしていかなる効果をあげてきたのでしょうか．とくに保健領域の計
画については，その展開過程と成果について，どのように実行され，いかな
る成果を挙げてきたのでしょうか．たとえば，以下のような質問に，保健医
療介護行政関係者は明確に答えることはできるでしょうか？

・各自治体における地域保健医療計画における「保健領域」の目標は，各
　地域においてどのような証拠に基づいて設定されたのか．多くの自治体
　の計画で「乳がん検診受診率 20％」というような目標が立てられたが，
　それは各自治体の実情に即して立てられた目標であったのか．
・計画策定後「保健領域」の目標は具体的な事業の対象となったのか．

374

補論4　計画策定の考え方

・その目標は達成されたのか.
・目標が達成されなかった場合，その原因は分析されたのか.

　いかがでしょうか．おそらく，多くの自治体において，保健領域の目標は単に国の指針にしたがって記述されただけで，具体的な活動の対象とはならず，そして，仮に目標が達成されなかったとしても，それが反省されることはなかったというのが実情ではないでしょうか.

　計画の策定にあたって，なぜ，これまで地域行政の中で「実行」しにくい状況があったのかを検討しなければ，おそらく，過去の計画と同様に，今後も各種計画は報告書のようなものが作成されるだけの作文に終わる可能性が高いと私は危惧しています．『経営は実行』という本があります（ラリー・ボシディ／高遠裕子訳『経営は実行——明日から結果を出すための鉄則』日経BPマーケティング，2003.　改訂版 2010）．実行されなければ計画ではないのです．まず，この点をしっかり押さえておきましょう.

2　日本における政策決定の問題点と課題
　　　　——審議会・委員会方式の限界

　そもそも日本において公衆衛生政策はどのように決定されるのでしょうか．図表補4-1 はそれを模式的に示したものです．関連するものとしては，国（あるいは都道府県）の目標やガイドライン，首長や政治家の意向，専門家の意見，地域住民の意向があります．各自治体における公衆衛生政策の決定に際しては，まず審議会や検討委員会が組織され，学識経験者や関係者がその委員に任命されるのが通常です（著者もいくつかの委員を兼任しています）．地方の場合，行政側は策定されたガイドラインにしたがって住民の実態調査などを行いますが，その多くは民間のシンクタンクなどに委託されていて，分析についても大部分は委託先のシンクタンクの研究員，あるいはそこから再委託された大学の研究者などが行っています．シンクタンクはガイドライン

補論 4　計画策定の考え方

図表補 4-1　地域公衆衛生政策における意思決定の関連要因

```
                        ┌─────────────┐
                        │  国・地域の目標  │
                        └─────────────┘
                              │
                              ▼ ガイドライン等

┌─────────────┐        ┌─────────────┐        ┌─────────────┐
│  専門家の意見   │        │  地域公衆衛生活動 │        │  首長・政治家   │
│ (医師・看護師・ │───▶│  における意思決定 │◀───│   の意向     │
│ 学識経験者……) │        └─────────────┘        └─────────────┘
└─────────────┘              ▲
┌─────────────┐        ┌─────────────┐
│   研究成果    │        │  地域住民の意向  │               ロビイング
└─────────────┘        └─────────────┘
                                      ┌───────┐
     経済学的評価                        │ 特定の  │
                                      │  集団  │
                                      └───────┘
```

出典：著者作成.

に沿って，計画書の記述を行い，その結果に基づいて審議会における形式的な検討が数回行われた後，計画が完成します．計画の内容に関しては，行動計画が併記されることは少なく，「……の向上に努める」といった曖昧な記述に終始するのが一般的です（これを「霞が関文学」と呼ぶそうです）．時に，具体的な記述はその利害関係者からの介入の対象となり，記述が削除されることもあります．たとえば，「健康日本 21」の策定過程では喫煙率の数値目標設定に大きな抵抗があったことを憶えている方も多いでしょう．はたして，このような計画は実効性があるのでしょうか．多くの場合，このような過程で策定された計画が，その後具体的なプログラムに展開されることは少ないと思います．しかも，多くの自治体で担当者は数年で交代するために，その不作為の責任を問われることもありません．国及び地方政府の財政が厳しい今日の状況において，このような税金の無駄使いは許されないと私は考えます．

　社会が成熟した今日，行政が求められているのは納税者である住民に対する説明責任 Accountablity と透明性 Transparency なのです．そして，それは

376

当然事後的な評価を前提としたものになるのです.

　ここであらためて審議会あるいは委員会方式の問題点について触れておきます. 現在の審議会・委員会方式における問題点としては, 客観的データが不足している状態での議論, 利益団体の強い意向, 責任が不明確であることなどがしばしば指摘されます. そして, 多くの審議会・委員会では行政の準備する素案の否定あるいは追認に終始するのが一般的で, 前者の場合は結論も先延ばしになってしまいます. このような状況は関係者の代表による審議会方式を採用している国 (たとえば, フランスやドイツ) に共通しており, しばしば悪性コーポラティズムとして批判されてきたものです.

　このような状況を改善するために, オランダでは大胆な審議会の改革が行われました[1]. 1988 年の Dekker 委員会報告, 1991 年の Fortuyn 提案, 1993 年の De Jong 議会報告などが, 相次いで多すぎる審議会と, 審議会における決定過程の冗漫さを批判し, その改革を提言しました. とくに De Jong 議会報告は当時オランダ国内に存在していた 1,000 以上の審議会を具体的にリストアップし, 各省庁の各政策領域における審議会をそれぞれ 1 つに絞ることを提案しました. また, 同報告では, 各審議会は①各利益団体の利益確保のためのもの, ②行政の補助, ③行政の監督の 3 機能ごとに区分され, 今後必要なのは②の行政の補助に関する審議会のみであると結論したのです. 議会もこの提案を受け入れ, まず議会における審議会の数を減らすことから着手しました. これ以降, 1990 年代後半はドラスティックな審議会の改革が行われることになります. たとえば, 医療政策の分野では 40 以上の審議会が 5 つの審議会に統合されました. また, 審議会の名称も「多職種の人による話し合い」という意味を持つ Council から「えり抜かれた人が話し合う場」という意味がある College に変更されています. すなわち, 審議会の性格が「関係者の利害調整の場としての組織」から「特定の利害関係を持たない有識者による組織で調査研究機能も有し, 政府, 議会に対してさまざまな助言を与えるシンクタンクのような組織」へと大きく転換されたのです. このような状況をユトレヒト大学公衆衛生学の Schrijvers 教授 (Guus Schrijvers) は

377

補論 4　計画策定の考え方

図表補 4-2　政策運営における Middle up down management の概念

出典：著者作成.

Middle up down 方式の展開として図表補 4-2 のように説明しています[1].

「社会の成熟化に伴い市民の関心が多様化した今日，中央集権的な command & control 方式（top down 方式）で政策運営を行うことは困難となっている．一方，bottom up 方式では，多様な市民の関心を集約することは，とくに先進国においては難しい．そこで，専門家が top と bottom との間に介在し，lower level のニーズや要望を集約した上で，複数の代替案とともに top に提出し，意思決定者がそれを検討し，決定事項を top down 方式で実行していくというスタイルが必要である」.

この考え方は，もともと野中郁次郎教授らの日本的経営方式の成功要因の分析過程から得られたもので[2]，組織の意思決定モデルとして欧米で注目されてきたものです．私は今後わが国の公衆衛生行政においてもこのようなモデルに基づく意思決定方式が重要になってくると考えています．だからこそ，このモデルにおいて middle group として機能することになる現場の公衆衛生専門職の知識・技能をいかに高めるかが課題であると考えています.

378

3　計画作成の基本知識としてのソーシャルマーケティング

　公衆衛生に関連する計画も，サービス計画である以上，なぜ必要なのか（Why），何をやるのか（What），誰がやるのか（Who），どこでやるのか（Where），いつやるのか（When），どのようにやるのか（How）という5W1Hがしっかりと書かれている必要があります．また，財政状況が厳しい今日いくらかかるのか（How much）の視点も重要です．

　どこを場所として，誰に何をするのかということが明確であることは実効性を担保するための前提条件であるにもかかわらず，多くの計画ではこの点が曖昧になっていないでしょうか．図表補4-3は関心の有無と問題の有無に基づいて地域住民を4つにグループ分けしたものです．関心があり，問題もある群はすでに医療機関などにかかっているグループであり，モチベーションも高く，患者組織などの当事者グループになれるグループです．これらに対して行政が行うサービスとしては情報の提供など間接的なものが主体となるはずです．第二の群は問題はないが関心があるグループであり，たとえば，ボランティアなどの支援者になれるグループです．行政が提供するサービスとしては，やはり情報の提供や活動場所の提供が中心となるでしょう．第三のグループは関心もなく問題もない群であり，多くの市民はこれに相当します．これらの群に対する行政サービスとしては，意識や関心の向上を目的とした広報などの間接的な情報提供が主体となるはずです．第四のグループは問題があるにもかかわらず，関心のない群であり，行政がもっとも重視しなければならないグループです．たとえば，軽症糖尿病の患者群で，何ら対策をとらなければ網膜症や腎症といった合併症が生じてから医療機関にかかるグループで医療費の上でも生活の質の面でも問題が大きいグループであるといえます．

　ところが実際には把握しやすい手段，やりやすい集団を対象にして，たとえば特定健診・特定保健指導事業を組んではいなかったでしょうか．特定健

補論4　計画策定の考え方

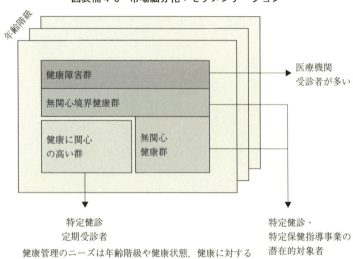

図表補 4-3　市場細分化：セグメンテーション

出典：著者作成.

診を受診して（＝関心がある），問題がある人の多くは，実は医療機関にかかってはいないでしょうか．医療機関にかかっている人たちに対して年に1回程度の保健指導をすることは，本当に必要かつ有効なのでしょうか？　とくに都市部においてはこのような事業のあり方の妥当性を再検討する必要があるように思います．

　このように対象者を分類して考えていくことは，ソーシャルマーケティングの領域でセグメンテーション及びターゲッティングと呼ばれる基本的な手法ですが，これまで策定されてきた公衆衛生関連計画の多くは，このような基本的な作業を行っていないものがほとんどではないでしょうか．各グループはそれぞれニーズが異なるものであり，したがって対策も異なるのです．このような区分を行わないで計画を立てることは，計画の有効性を減少させるものになります．

4 2つのEBPHP
——知見に基づく公衆衛生行政と経験に基づく公衆衛生行政

　特定健診の場合，本来どのような特徴をもつ住民層がもっとも重要なター
ゲットなのでしょうか．それらのグループに効果的にアプローチするために
はどのような戦略が考えられるべきだったのでしょうか．このような検討が
あって初めて実効性のある計画が可能となるのです．

　こうした対象グループの特性については過去に多くの研究があり，そのよ
うな文献を参考にすることができます．計画の策定にあたって，関連事項に
関する過去の知見を集めることは「知見に基づく公衆衛生行政 Evidence
Based Public Health Policy」を行っていくための基本であり，また公衆衛生
専門職の任務でもあるのです．インターネットが普及した今日，現場の担当
者がそのような情報を集めることはさほど難しいことではなくなっています．

　また，他方で地域の保健師さんたちは日ごろの地域公衆衛生活動の中で，
「問題はあるが関心のない事例」への関与を経験しているはずであり，また，
そうしたグループの特徴についても多くの知識を持っているはずです．この
ような保健専門職の経験と知識を集約して，それに基づいて計画を策定する
ことも可能です．これはいわゆる「経験に基づく公衆衛生行政 Experience
Based Public Health Policy」と呼ばれるもので，「知見に基づく公衆衛生行政」
とともに方法論として重視されるべきものです．

　保健師の研究会等では，KJ法などを用いたブレインストーミングで問題
の構造化などを行っていますが，これは保健師の経験を構造化する手法であ
り，これをもとに調査票を作成し，データを収集・分析することで主観的な
仮説を定量的に評価することが可能となります．また，このような経験を知
見にする手法として Grounded theory も有用です[3]．さらに，岩永らによる
風船図や新井らによるフィッシュボーンチャートに基づく問題の構造化と計
画策定もこのような考え方に基づくものです[4),5)]．

補論4 計画策定の考え方

現在の公衆衛生行政に要求されていることは，それを展開することの正当性に関する仮説です．専門職の経験に基づく仮説は，関係者の合意さえ得られれば，プログラム実践のための根拠として十分であると私は考えています．仮にそのプログラムが期待通りの成果をもたらさなかったとしても，その原因が事後の検討で明確になり，次年度以降の改善に活かされればよいのではないでしょうか．重要なことはPDCAサイクルの視点を地域公衆衛生活動においても持つことなのです．

5 地域住民を主体とした健康づくり計画の可能性
——コンセプトメーキングの重要性

近年，地域住民を主体とした健康づくり計画の策定というような表現がよく使われます．しかし，地域住民とは誰なのでしょうか，また地域住民は主体になれるのでしょうか．そして，住民が主体となって計画を策定する手法とはどのようなものなのでしょうか．

実はこのようなことを具体的につめていくと，地域住民を主体とした健康づくりという表現と現実との距離はまだ大きいことに気づきます．私は以前福岡県内のある自治体で高齢化に関する意識調査を住民及び行政職員の双方に行ったことがあります．その結果をみると，行政職員は住民の自立を重視し，行政の負担を軽くしたいと考えているのに対し，住民は行政への強い依存傾向を示していました[6]．

このような意識のギャップは現在でも厳然と存在しています．むしろ，最近のマスメディアによる公的部門バッシングにより，この意識のギャップはさらに拡大しているのかもしれません．

このような現状を無視して，たんに住民主体の健康づくりを謳っても，そのような計画の実現性は低いのではないでしょうか．住民が健康づくりに積極的に取り組むためには，彼らが潜在的に持つ健康問題を自覚するだけでなく，健康づくりという新しいライフスタイルが，彼らの潜在的な欲求を充足

図表補4-4　コンセプトメーキングの技術

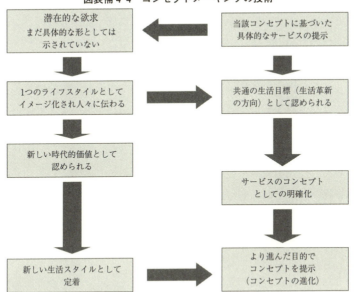

明確な時代のコンセプトが示されることにより，利用者にとっての利益や快楽が生まれ，それを欲しい・使いたいという欲求が明らかになってくる．
出典：平林（1999）を改変．

するものでなければならないのです．

　平林は新しいサービスや商品が市場に受容されるためには，そのような財が，消費者の潜在的ニーズを喚起し，新しい魅力的なライフスタイルを提案するものでなければならないことを説明し，商品開発におけるコンセプトメーキングの重要性を強調しています[7]．そして，図表補4-4に示したようにこのようなコンセプトを作成するためには，たんに市場調査などの分析を行うのみでなく，調査者による社会の観察とその評価が重要であるとしています．この点については，『なぜデータ主義は失敗するのか？──人文科学的思考のすすめ』（クリスチャン・マスビェア，ミゲル・B・ラスムセン／田沢恭子訳，早川書房，2015）という本も参考にしてみてください．データの活用方法に関する多くのヒントが得られます．

補論4　計画策定の考え方

　これは前述の「経験に基づく公衆衛生行政」に対応する考え方でもあります．たとえば，保健師の方々が行っている家庭訪問や健康相談はコンセプトメーキングのための重要な情報収集の場なのではないでしょうか．

　岩永氏らが熊本県蘇陽町でブレークスルー理論に基づいて風船図を作成し，健康づくりを展開した事例は[4]，まさにこのような新しい生活スタイルを住民に提案し，それを住民が価値あるものとして生活に取りこんでいった過程であるといえます．そして，ここで重要な役割を果たしたのは医師や保健師といった保健医療専門職なのでした．

　すなわち，住民の思いを風船図として纏め上げることで，いくつかのオプションを提示し，それに基づいて優先度設定を行い，実際のプログラムとして展開していったのです．一般的にはボトムアップ方式とみなされるこの手法は，実は図表補4-3に示したMiddle up down managementの一類型なのです．すなわち，この例が示しているように，健康増進計画が実効性のあるものになるためには，現場の保健医療職がmiddle groupとして機能し，住民の潜在的なニーズと欲求にあう計画を策定することが不可欠なのです．

　この考察は地域医療構想が今一つうまく動いていない理由を説明するものでもありますね．多くの利害関係者の意見の調整を行うmiddle groupが不在なのではないでしょうか？　地域医療構想アドバイザーが，この役割を担うことを期待されているとは思うのですが，その任に当たる方々をサポートする体制があまりにも弱いのではないでしょうか？　また，意思決定を行う人は誰なのでしょうか．Middle up downのdownの在り方も課題です．新しい地域医療構想の展開にあたっては，こうした視点からの実効性の向上も必要だと考えます．

引用文献
1）医療経済研究機構：欧米先進諸国の医療政策決定過程に関する調査研究——報告書，2001．
2）野中郁次郎，竹内弘高：知識創造産業，東洋経済新聞社，1996．
3）アンセルム・ストラウス，ジュリエット・コービン／南裕子監訳：質的研究の

補論 4　計画策定の考え方

　基礎——グラウンデッド・セオリーの技法と手順，医学書院，1999.

4）岩永俊博：地域づくり型保健活動のてびき，医学書院，1996.

5）新井宏朋編：健康福祉の活動モデル——考え方・つくり方・活かし方，医学書院，1999.

6）松田晋哉，木下栄蔵：階層分析法（AHP）を用いた保健所保健婦，保健所事務職，および住民の高齢（化）社会に対する意識構造の分析，産業医科大学雑誌 19(3): 207-217，1997.

7）平林千春：実践コンセプト・メイクの技術——成熟時代の企画を成功に導くノウハウ，実務教育出版，1999.

おわりに

　さて，私が公衆衛生学に関してこの 40 年間考えてきたことを思いのまま
にここまで書いてきました．医学生や医者になられている方からみると，ず
いぶんと変わった経歴だと思われるかもしれません．ちなみに，この手の本
の多くがそうであるように，後付けで書かれた内容のいくつかは少し美化さ
れて記述されている可能性を否定できません．齢をとると自分のこれまでの
経歴を多少美しい物語にしがちですので，その点はご容赦ください（これを
「話を盛る」と巷ではいうようです）．この本も，そのような箇所が随所にある
と考えていただき，内容については少し割り引いて理解していただいた方が
よいと思います．

　以前，本学の常務理事の方から「松田先生のやっている研究は，医者じゃ
なくてもできますよね」と言われたことがあります．そのときは「そんなこ
とはありません．医学に関する知識がないと，臨床家と話し合いながら，現
場にあった制度研究などできないのです……(云々)」と屁理屈をこねてごま
かしましたが，内心ではそうだよなぁと合点していました．正直，医学部に
公衆衛生学という「私という人間に適した居場所」がなかったら，どうなっ
ていただろうと思います．

　私は，子供のころから，漠然とではあるのですが「研究者になりたい」と
考えていました．どの分野の研究者になるのかという具体的なものはなかっ
たのですけれど，母親が買ってくれた湯川秀樹や野口英世，北里柴三郎とい
った著名な学者の伝記を読みながら，そのように考えていました．小学校の
頃，皆さんも「将来の夢」みたいな作文を書かされたと思うのですが，私は
研究者になるというような夢を書きました．「末は博士か，大臣か」などと
いうような感じで，出世物語が語られていた昭和 30 年代・40 年代の雰囲気

おわりに

がそのような内容の作文を書かせたのかもしれません．でも，その作文を読んだ母の嬉しそうな顔が今も忘れられません．晩年，「晋哉は学者になると言ってたけど，本当になった」と嬉しそうに話していたと，最後を看取ってくれた弟から聞いたときは，少しだけれども親孝行できたのかなと思った次第です．

しかし，子供の頃の私の実際の日常は，そのような学問的なこととは程遠く，岩手や福井の田舎に住んでいたせいもありますが，毎日1人で野山を駆け回っていました．決してわざとではないのですが，私が蹴ったり，投げたりする石ころは，どういうわけか校舎の窓によく当たり，窓ガラスが割れてしまうということがありました．そのたびに親が謝り，またガラス代も弁償することになるのですが，私としては決してわざとやっているわけではないわけです．そういうことで私本人の思いとは別に，いつの間にか私は問題児という扱いになっていました．その結果，自分の世界に閉じこもりがちになりました．

損な性格の私を救ってくれたのは「算数（数学）」でした．小学校5年生の時でした．梅雨の前だったと思います．私は，1人で図書室の本を読んでいました．『なぜだろう，なぜかしら』という本だったと記憶しています．直前にあった遠足で土産屋のガラスを割ってしまい，少々へこんでいたときでもありました．そんなことで，1人で図書室にこもって本を読んでいたのですが，その時斉藤恭子先生という教務主任の先生が入ってきました．産休の先生がいたりすると，斉藤先生が私たちに授業をしてくれていました．私の顔をみると，斉藤先生は「松田君は算数がよくできるわね」と言ってくれました．誇張していると思われるかもしれませんが，本心からこの一言がこれまで私を支えてくれたと思っています．中学，高校とクラブ活動に熱心で（これでも一応インターハイ選手です．ちょっと自慢をしてみました），全般的に勉強不足だったのですが，数学だけはいつもやっていて，そのほかの科目のテストの成績が悪くても，自分は数学ができるから大丈夫，となぜか根拠のない自信を持ち続けていました．中学時代，東京物理学校（今の東京理科大

学です）と千葉大学の２つを卒業した金沢寛先生が３年間ずっと私の担任であったことも幸運でした．微積分と行列は金沢先生から中学生のときに教えていただきました．

　高校のときは図書室で大学の教養の数学の教科書を借りて読んでいました．とくにトポロジーにはとても興味を持ち，今思えばとんでもない背伸びをしていたわけですが，大学で学ぶ数学の本を理解しようと悪戦苦闘していました．ひょんなことから医学部に来ることになってしまいましたが，あのまま数学を勉強していたら，どうなっていたのだろうと思います．正直，モノにはならなかったでしょうね．「好きであること」と「できること」は明らかに違います．この領域の研究者になって，とんでもなく数学ができる人たちをいやというほど見てきました．とても私が太刀打ちできるような人たちではありません．金沢先生からも「医者になれ」と言われていました．でも，斉藤先生の一言で，私は数学が好きになり，医者（モドキ？）になった後も数学を使った研究でここまでやってきました．「算数ができるね」と言われた一言が，私の自己肯定感を支えるものになり，ここまでくじけることなくやれてこれたのだろうと思います．教師が子供にかけるポジティブな言葉は重いのです．

　ここで，これまでを振り返ってみたとき，私は，自分が教える学生たちや，教室の若い人たちに，そんな重みのあるアドバイスができてきたのだろうか，と考え込んでしまいます．それでも，他人の欠点を見るのではなく，長所を見るという姿勢はずっと持ってきました．それは斉藤先生から学んだことだと思っています．この姿勢は，私がこれまでいろいろなチームでの研究プロジェクトをそれなりにうまくやれてきた理由の１つではないかと考えています．ただ，一方で「松田は人を見る眼が甘い」という批判を受けることもあります．

　さて，話は変わりますが，学生時代，私は国内のハンセン病施設を見学して回りました．そうした施設の多くは離れ小島や人里離れた海岸のそばにありました．少なからぬ入所者がその土地の出身ではなく，故郷から遠く離れ

おわりに

た施設に入所していました．自分がハンセン病に罹患したことを故郷の関係者に知られることを恐れたからです．中には自分は死んだことにして，故郷に墓を建ててきた人もいました．治療方法が確立した後もこうした隔離が継続されてきたことを，私たち医療者は忘れてはならないでしょう．ハンセン病の患者の中には，手指や足関節の変型のために日常生活に大きな支障を抱えている人たちがいました．私が訪問した施設でお会いした整形外科の先生はそうした患者に対して腱の再建術を熱心に行っておられました．大阪大学卒の先生でした．「学会で評価されるような高度な技術ではない」と，その先生は謙遜されていました．しかし，その先生の治療によって，多くのハンセン病の後遺症に悩んでいた方が，ある程度の制限は残るとしてもよりよい社会生活を過ごせるようになっていたのです．大げさな表現かもしれませんが，これこそが医療の原点だと思いました．私は非常に感銘を受けました．うろ覚えなのですがそのハンセン病の施設には「夕暮れにも光がある」という聖書の言葉が記された石碑がありました．医者であることの社会的役割をその先生から教えていただけたように思います．

　私が尊敬する浜村明徳先生（小倉リハビリテーション病院名誉院長）は，まだ地域リハビリテーションという言葉がない時代に，脳血管障害の後遺症のために地域に出て在宅で寝たきりになっている方々に対するリハビリテーションを行い，彼ら・彼女たちが残存能力を活かしてもう一度尊厳のある生活ができるよう，尽力をされてこられました．そして，一連の努力は回復期リハビリテーション病棟の創設という，画期的な制度改革につながりました．このサービス体系ができたことで，脳血管障害や骨折に罹患した多くの患者の機能回復と社会復帰が可能になりました．こうした活動こそが本当の公衆衛生学なのだと思います．私が薫陶を受けた故 Walter Holland 先生は「GPこそが公衆衛生医療の実践者なのだ」と私に教えてくれました．地域医療の現場で行われている「良き医療」や「良き保健活動」を見つけ，その効果を科学的批判にも耐えられる形で明らかにし，さらにそれを社会で一般化するための政策的な研究をするというのが，私のような公衆衛生政策学分野の研

究者の役割なのだと思います.

　優れた地域公衆衛生活動をされている先生や組織の訪問をさせていただいていると，私のような社会医学の研究者は，本当のパイオニアにはなれないことの寂しさを覚えます．パイオニアは常に現場にいるのです．実はこのことに葛藤した時期もありました．医療介護の複合体を経営し，次々と新しいことにチャレンジしている先輩や同世代の医療関係者をみて，つくづくうらやましいと思った時期がありました．でも，そうした経営者の方々は，自ら経済的なリスクをとってやっています．自分にその覚悟があるのかといえば，正直それは怪しいところです．結局，今の立場で良いパイオニアたちをサポートする役割に回ることが，私の分にあったことなのだと思うようになり，今日に至っているわけです．当事者にはなれませんが，当事者にとって良き第三者であれればよいのだと最近は自分に納得できるようになりました．ただ，良き第三者は，当事者の気に入るようなことばかり述べる者であってはいけないと考えています．時に気に障るようなことも言い，批判される．それを受け入れなければならないという覚悟をしています.

　あと何年，この公衆衛生政策研究者という立場で社会に関わることができるのかわかりませんが，気力と体力と，そしてこれが一番大事なのですが，能力が時代についていける限りはやっていきたいと考えています．なぜかといえば，まだまだ目の前に面白いことがたくさんあるからです．これからも時々，私の書いたものが，何かの雑誌に載ることがあると思います．皆さんの興味のあるような内容であれば，読んでいただければと思います．辛口の批判も大歓迎です．社会に相手にされ続けることが，高齢者の社会的孤立を防ぐために最善のことだと思いますので……．

　来年，65歳になり定年を迎えるため，これまでやってきたこと，考えてきたことをまとめたいと思い，このような多少独善的な本を書きました．ここまでお読みいただいたことに感謝します．この本では私が研究者としてやってきたことについても紹介させていただきましたが，自分1人でそれらをやれてきたわけではありません．本書のいろいろなところで紹介させていただ

おわりに

いたように，私は幸運にも多くの良い仲間や先輩，後輩の助けを得ることが
できました．その方々に心から感謝の言葉を申し上げたいと思います．とり
わけ，自分の処理能力も考えずに毎年複数の研究プロジェクトを引き受けて
しまう私の事務的サポートをしてくれた秘書の藤崎朋子さんと白石光代さん
にはどれだけ感謝の言葉を述べても足りないだろうと思います．また，とく
にお世話になった3名の方のお名前をここで挙げさせていただきたいと思い
ます．株式会社健康保険医療情報総合研究所社長の山口治紀さんには，DPC
の開発初期に大変お世話になりました．データベースの整備や試行分類に基
づく集計表の作成など多くの作業をしていただきました．山口さんの献身的
な貢献がなければDPCの開発をスムーズに行うことはできなかっただろう
と思います．北海道医療介護情報研究所所長の中島稔博さんには，20年以上
の長きにわたって各種データベースの構築の支援をしてもらっています．突
然の私の無理なお願い（各種マスターの整備など）にいつも快く応えてくれて
きています．これまでの膨大な量の分析作業がそれなりにこなせてきたのは
中島さんのおかげです．株式会社八神製作所の元会長であった中澤肇さんに
は会社経営者と産業医という関係を超えて，多くのことを教えていただきま
した．産業医という立場から，医療の下支えをしてくれている医療材料卸会
社の社員の方々の日々の活動を理解することができたことは，私の視野を広
げてくれました．芸術にも造詣が深かった中澤さんとの交流は私の人間とし
ての幅を広げてくれたと思います．非常に残念なのですが，今年の7月に中
澤さんは亡くなられてしまいました．これまでいただいてきたご支援に十分
なお礼の言葉を伝えることができなかったことが心残りです．

　これまでの40年間を振り返ると随分とたくさんの研究をすることができ
たという感慨を覚えます．そして，それが可能であったのは私を支えてくれ
る家族の存在があったからだと思います．放射線科医としての仕事に加えて，
家事の多くを引き受けてくれ，あまり生活力のない私を支えてくれている
妻・明美には頭が上がりません．長女・有希，長男・康平との日々の触れ合
いは，私に研究を続ける意欲を与えてくれました．最後に家族への感謝を述

おわりに

べて筆をおきたいと思います.

　　令和6年　盛夏の北九州で

　　　　　　　　　　　　　　　　　　著　者

事項索引

数字

3C 分析　353
3 文書 6 情報　68, 324
5 W 1 H　379
5 疾病 6 事業　12, 57
7：1 看護配置基準　57, 66, 185, 360
21 世紀福祉ビジョン　31
424 病院問題　211
1838 年法　117
1975 年法　118
1990 年 6 月 27 日法　117

アルファベット

A

Abbreviated Injury Scale（AIS）　49
Accountablity　376
Activités Médicales Particulières（AMP）
　367, 370
ADL ケア　360
Advance Care Plannning（ACP）　207
AIS　49
AJAPA　191
Analysis of covarinance（ANCOVA）
　291
Analysis of Variance（ANOVA）　289
Analytic Hierarchy Process（AHP）
　37, 313
Analytic Network Process（ANP）　315
APACHE　49
AP-DRG　32
APR-DRG　32
Asian Medical Student Association

（AMSA）　3
Association　133
Association de Sante Mentale du 13e ar-
　rondicement de Paris（ASM13）　115

B

Blue ocean　48
Buurzorg　345
B 項目　360

C

Canada Health Act　364
Canada Health Transfer　364
CDAPH　118, 323
Centre de la Santé et Services Sociaux
　（CSSS）　365
Centre de l'Assistance du Travail（CAT）
　227
CHAID　165
Citation Index（CI）　283
Clinical Commissioning Groups（CCGs）
　91
Clinical Practice Terminology（CPT）
　33, 52
Clinique-Réseau（CR）　366
Commission départementale des hospitali-
　sations psychiatriques　119
common diseases　243
Contratulalisation　181
CP　56

D

deinstitutionalization　117
De Jong 議会報告　377

394

事項索引

Dekker 委員会報告　377

Département Régional de Médecine Générale（DRMG）　368

Diagnosis Procedure Combination（DPC）
33, 44, 56, 159, 259
──プロジェクト　179

Diagnosis Related Group（DRG）　27, 32, 44

Diagnostic and Statistical Manual of Mental Disorders（DSM）　102

Direction Départementale des Affaires Sanitaires et Sociales（DDASS）　26

Disease management　33

Disntrict Nurse（DN）　73

Dossier Médical Partagé（DMP）　327

Dossier Santé Quebec（DSQ）　367

D to P with N　351

E

École des Hautes Études en Santé Publique（EHESP）　144

Ecole Nationale de la Santé Publique（ENSP）　25, 144

Ecological fallacy　297

EF ファイル　47, 184

Evidence Based Public Health Policy　381

Experience Based Public Health Policy　381

F

fixed effect　300

Fortuyn 提案　377

G

General Linear Model（GLM）　286

General Practitioner（GP）　73, 90

GP fund holder　90

GP Trust　91

Grounded theory　381

Groupe de Médecine de Famille（GMF）
366, 370

Groupe de Médecine de Famille Réseau（GMF-R）　366

Groupes Homogènes de Manlades（GHM）　181

H

HCFA-DRG　32

Health and Social Service Center　365

Health Maintenance Organization（HMO）　87

Health Resource Group（HRG）　35

Hierarchical Condition Category（HCC）　260

HL7FHIR　326

Hospitalisation à temps complete　116

Hospitalisation à temps partiel　116

Hospitalisation d'office　119

Hospitalisation libre　119

Hospitalisation sure demande d'un tier　119

I

ICF　251
──シート　219

ICT　361

ID-Link　327

IHEP　44

Impact Factor（IF）　36, 283

INESSS　365

Informatisation et Transparence　181

Instintut National d'Excellence en Santé et en Services Sociaux（INESS）　365

International Patient Summary（IPS）　334

iTherapy　251

395

事項索引

J

JAGES 研究　221
Jewish General Hospital（JGH）　363,
368

K

KJ 法　381
K コード　52

L

la Cité santé　147
La Commission Technique d'Orientantion
et de Reclassement Professionnel
（COTOREP）　118
La democratie sanitaire　133
La Grille AGGIR　27
La Régie de l'Assurance Malandie du Qué-
bec（RAMQ）　365, 370
Le Comité Education pour la Santé et Ci-
toyenneté（CESC）　148
LIFE　219
likelihood　299
logit　310

M

Major Diagnosis Categories（MDC）
337
managed care　88
Managed Care Organization（MCO）
89
Managed competition　93
Master of Public Health（MPH）　65,
143, 263
maximum likelihood method　299
MDPH　146, 173
Médecin Inspecteur de Santé Publique
（MISP）stagiair　26
Medicaid　89

Medicare　89, 363-365
Médicine scolaire　144
MedIka　327
Middle up down management　384
Middle up down 方式　378
Mind map　266, 275
mixed model　300

N

National Database（NDB）　67, 185
National Health Service（NHS）　90
NewCarest　191
NHS Trust　91

O

Observatoire National du Suicide（ONS）
158
ONDAM　216
Optinmal Treatment Project（OTP）
318

P

Peer review　88
Personal Health Record（PHR）　129
Pharmaceutical Benefit Management
（PBM）　88
Plan Juppé　30, 85, 180, 215
Primary care Trust　91
Prise en charge à temps partiel　116
Publication bias　284
Public health medicine　73
Public health policy　73

R

random effect　300
Research Question（RQ）　284
Réseau de la Santé（RS）　214
Responsabilisation　181
Revenue Minimum d'Innsertion（RMI）

事項索引

132

S

Santé scolaire　144
School of Public Health（SPH）　1, 65
Simpson の Paradox　284
Social integrantion　322
Social Skill Training（SST）　128
Solidarité sociale　81
Solidarity　79
SROSS　181
Standardized Claim Ratio（SCR）　123, 191, 337
supply side induced demand　11
SWOT 分析　347, 355
Systematic review　283

T

The British United Provident Association（BUPA）　93
Transparency　376

かな

あ

悪性コーポラティズム　377
あさかホスピタルグループ　317
アジア医学生会議　3
あじさいネット　333
アソシアション　133
後治療センター　116
アルマアタ宣言　280

い

いきがい Ikigai　221
意思決定手法　313
一般医　73, 90
　　──組織　368
一般線形モデル　286

一般福祉税　85
医療 MaaS　351
医療介護生活複合体　213, 261
医療介護総合確保基金　347
医療介護総合確保推進法　66
医療介護複合体　349, 353, 358
医療計画　12, 57
医療情報プラットフォーム　70, 129
医療審査　88
医療・心理・教育センター　117
医療の質評価　49
医療費亡国論　11
医療保険 exchange 市場　89
医療保障支出目標　216

う

宇都宮病院事件　111

え

エスキロール法　117
園芸療法　228

お

お薬手帳　242
尾道市医師会方式　214
オバマケア　82, 89
オンライン資格確認システム　68, 169, 326

か

回帰分析　287, 293
外国人介護労働者　250
介護福祉士　249
介護保険事業計画　212, 261
介護予防　251
　　──事業　60
介護離職　249
介護力強化病院　12
改正精神衛生法　109

397

事項索引

階層分析法　37, 313
回復期　66, 186
外保連私案　52
外来受療率　237
かかりつけ医　90, 216, 236
　　──機能　219
　　──機能報告制度　243
　　──制度　93
かかりつけ精神科医　127
かかりつけ薬剤師　242
確率分布　287, 288
家事援助　251
賢い施設　268
賢い道路　248, 268
霞が関文学　376
学校医制度　143
学校看護師　144
学校保健　73, 144
家庭医　363, 365, 370
　　──グループ　366
過量服薬　159, 160, 162, 165, 170
間隔尺度　286
関係人口　232
看護多機能小規模施設　353, 356
完全入院　116
管理競争　93, 94

き

機械学習　165
　　──的　155
記述疫学　155
機能係数　57
技能実習生　142
　　──制度　142
機能別病床数　185
救急部門における短期入院　116
急性期　66, 186
協会けんぽ　75
共助　61

強制入院　119
共分散分析　287, 291

く

釧路協立病院　336, 353
組合健康保険制度　75
グリーンツーリズム　232
クリティカルパス　56
クリニカルパス　56
クレペリン分類　102

け

ケアカンファレンス　216, 218
ケアマネジメント　60
経験に基づく公衆衛生行政　381, 384
傾向スコアマッチング　170
契約化原則　181
決定係数　293
ケベック健康保険　365
健康教育　146, 270
健康社会サービスセンター　365
健康都市　148
健康と市民生活のための教育委員会　149
県社会保健庁　26

こ

広域医療支援モデル　351
高額療養費制度　76
後期高齢者医療制度　75, 81
公衆衛生医学　1, 73
公衆衛生学　1
　　──修士　65, 143, 263
公衆衛生学校　1
公衆衛生監督医　25
公衆衛生政策学　1, 73, 75
公助　61
公的社会医療センター　117
高度急性期　66, 186

事項索引

高度専門能力活用型　97
高齢者介護対策本部　31
高齢者救急　207
高齢者保健福祉推進 10 ヵ年戦略　13
ゴールドプラン　13
国際医療協力　3, 8
国民健康づくり対策　34
国民健康保険　75, 77
国民福祉税　31
国立公衆衛生大学校　25
互助　61
固定効果　300
コミッショニング　214
コミュニティデザイン　66
コミュニティホスピタル　353
雇用柔軟型　97
混合モデル　298, 300
コンセプトメーキング　383

さ

最小二乗法　293
在宅　191
　　──医療連携拠点モデル事業　220
　　──主治医　216
　　──入院　116
最尤法　299
ささがわプロジェクト　321
産業保健　41, 73
産業連関分析　23, 271

し

事後分布　307
自殺企図　159, 172
　　──歴　162
自殺対策基本法　159
自助　61
事前分布　307
私宅監置　106
質的研究　317

疾病管理　33
ジニ係数　225
社会医学　1, 2
社会疫学　221
　　──的研究　281
社会的共通資本　263
社会的決定要因　282
社会的慢性化　172
社会保険支払基金　76
社会保障番号　128
社会連帯　61, 81
自由入院　119
収入弾力性　21
就労支援　131, 320
出生時体重　15, 280
主要診断カテゴリー　337
順位尺度　286
准看護師制度　345
生涯現役社会　62
障害者基本法　129
障害者雇用率　113
障害者手帳　128
障害者プラン　32
障害者保健医療福祉　156
障害の社会的慢性化　118
償還払い　83
条件付確率　307
情報化及び透明化原則　181
ショートステイ　198
初期社会医療センター　117
職親　118
職業的オリエンテーションと再評価のため
　の技術委員会　118
市立函館病院　328
新ゴールドプラン　31
「新時代の「日本経営」」　97
診断群分類　32, 44, 181
診療報酬表　77
新臨床研修制度　58, 341

399

事項索引

人類生態学　4-5

す

「すでに起こった未来」　265-66, 276, 316

せ

性行為感染症　149
精神医学上の入院に関する県委員会
　119
精神衛生法　107
精神科特例　108
精神病者監護法　106
『精神病者私宅監置ノ実況及ビ其統計的観
　察』　107
精神保健　73, 101
　　——医療　101, 156
　　——法　112
精神薬理学　103
生態学的研究　168
生態学的誤謬　297
制度研究　47
責任化原則　181
セクター2医師　83
セクター方式　105, 114, 172
セグメンテーション　380
説明責任　376
前期高齢者医療制度　78
前期高齢者交付金　78
全国医療情報プラットフォーム　69
全国自殺観察機構　158
全世代型社会保障　83
　　——制度　149
専門医制度　344

そ

総合医　67, 243, 350
総合診療　243
総合病院精神科　170
相馬事件　106

ソーシャルデザイン　179
ソーシャルビジネス　263
ソーシャルマーケティング　380

た

ターゲッティング　380
第一次医療法改正　12
第1種の過誤　299
第三者の要求による入院　119
代替政策　349
第4期障害福祉計画　322
高橋病院　328
滝川病院事件　111
脱施設化　117
担がん要介護高齢者　268

ち

地域医療計画　121, 181, 212, 261, 263
地域医療構想　66, 175, 184, 212, 263, 265,
　337, 358, 384
　　——調整会議　198, 210
地域医療再生基金　68, 326
地域医療ビジョン検討会　185
地域看護師　73
地域共通電子カルテ　68, 326, 332
地域健康指標　15
地域精神保健医療　319
地域偏在　343
地域包括医療病棟　198, 207
地域包括ケア　212
　　——システム　60, 121, 212, 260, 358
　　——病床　356
　　——病棟　207
地域包括支援センター　60
地域保健医療計画　374
地域保健法　34
地域枠　59, 343
地区診断　184, 210, 260, 336, 359
知見に基づく公衆衛生行政　381

事項索引

中央社会保険医療協議会　77
長期蓄積能力型　97
調整係数　183
重複投与　242
治療的アパート　116
治療的家庭受け入れ施設　116

て

デジタルツイン　249
電算マスター　184
電子処方箋　169
電子レセプト　47, 184

と

等価再分配所得　225
統合型地域精神科治療プログラム　318
道東勤医協釧路協立病院　336
道南 MedIka　327
道南地域医療連携協議会　327
透明性　376
時々入院（入所），ほぼ在宅　60
特定看護師　350
特定健診・特定保健指導　34, 245
　　──事業　62
　　──のかかりつけ医モデル　245
特別医療活動　367
特例許可老人病院　12

な

内部市場　90

に

二次医療圏　12
日英疫学・公衆衛生学セミナー　35
日常生活圏域　60, 212
　　──ニーズ調査　220
日経連　97
日産科学振興財団　39
乳児死亡率　86, 152

の

農作業 de 元気プロジェクト　228
ノンパラメトリック検定　287

は

はこだて医療・介護連携サマリー　329
函館市医療・介護連携推進協議会　329
働き方改革　347
葉っぱビジネス　227-28
パラメトリック検定　287
パリ 13 区精神保健協会　115

ひ

日帰り入院　116
比較制度研究　28
比較制度分析　276
ビッグデータ　155, 165
　　──アナリシス　276
病院改革法　181
病院機能評価係数　47
病院総合医　363
標準化レセプト比　123, 191
病床機能　66
　　──報告　339
比率尺度　286
比例ハザードモデル　311
貧困症候群　152

ふ

風土的類型　7
複合化　370
複合体　358
複合ニーズ　67
福祉人材確保法　13
福祉八法の改正　34
部分治療的センター　116
部分入院　116
プライマリケア　6, 58, 67

401

事項索引

プライマリヘルスケア　6, 280
フリーアクセス　76, 83
フレイル　251
ブレインストーミング　36, 381
ブレークスルー理論　384
プロボノ活動　236
分散分析　287, 289
分析疫学　155
分類（名義）尺度　286

へ

ベイジアンネットワーク　155
ベイズ統計　307
ベータ分布　308
変量効果　300

ほ

包括的支援事業　60
訪問診療　191
保健ネットワーク　214
保健民主主義　133
保護工場　118
保護雇用　118
母子保健　73
　　──制度　73, 151, 243
母子健康手帳　73, 152
ポジショニング　336
母数　287
ホスピス　6
ホスピタリスト　363
補足給付　60

ま

マルチレベルモデル　299, 300
慢性期　66, 186
　　──病床　191

み

ミッションマネジメント　355

見習い公衆衛生医官　26
民間保険　86, 93

め

メタボリックシンドローム　62

も

門前薬局　242

や

夜間入院　116
ヤドカリの里　321
やねだん　227

ゆ

尤度　299, 307
　　──比検定　302
行橋市　228

よ

様式１　47, 159

ら

ライシャワー事件　108
ランダムフォレスト　165

り

リエゾンチーム　170
リスク構造調整　94
臨床研究　47

れ

レセプト作成コンピュータ　182
連帯　79

ろ

老人医療費無料化　11
老人福祉法　11
老人訪問看護制度　13

事項索引

老人保健　73
　　——施設　11
　　——福祉計画　13, 31
　　——法　11
労働安全衛生法　246
労働下宿　272
労働支援センター　118, 227

ロジスティック回帰　310
ロボトミー手術　104

わ

ワークシェアリング　94, 236
ワセナール協定（Akkoord van Wassenaar）
　93-94

403

人名索引

アルファベット

B

Bergman, Howard　366
Blok, Jos de　345

C

Chambaud, Laurent　29

H

Holland, Walter　35

J

Juppé, Alain　30, 85

S

Schrijvers, Guus　377

かな

い

五十嵐章　10
石川ベンジャミン光一　186
出月康夫　52
糸川嘉則　10, 20

え

エガス・モニス（Moniz, Egas）　104
江澤和彦　266
エミール・クレペリン（Kraepelin, Emil）
　102

お

大江和彦　182
大熊一夫　12
大熊由紀子　13
小木和孝　41
オバマ大統領（Obama, Barack）　89, 90

か

カーライル・ヤコブセン（Jacobsen,
　Carlyle）　104
カール・ユング（Jung, Carl Gustav）
　103
開原成允　182
方波見康雄　136, 264
片山壽　136, 216
華表宏有　2
川副巧成　252

き

木村恵美子　20

く

クルト・シュナイダー（Schneider, Kurt）
　102
呉秀三　107

こ

コック（Kok, Wim）　86

さ

サーティ教授（Saaty, Thomas L.）　313
酒井文徳　14
佐久間啓　121, 130, 318

人名索引

し

ジークムント・フロイト（Freud, Sigmund） 102
ジェームズ・ワッツ（Watts, James W.） 104
ジャン・エティエンヌ・ドミニク・エスキロール（Esquirol, Jean-Étienne Dominique） 117
ジャン・ドレ（Delay, Jean） 103
シュレーダー（Schröder, Gerhard Fritz Kurt） 86
ジョン・フルトン（Fulton, John） 104
ジョン・メージャー（Major, John） 90

す

菅波茂 3
鈴木継美 4, 39

せ

清家篤 62
セルジュ・レボヴィシ（Lenbovici, Serge） 114

そ

相馬誠胤 106

た

高橋肇 332
武澤純 49
田中角栄 3
田中滋 61, 63
武久洋三 204

つ

土屋健三郎 263

て

デイビッド・キャメロン（Cameron, David William Donald） 91

と

トニー・ブレア（Blair, Anthony Charles Lynton） 86, 91
ドラッカー（Drucker, Peter Ferdinand） 265, 276, 316
トランプ大統領（Trump, Donald John） 90

な

中嶋宏 24
中田瑞穂 105

に

二木立 64, 213
錦織剛清 106
西野憲史 228
西村周三 20
新田國夫 136-37

の

野中郁次郎 378

ひ

ピエール・ドニケル（Deniker, Pierre） 103
比企能樹 53

ふ

フィリップ・ピネル（Pinel, Philippe） 102
フィリップ・ポーメル（Paumelle, Philippe） 114
福田赳夫 3
藤森研司 191

へ

ペドロ・アルメイダ・リマ（Lima, Pedro

405

人名索引

Almeida）　104

ほ

ポール・ヤンセン（Janssen, Paul）　104

ま

マーガレット・サッチャー（Thatcher,
　Margaret Hilda）　90
増沢成幸　175

ら

ライシャワー（Reischauer, Edwin
　Oldfather）　108

る

ルネ・ディアトカイン（Diatkine, René）
　114

著者略歴

1960年岩手県生まれ．1985年産業医科大学医学部卒業．1991年–1992年フランス政府給費留学生．1992年フランス国立公衆衛生学校卒業．1993年京都大学博士号（医学）取得．産業医科大学医学部公衆衛生学講師を経て，

現　在　産業医科大学医学部公衆衛生学教授．

専　門　公衆衛生学（保険医療システム，医療経済，産業保健）

主　著　『介護予防入門』（社会保険研究所，2005）『臨床医のためのDPC入門』（じほう，2006）『基礎から読み解くDPC第3版』（医学書院，2011）『医療のなにが問題なのか』（勁草書房，2013）『欧州医療制度改革から何を学ぶのか』（勁草書房，2017）『ビッグデータと事例で考える　日本の医療・介護の未来』（勁草書房，2021）『ネットワーク化が医療危機を救う』（勁草書房，2022）．

公衆衛生政策学の考え方
DPC、地域包括ケアシステムを中心に

2025年2月20日　第1版第1刷発行

著　者　松　田　晋　哉

発行者　井　村　寿　人

発行所　株式会社　勁　草　書　房

112-0005　東京都文京区水道2-1-1　振替　00150-2-175253
（編集）電話 03-3815-5277／FAX 03-3814-6968
（営業）電話 03-3814-6861／FAX 03-3814-6854

本文組版　プログレス・平文社・牧製本

©MATSUDA Shinya 2025

ISBN978-4-326-70133-9　　Printed in Japan

JCOPY　〈出版者著作権管理機構　委託出版物〉

本書の無断複製は著作権法上での例外を除き禁じられています。複製される場合は，そのつど事前に，出版者著作権管理機構（電話 03-5244-5088, FAX 03-5244-5089, e-mail: info@jcopy.or.jp）の許諾を得てください。

＊落丁本・乱丁本はお取替いたします。
　ご感想・お問い合わせは小社ホームページから
　お願いいたします。

https://www.keisoshobo.co.jp

権丈善一
ちょっと気になる社会保障　V4　　　　　　　　　　　　　近刊

権丈善一
ちょっと気になる医療と介護　第3版　　　　　　　　　2750円

権丈善一
ちょっと気になる政策思想　第2版──社会保障と関わる経済学の系譜　2530円

権丈英子
ちょっと気になる「働き方」の話　第2版　　　　　　　2750円

権丈善一・権丈英子
もっと気になる社会保障──歴史を踏まえ未来を創る政策論　2530円

＊　　＊　　＊

二木　立
地域包括ケアと医療・ソーシャルワーク　　　　　　　品切

二木　立
コロナ危機後の医療・社会保障改革　　　　　　　　　2530円

二木　立
2020年代初頭の医療・社会保障　　　　　　　　　　　2750円

＊　　＊　　＊

松田晋哉
医療のなにが問題なのか　　　　　　　　　　　　　　3850円

松田晋哉
欧州医療制度改革から何を学ぶか　　　　　　　　　　3520円

松田晋哉
ビッグデータと事例で考える日本の医療・介護の未来　3850円

松田晋哉
ネットワーク化が医療危機を救う　　　　　　　　　　3850円

勁草書房

＊表示価格は2025年2月現在．消費税10％が含まれています．